미인이 되는
아침&저녁의 신체습관

FUKENAI HITONO ASA & YORU KARADA SHUKAN by Nikkei Health

Copyright ⓒ 2016 Nikkei Business Publications, Inc.
All rights reserved.
Originally published in Japan by Nikkel Business Publications, Inc.
korean translation rights arranged with Nikkei Business Publications, Inc. through KL management

이 책의 한국어 출판권은 KL management를 통해 Nikkei Business Publications와의 독점 계약으로 상상의 날개에 있습니다.
저작권법에 의해 한국 내에서 보호를 받는 저작물이므로 무단 전재와 무단복제를 금합니다.

Part 1

오늘부터 시작하는 아침 & 저녁의 음식습관

P22 마시는 오일로 피부와 장을 깨끗이 하자
공복시에 마시는 오일은
자연스러운 배변을 유도하여 순환 개선

P26 아침에 마시는 콩가루 청춘 음료
아침에 한잔으로 신체연령을 10년 젊게
항산화성분 가득한 음료

P30 아침에 한잔, 레몬 백탕으로 편하게 다이어트
레몬 백탕으로
수족냉증을 해소 & 해독작용

P33 아침 토마토주스로 안티에이징
토마토의 색소성분 리코펜은
아침에 마시면 흡수율 UP

P34 저녁 9시부터는 숙면 수프
배고프지 않고 살찌지 않으면서도 숙면이 가능
몸을 따뜻하게 해서 수면을 유도

P40 저녁에 먹는 든든한 수프 다이어트
1주일간 수프를 먹고
일찍 자는 것만으로 손쉽게 다이어트

P44 저녁의 달콤한 에너지 음료
'마시는 링거액'과 탄산으로 원기 회복
피로회복에 효과 만점인 저녁의 음료

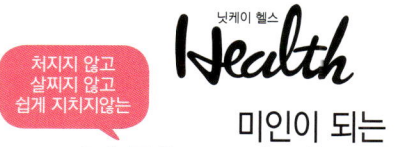

처지지 않고
살찌지 않고
쉽게 지치지않는

미인이 되는
아침 & 저녁 신체습관

Contents

P6 지치지 않고 붓지 않는 아름다운 피부로
아침의 신진대사 UP
저녁에는 신체불균형
혈액순환 해소
아침 & 저녁
신체습관

P14 한방식 생강백탕 생활습관
변비, 생리통, 수족냉증에 잘 듣는
아침에 일어나 마시는 마법의 한잔

P18 아침에 1분! 유익균 활성 된장국
뱃살이 빠지고, 기미가 옅어진다
조미료가 필요 없이 붓기만 하면 완성

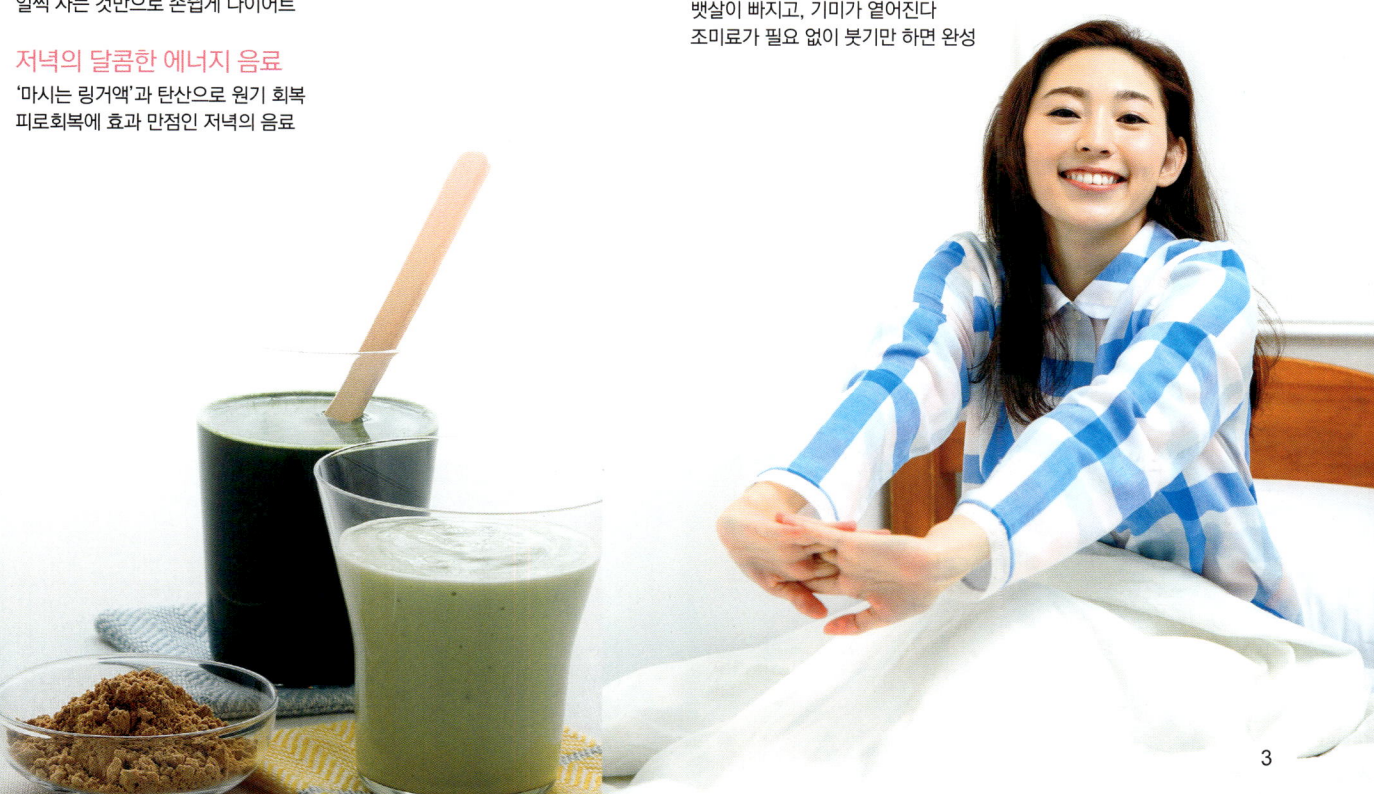

Part 2

신진대사 스위치를 켜는
아침 스트레칭
신체불균형을 해소하는
저녁 스트레칭

- **P48** 스트레칭은 몸이 굳어 있는 사람일수록 효과적
  살을 빼기 위해서는 아침 스트레칭
  뒤틀림(신체불균형)을 해소하는 데는 저녁의 스트레칭이 효과적

- **P50** 누워서 5초! 기지개 체조
  냉증이나 부기, 오십견에 효과적
  요통환자도 OK, 통증 해소

- **P56** 살이 빠지는 아침의 반동 스트레칭
  스트레칭×근육트레이닝×유산소운동
  간단히 트리플 효과를 얻을 수 있다

- **P60** 누워서 하는 「스윙 체조」
  뒤틀림 해소, 요통 개선!
  3단계로 온몸을 풀어준다

- **P66** 저녁에 누워서 하는 발레식 림프 스트레칭
  림프가 막힘없이 흐른다
  다리의 처짐, 부기를 단번에 해결

- **P70** 저녁의 스윙 스트레칭
  목욕탕이나 침대에서 스트레칭 후 곧바로 취침
  다음날 아침, 어깨, 허리, 등이 가벼워진다

- **P76** 몸이 굳어 있는 사람을 위한 기본 스윙 스트레칭
  의자를 이용하면 간단히 할 수 있다
  몸이 점점 유연해진다

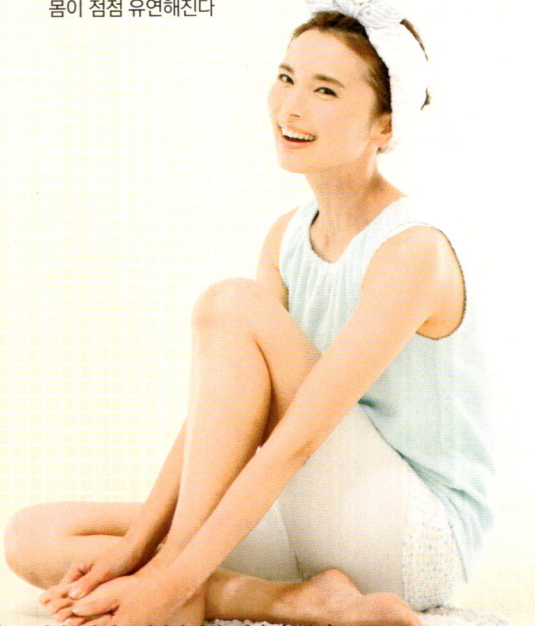

Part 3

피부를 젊게 만드는
아침과 저녁의 미용법

- **P82** 아침과 저녁의 스팀 세안
  비누가 필요 없는 간단한 스킨케어
  피부 연령이 5년 젊어진다

- **P86** 얼굴이 작아지는 90초 마사지법
  소프트 터치로 처짐이나 부기를 해결
  문지르기만 하면 얼굴이 작아진다

- **P92** 아침의 프로틴, 저녁의 콜라겐
  늘어진 근육을 스트레칭
  피부의 탄력과 촉촉함을 되찾는다

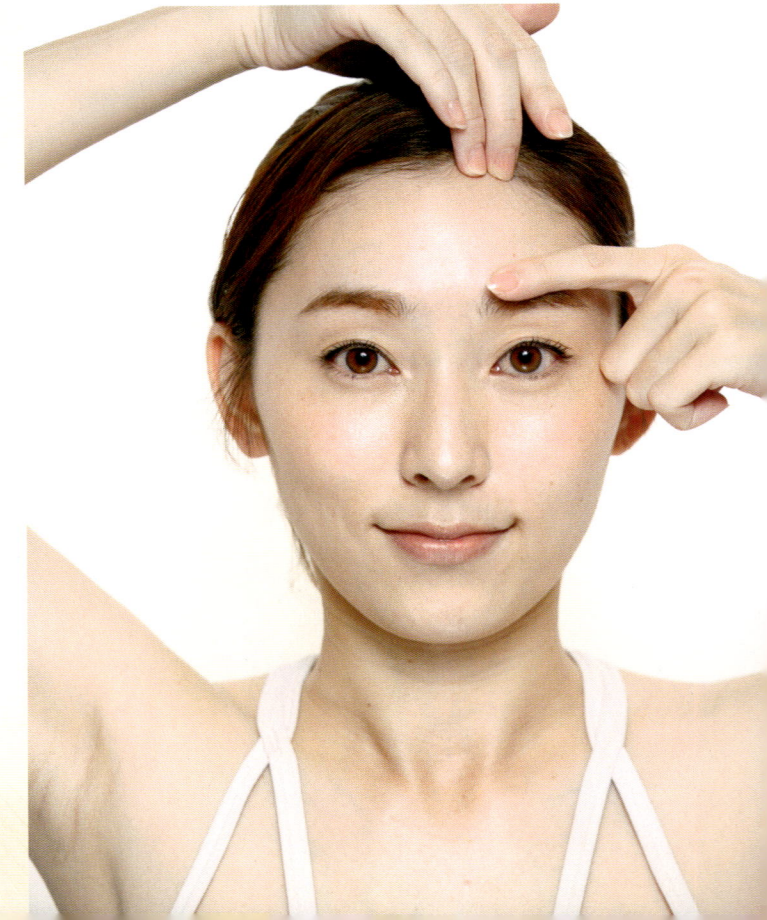

당신의 습관을 체크!

지금 당장 할 수 있다.
처지지 않고, 살찌지 않고, 힘쓰지 않고

미인의 아침&저녁의 신체습관

먼저 당신의 상태를 체크하고, 우선적으로 해야 할 습관을 확인합니다.
그리고 아름다워지는 신체습관을 몸에 익힙니다.

당신에게 필요한 신체 습관 체크

- ☐ 체중이 늘었다
- ☐ 허리가 굵어졌다
- ☐ 몸을 비틀면 허리 주변이 딱딱하다
- ☐ 목이 결리거나 눈이 피로하다
- ☐ 명치를 누르면 딱딱하다
- ☐ 어깨나 목이 항상 뭉쳐있다

- ☐ 피부가 쉽게 건조해진다
- ☐ 해마다 피부가 민감해진다
- ☐ 요즘 화장이 잘 안 먹는다
- ☐ 팔자주름이나 잔주름이 신경쓰인다
- ☐ 허리 라인이 없어졌다
- ☐ 기미가 커지기 시작했다

- ☐ 급격히 체중이 늘었다
- ☐ 스트레스로 과식을 한다
- ☐ 불규칙한 식사로 변비 증상이 있다
- ☐ 속이 거북하다
- ☐ 아침에 일어날 때부터 나른하다
- ☐ 몸을 움즈이기 귀찮다

이런 분들은 스트레칭부터 시작해 봅시다

앉아 있는 시간이 많으면 어깨, 등, 목 주변이나 명치가 딱딱해진다. 아침이나 저녁에 스트레칭으로 풀어주면 호흡도 깊어지고 신진대사도 활발해져 쉽게 살찌지않는 체질이 된다.

이런 분들은 스킨케어부터 바꿔 봅시다

볼 처짐, 팔자주름, 얼굴 라인이 무너져서 고민이라면 스킨케어 습관을 바꿔 주는 것이 중요하다. 또 피부조직을 강화하는 식사 위주로 신체 내부로부터 피부의 노화를 방지한다.

이런 분들은 마실 것부터 바꿔 봅시다

속이 거북하거나 변비로 고민하는 사람은 과식하는 경향이 있기 때문에, 따뜻한 수프나 끓인 물로 신체를 따뜻하게 하고, 위장이 쉴 수 있도록 하자. 신진대사에 효과가 있는 것을 마시는 습관은 체중 감량에도 좋다.

[이런 흔한 습관에도 주의!]

생활 속에서 자신도 모르게 반복하는 일들이 결과적으로 몸의 노화를 초래하는 경우도 많다. 위에 언급한 것들 이외에도 다음과 같은 습관들에 대해서도 주의해야 한다.

❶ 앉아있는 시간이 길다

최근에는 수면 시간보다 앉아있는 시간이 길다고 할 만큼 앉아 있는 시간이 긴 사람이 늘고 있다. 계속 앉은 채로 있으면 복부, 허벅지, 엉덩이가 근육을 사용하지 않기 때문에 신체는 근육을 사용하기 어렵게 된다.

❷ 근육을 사용하지 않는다

근육은 20대를 정점으로 30대 이후 감소되어 간다. 거기에 운동부족이 더해지면서 근육은 더욱 감소한다. 또한, 근육이 감소하면 몸은 지방의 무게로 쉽게 처진다. 결국 기능 저하로 걸을 수 없게 되기도 한다.

❸ 당의 과다섭취

빵이나 파스타를 좋아하고 자기도 모르는 사이에 과자를 집어 먹는 사람도 노화를 촉진할 가능성이 있다. 불필요한 당은 체지방으로 축적되어 혈액에 당분이 많은 상태가 된다. 그 상태로 지속하면 피부와 뼈를 노화시킨다는 연구결과도 있다.

❹ 자세가 좋지 않다

자세가 나쁘면 몸을 지탱하는 근육(척추 기립근, 복근 등)이 작동하지 않는다. 그 결과 아랫배가 볼록 나온 체형이 되기 쉽다. 말랐는데도 이중턱이나 처진 얼굴로 고민하는 사람은 대부분 자세가 원인이다.

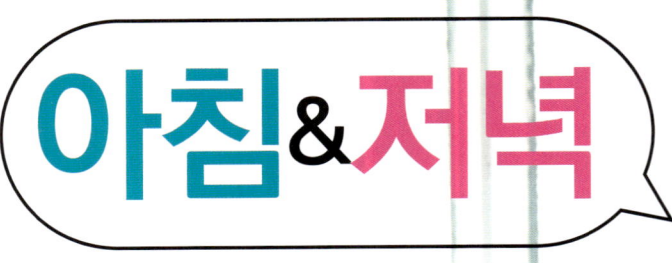

아침 & 저녁
처지지 않기!
젊어 보이는 사람의

쉽게 지치고, 쉽게 살이 찌고, 군살이 눈에 띄게 많아진 당신, 그런 변화를 느꼈을 때 해야 할 일은 무엇일까요? 해외 안티에이징 연구 결과에 따르면 '걷는 속도', '앉아있는 시간', '먹는 것', '수면' 등 평소의 습관이 특히 노화에 큰 영향을 미친다고 합니다.

일상습관으로 노화와 비만을 방지하는 방법을 마시는 것, 스트레칭, 미용, 이 세 분야로 나누어 소개합니다.

작은 습관을 바꾸는 것만으로도 신체는 놀랄 만큼 바뀝니다.

자, 지금부터 아침과 저녁의 신체 습관으로 체질을 바꿔보세요.

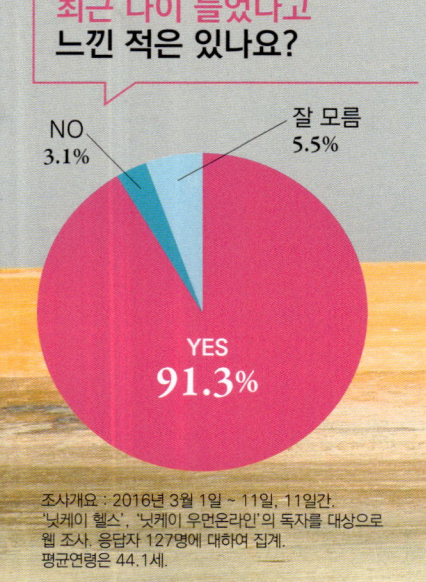

최근 나이 들었다고 느낀 적은 있나요?

- YES 91.3%
- NO 3.1%
- 잘 모름 5.5%

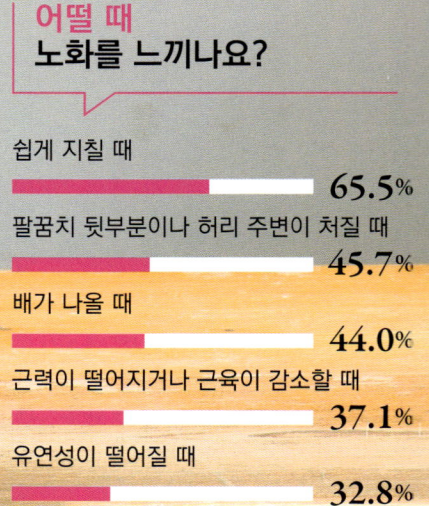

어떨 때 노화를 느끼나요?

- 쉽게 지칠 때 — 65.5%
- 팔꿈치 뒷부분이나 허리 주변이 처질 때 — 45.7%
- 배가 나올 때 — 44.0%
- 근력이 떨어지거나 근육이 감소할 때 — 37.1%
- 유연성이 떨어질 때 — 32.8%

조사개요 : 2016년 3월 1일 ~ 11일, 11일간. '닛케이 헬스', '닛케이 우먼온라인'의 독자를 대상으로 웹 조사. 응답자 127명에 대하여 집계. 평균연령은 44.1세.

지 않기!
이는 신체 습관

지치지 않고   붓지 않고
근력 up   대사 up   아름다운 피부로

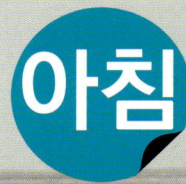
아침

잠자리에서 일어나
체간 스트레칭으로
대사 Up!
마시는 것도 주의

저녁

스트레칭으로
혈액순환을 촉진하여
붓는 것을 예방하고 자세도 교정!

취재·글／하네다 히카리(편집부)
사진／스즈키 히로시
스타일링／시이노 이토코
헤어&메이크／요다 요코
모델／도노가키 카나
디자인／비웍스
취재협력／프레스 릴리스 플랫폼

아침의 신체습관으로
대사Up! 지치지 않는 신체를

아침에는 잠들어 있던 신체를 깨워서 활동적으로 만들기 위해 스트레칭이나 음료수를 섭취합시다.
상쾌하게 눈을 뜨고 탄력 있는 피부를 만드는 미용법도 소개합니다.

Exercise
아침의 운동

스트레칭으로
뭉쳐있는
신체를 리셋!
대사 Up

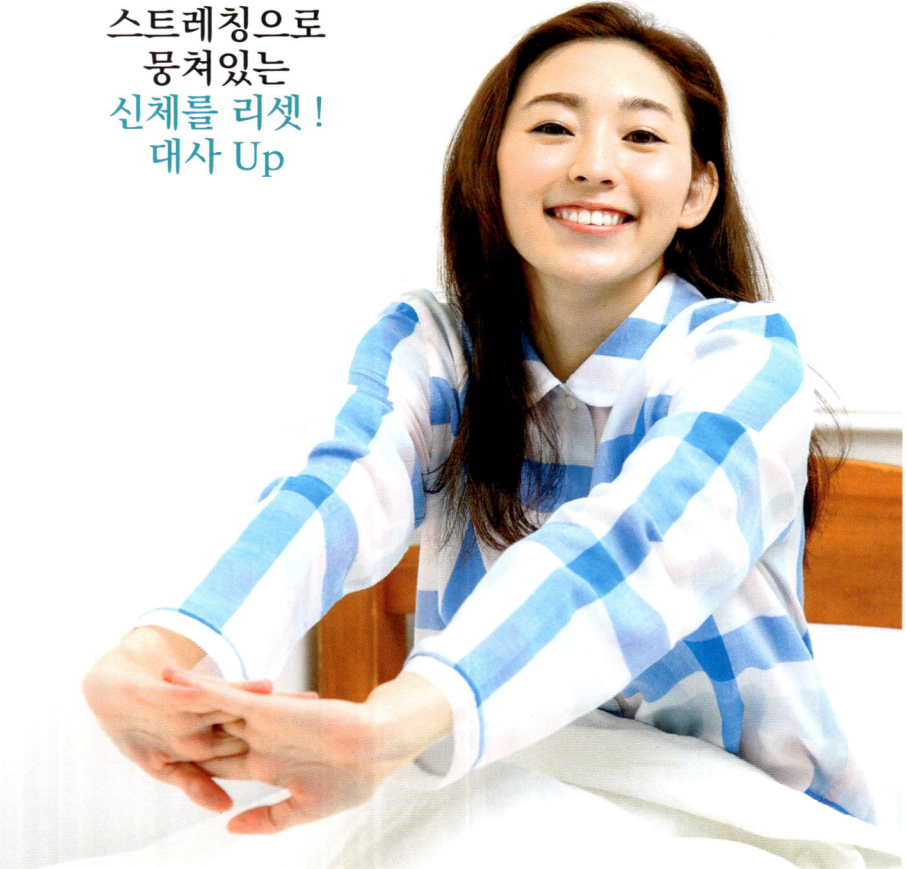

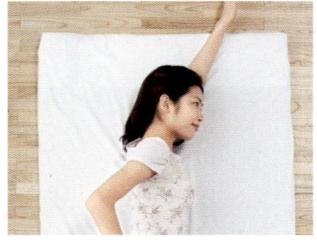

「누워서 5초, 기지개 체조」
➜ P.50

요통이 있는 사람도 안심하고 할 수 있는, 누운 상태에서 할 수 있는 체조. 아침에 일어나 최대한 몸을 길게 뻗어주는 것만으로 신체의 뒤틀림과 붓기를 단번에 해소!

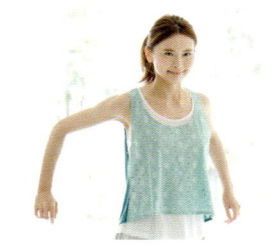

「아침의 반동 스트레칭」
➜ P.56

반동을 이용한 스트레칭은 근육 트레이닝, 유산소 운동 효과까지 얻을 수 있어서 1석 3조! 손발이 차서 고민하거나 다이어트가 필요할 때 좋다.

신체 나이를 젊게 만들려면 잠들어 있던 신체 스위치를 작동시켜 건강하게 활동할 수 있는 몸부터 만들어야 한다. 그러기 위해 자기 고민에 맞는, 지속 가능한 방법을 스스로 발견하는 것이 중요하다. 이런 방법을 매일 계속하여 습관화하면 자연스럽게 신체 나이는 젊어진다.

최신의 안티에이징 연구에서

아침에 햇볕을 쬐는 양이 많을수록 쉽게 살이 찌지 않는다.

미국에서 54명을 대상으로 벌인 실험에서 8시부터 정오까지 햇볕을 쬐는 양이 많을수록 체질량지수(BMI)가 낮고, 그 양이 적으면 BMI가 높은 경향을 보였다. 아침에 햇볕을 쬐면 체내시계가 제대로 작동하고 신진대사를 향상해 과식을 억제할 수 있다(PloS ONE:9,4: e92251, 2014).

최신의 안티에이징 연구에서

과일이나 채소의 플라보노이드를 충분히 섭취하는 사람은 쉽게 살이 찌지 않는다

24년간 미국의 남녀 12만 4086명을 대상으로 한 조사에서 사과, 배 등 고농도의 플라보노이드를 함유한 과일과 채소를 많이 먹었던 사람은 체중 증가가 억제된 것으로 나타났다(BMJ; 352 : i17,2016).

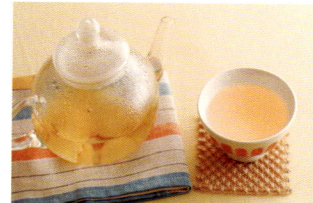

「한방식 생강 백탕」
➜ P.14

신체의 냉증 해소, 다이어트 등 다양한 효과로 주목받는 생강. 그런 생강을 백탕으로 만들어 마시면 몸이 따뜻해져 배변 개선에 뛰어난 효과를 기대할 수 있다.

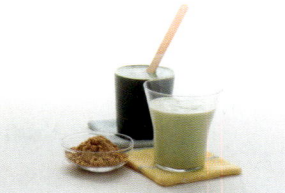

「젊어지는 아침 음료」
➜ P.26

콩가루에 함유된 콩 올리고당과 식이섬유가 체내에서 노화예방에 효과가 있다. 아침에 마시면 낮까지 다이어트 효과가 지속되는 '콩가루 음료' 마시는 방법을 소개

Drink
아침의 음료

음료를 바꿈으로써 문제가 해소되고 쾌적하게 지낼 수 있다

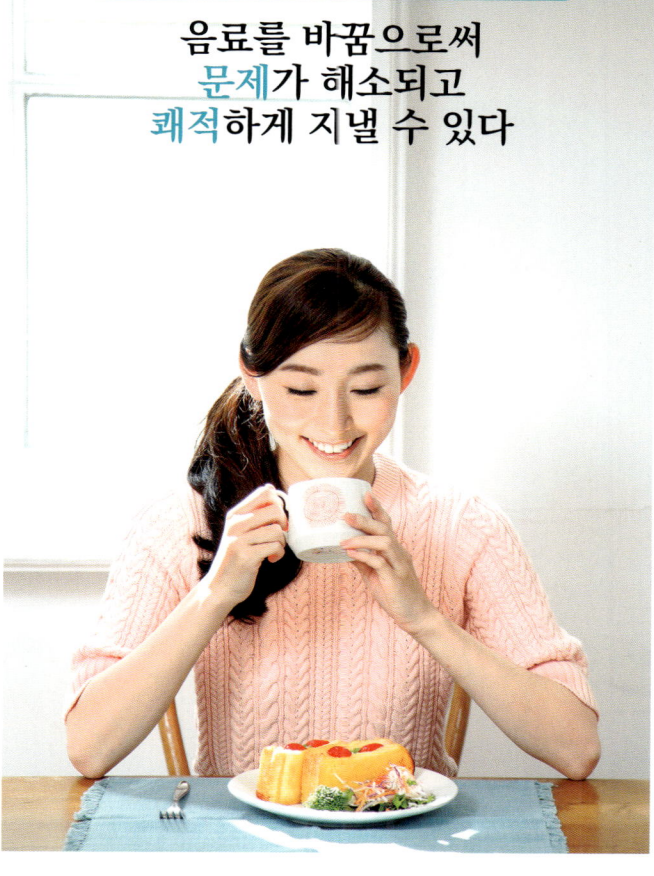

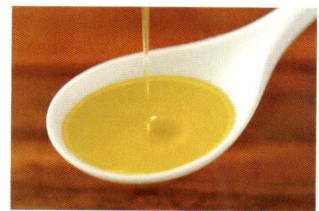

「마시는 오일로 피부와 체내를 아름답게」
➜ P.22

다이어트 때문에 오일 섭취를 줄이고 있는 사람은 의외로 변비 경향이 있다. 그런 사람은 오일을 현명하게 섭취함으로써 쉽게 몸 안을 깨끗하게 하고 고운 피부를 만들 수 있다.

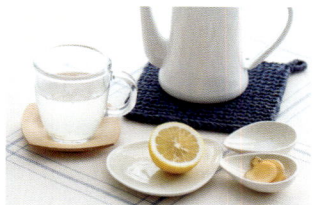

「아침의 레몬 백탕으로 쉽게 다이어트」
➜ P.30

손발 차가워지는 증상과 변비 등의 다양한 질병에 효과가 좋은 화제의 레몬 백탕. 아침 식사 전에 마시면 몸 전체가 따뜻해지고 해독효과가 탁월하다.

「아침 1분! 유익균 활성 된장국」
➜ P.18

Beauty
아침의 미용

촉촉함을 지키면서 얼굴이 작아진다

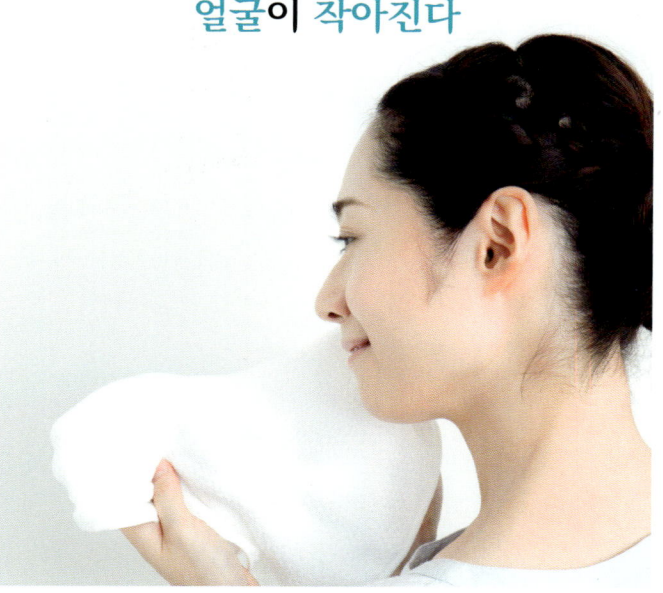

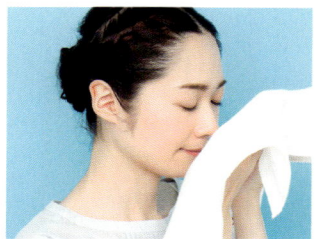

「아침의 스팀타월 세안」
➜ P.82

2분 투자, 물과 타월을 이용한 '핫 타월'로 얼굴의 수분을 유지하면서 세안할 수 있는 비법. 피부 건조가 고민인 사람에게 추천.

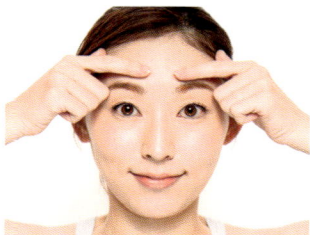

「90초 얼굴 마사지법」
➜ P.86

자고 일어나면 얼굴 라인이 무너져 얼굴이 커 보이는 사람에게 추천. 90초간 문지르기만 하면 얼굴이 작아질 수 있어서 아침에 하면 좋다.

「아침의 단백질」
➜ P.92

피부 탄력을 유지하려면 근육이 필수. 따라서 아침에 단백질을 충분히 섭취하여 피부의 탄력을 유지할 수 있는 다이어트 방법 소개

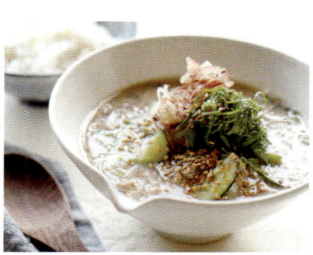

저녁의 신체 습관은
뒤틀림 & 혈액순환 해소!

하루의 마무리는 다음날의 활동을 준비하기 위해, 저녁에는 신체를 재충전할 수 있는 방법을 중심으로 찾아봅시다.
신체의 불균형을 바로잡고, 혈액순환을 촉진시킴으로써 수면도 자연스럽게 편안해집니다.

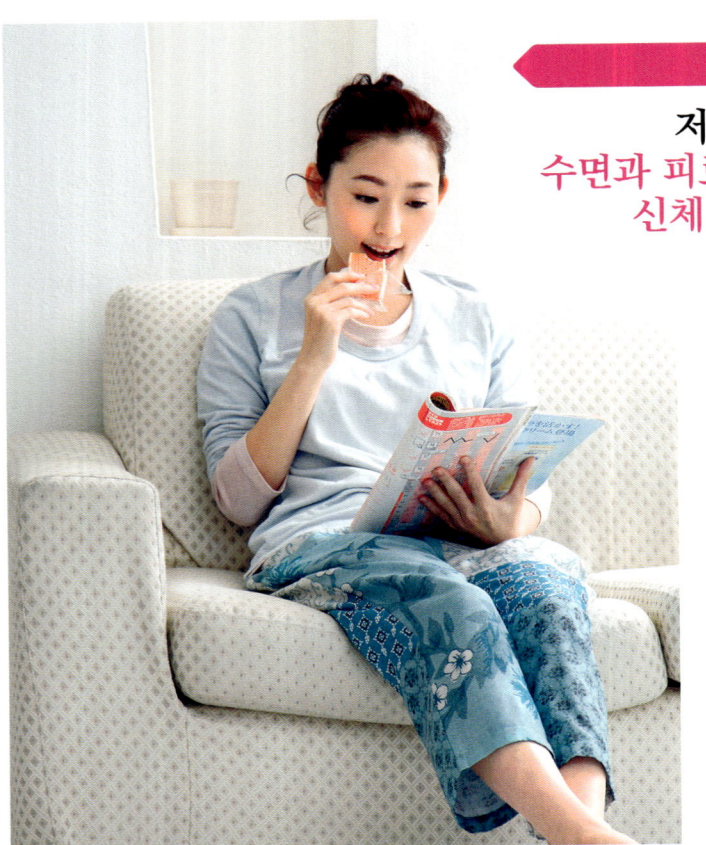

Drink

저녁 식사

저녁 식사는
수면과 피로회복을 중시하여
신체 회복을 촉진

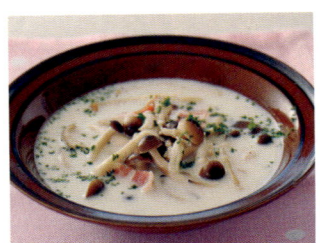

「밤 9시 이후의 숙면 수프」
→ P.34

늦은 밤에 저녁 식사량이 많으면 편한 수면을 방해하여 수면의 질이 저하 된다. 늦은 밤 식후에도 깊이 잠들 수 있는 수프 레시피 소개.

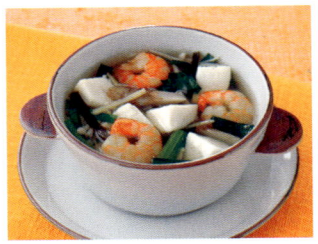

「든든한 저녁 수프 다이어트」
→ P.40

복부 주변이 거북하거나, 쉽게 붓는 사람에게 추천하는 것이 수프 다이어트. 1주일만 지속적으로 섭취하면 효과를 나타내며 수면 문제도 해결된다.

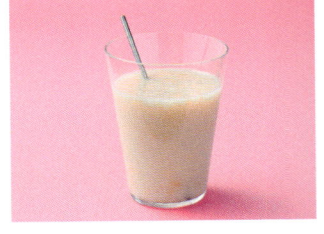

「저녁의 감주 에너지 음료」
→ P.44

피로회복에 효과가 좋은 비타민 B군을 풍부하게 함유하여, 마시는 링거액이라고도 불리는 감주(甘酒). 탄산수로 희석시킨 맛있는 드링크로 쉽게 지치지 않는 신체를 만들 수 있다.

신체를 활성화하는 아침습관과 짝을 이루는 것이 저녁의 습관. 수면을 통해 확실히 신체를 회복시키려면 취침 전에 뒤틀린 곳이나 뭉친 곳을 바로잡아 두는 것이 중요하다. 피로나 뭉침 등이 쌓인 몸은, 근육 등의 노화를 촉진시킨다. 또 깊은 잠을 자기 위해서는 밤늦게 음식을 섭취하지 않는 것도 중요한 포인트, 어쩔 수 없이 식사가 늦어지는 사람이라면 몸을 자극하지 않는 음식물을 선택해야 한다.
화장에 지친 피부를 풀어주는 세안이나 마사지를 해주기만 해도 다음 날 아침의 얼굴이 상쾌하다.

최신의 안티에이징 연구에서

신체를 움직이지 않는 것이 사망위험을 높인다

운동해도 앉아 있는 시간이 길면 사망 위험이 높아진다는 연구는 많다. 5132명을 대상으로 한 영국의 조사에 따르면, 서 있어도 움직이지 않는 시간이 길면 문제 된다는 것이 밝혀졌다(Int J Epidemiol Dec: 44, 6, 1909 – 1916, 2015).
또한, 383명의 만성 신장병 환자를 대상으로 한 미국의 연구에 따르면, 앉아 있는 시간 중 1시간당 2분 정도만 가벼운 운동으로 대체하면 사망위험은 33%나 낮아진다고 한다(Clin J Am Soc Nephrol. Jul: 10, 7, 1145 – 1153, 2015).

최신의 안티에이징 연구에서

섭취하는 물의 양을 1% 늘리면 총 칼로리 등 섭취량이 저하된다

1만 8300여 명의 미국 성인을 대상으로 연구한 결과에 따르면 매일 마시는 물의 양을 1% 늘리는 것만으로도 총 칼로리, 포화지방산, 당분, 염분, 콜레스테롤 섭취량이 줄었다고 한다. 당분 함유 음료를 물로 바꾸면 나타나는 효과라고 한다(J Hum Nutr Diet. e-book 판 Feb. 22. 2016).

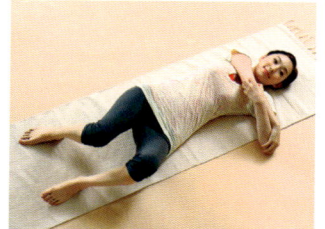

「누워서 하는 스윙 체조」
➡ P.60

위를 보고 누운 채로 기분 좋게 몸을 흔들기만 해도, 뒤틀림이나 뭉친 근육이 해소되는 「스윙 체조」. 체조하면서 잠이 들 정도로 편안하다.

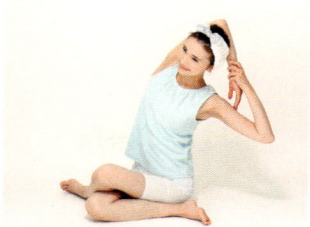

「저녁의 스윙 스트레칭」
➡ P.70

평소의 동작이나 운동 부족으로 생긴 근육의 경직. 특히 어깨 주변이나 허리 부위의 뒤틀림은 취침 전에 반드시 해소해야 한다. 저녁 스트레칭의 결정판.

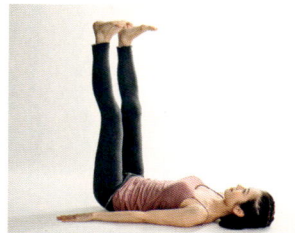

「저녁의 림프 스트레칭」
➡ P.66

하루를 마무리할 때 다리가 둔해지거나 무겁고 심하게 붓는다면 누운 상태에서 다리를 들어 올리는 스트레칭으로 림프의 흐름을 활성화해 보자. 꾸준히 하면 붓지 않는 아름다운 다리가 될 수 있다!

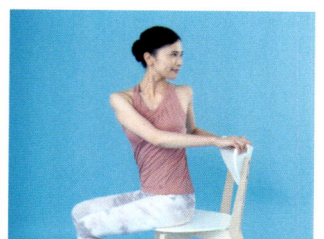

「유연성이 없는 사람을 위한 기본적인 스트레칭」
➡ P.76

유연성이 없어서 생각처럼 스트레칭이 잘 안 되는 사람은 의자를 이용해서 원하는 부위를 마음대로 스트레칭 할 수 있다. 꾸준히 하면 유연성도 Up.

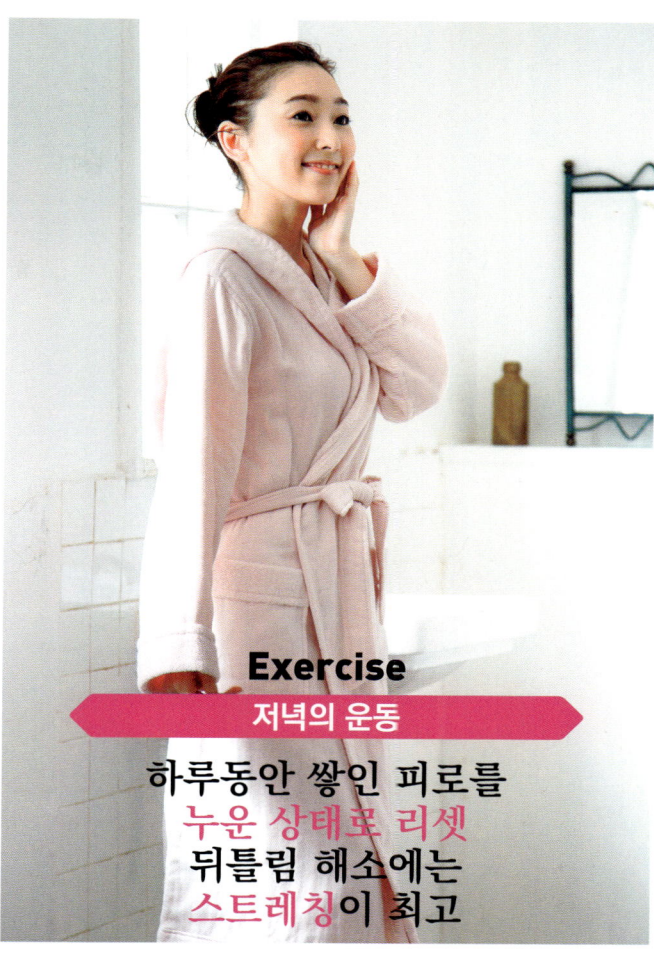

Exercise
저녁의 운동

하루동안 쌓인 피로를
누운 상태로 리셋
뒤틀림 해소에는
스트레칭이 최고

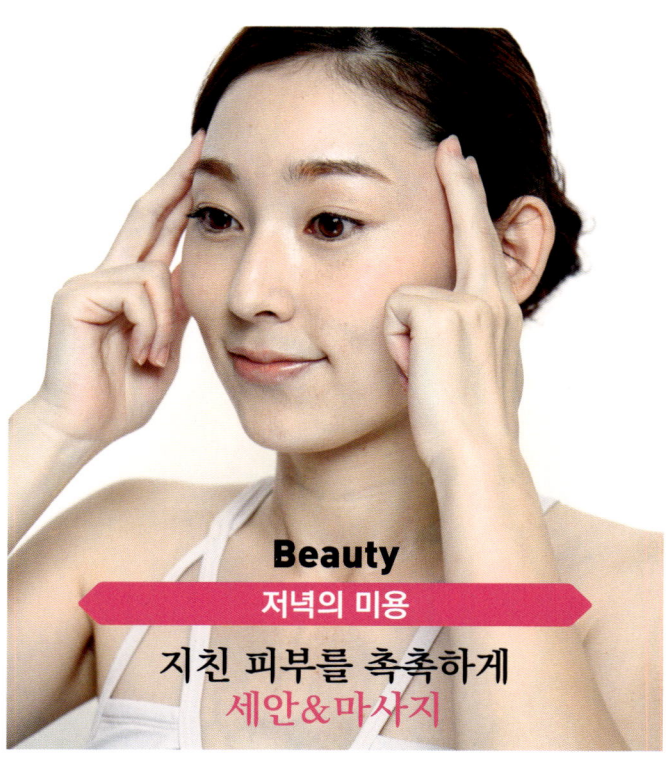

Beauty
저녁의 미용

지친 피부를 촉촉하게
세안&마사지

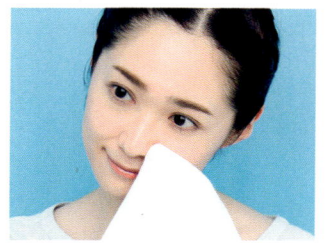

「저녁의 스팀타월 세안」
➡ P.82

하루 동안 화장한 피부의 피로를 풀어주는 것은 스팀 세안이다. 클렌징과 함께 보습 케어가 가능하여 피부의 촉촉함을 지켜준다. 스킨케어의 효과도 Up.

「얼굴이 작아지는 90초 마사지법」
➡ P.86

얼굴의 피로를 풀어주려면, 얼굴의 혈액순환을 촉진하여 피부의 탄력을 회복시키는 방법이 효과적이다. 피부에 주름이 가지 않을 정도의 약한 힘으로 마사지해주면 얼굴 라인이 당겨진다.

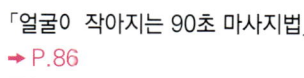

「저녁의 콜라겐」
➡ P.92

팽팽한 피부의 기초가 되는 것은, 피부조직에 포함된 콜라겐이나 엘라스틴. 이런 성분을 활성화해 피부의 긴장 구조를 강화하는 음식물을 소개한다.

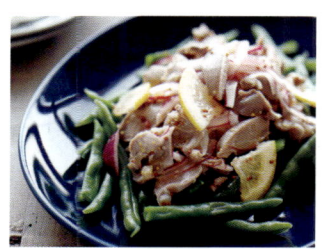

Part 1

오늘부터 시작하면 좋은
아침과 저녁의 음식습관

여러분은 아침에 일어나면 무엇을 마시나요?
사실, 아침 음료는 하루의 신진대사를 좌우하는 중요한 포인트.
커피나 물 이외의 음료 습관에 대해 생각해 보세요.
한편, 저녁의 음료는 신체의 회복을 촉진하기 위한
매우 중요한 역할을 합니다.
숙면과 혈액순환을 촉진하여 피로를 풀어주는 음료로
쉽게 지치지 않는 신체를 만들 수 있습니다.

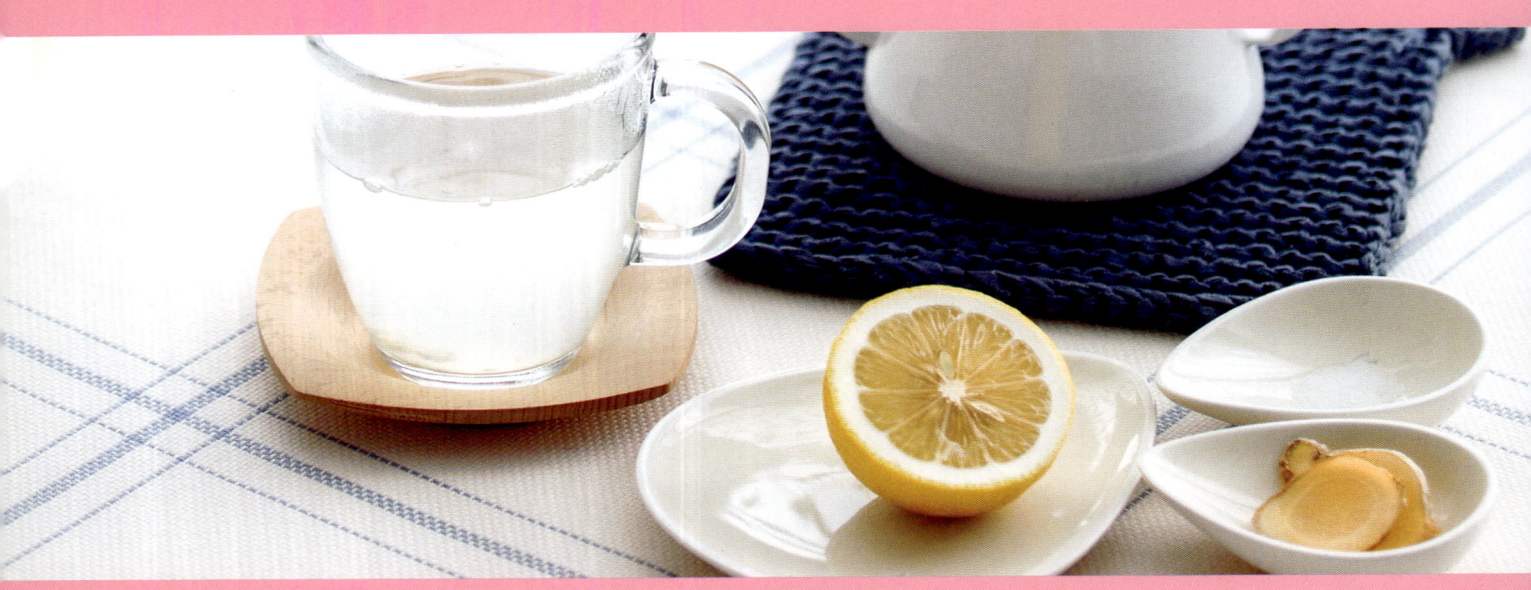

P14　한방식 생강백탕 생활습관

P18　아침에 1분! 유익균 활성 된장국

P22　마시는 오일로 피부와 장을 깨끗이 하자

P26　아침에 마시는 콩가루 청춘 음료

P30　아침의 레몬 백탕으로 편하게 다이어트

P33　아침 토마토주스로 안티에이징

P34　저녁 9시부터는 숙면 수프

P40　저녁에 먹는 든든한 수프 다이어트

P44　저녁의 달콤한 에너지 음료

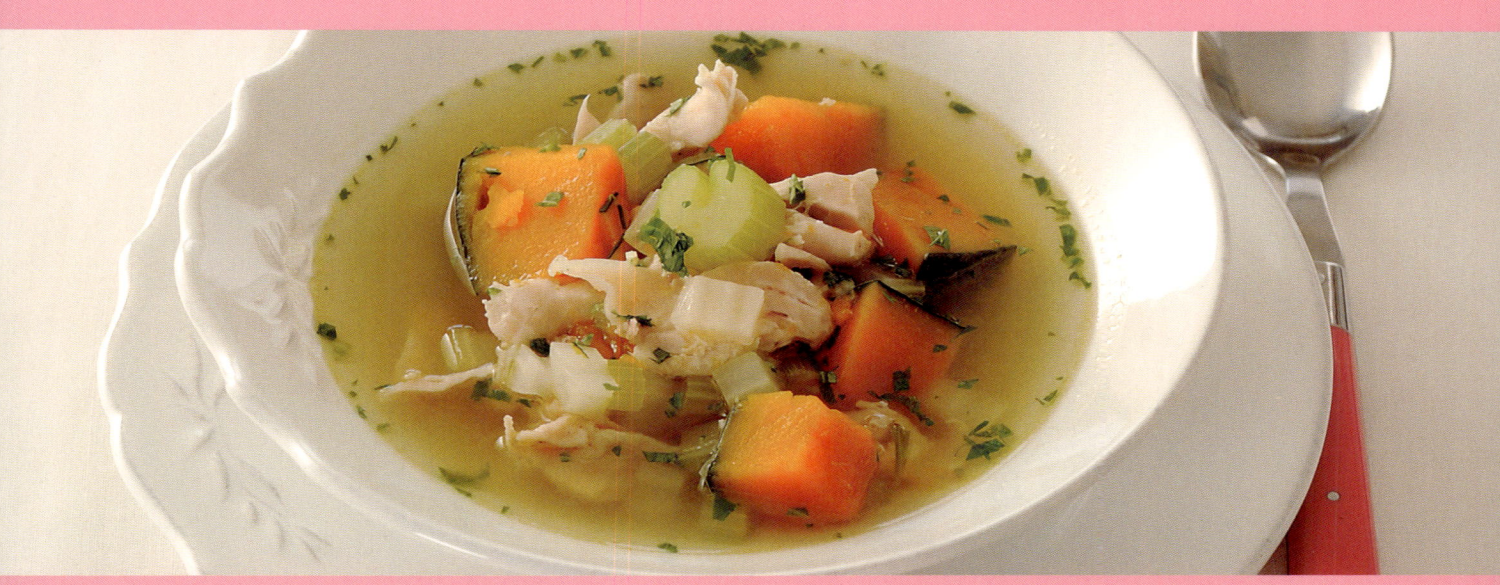

변비 생리통 냉증에 모두 효과가 좋은

아침에 마시는 마법의 한잔
한방식 생강백탕 생활습관

2가지 타입의 만성 변비에 모두 생강이 효과적

대사량이 떨어지는 양허 타입의 변비

「대사량이 떨어지면 냉증이나 저체온 증으로 나타나며 내장 전체의 활동이 저하된다. 장에서는 소화와 흡수가 원활히 이루어지지 않고, 배설하는 힘도 약해진다」(규 씨). 생강에는 대사를 향상 시켜 양허를 개선하는 효과가 있다.

혈류가 좋지 않은 어혈 타입의 변비

골반 주변의 혈액순환은 변비와 관련이 있다. 「골반 주변의 혈액순환이 나빠지면 골반 내에 위치한 장의 혈류가 느려져 움직임이 저하되면 변비를 일으킨다」(규 씨). 생강에는 혈액순환을 좋게 하여 어혈을 개선하는 효과가 있다.

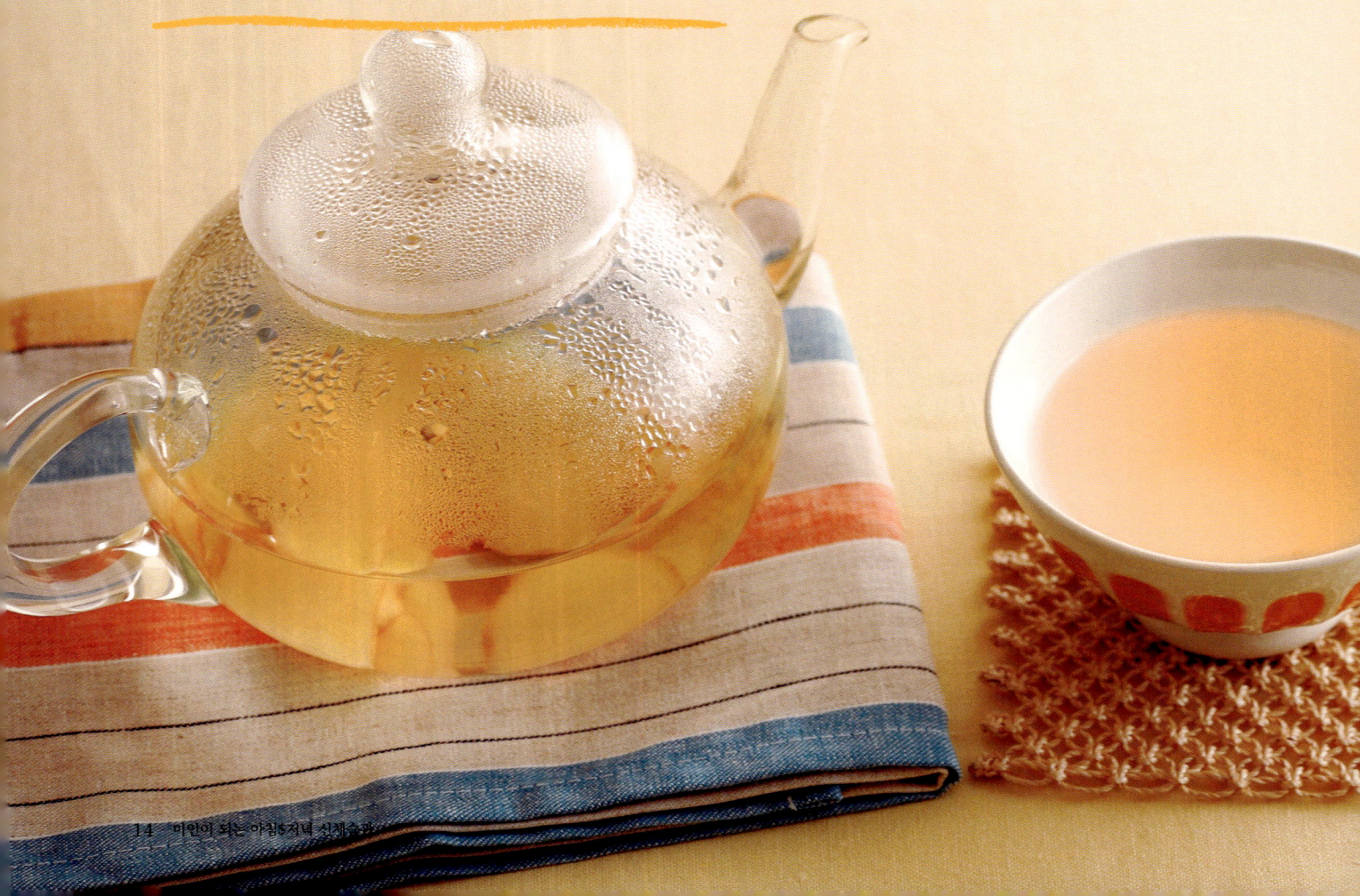

수족냉증, 다이어트 등 다양한 효과로 주목 받는 생강
사실은 배변 개선에도 뛰어난 효과가 있습니다.
아침에 한 잔, 생강을 백탕으로 만들어 상쾌한 하루를 시작해 보세요.

생강백탕이란 그 이름대로 생강을 넣어 만든 백탕을 말한다. 그것이 왜 변비에 효과가 있을까. 소우도(桑楡堂) 약국의 한의사인 규 코바이(邱紅梅) 씨에게 이유를 물었다. 「한방에서는 만성적인 변비로 고민하는 사람은 혈액순환이 나쁜 '어혈' 타입과, 신진대사가 좋지 않은 '양허' 타입, 이 두 가지가 많으며, 어느 유형이라도 생강이 효과를 발휘합니다. 생강에는 혈액순환을 돕는 힘이나, 신체를 따뜻하게 보호하여 대사를 촉진시키는 힘이 있으며, 내장 활동도 개선하여 변비가 해소됩니다. 그와 동일한 효과가 생강백탕에도 있는 것이죠.」 서양의학에서도 생강은 혈류를 개선하고 에너지 소비를 늘려 대사를 향상하는 효과가 있다고 확인되었다.

한방식 생강백탕 만드는 법

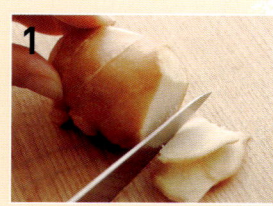

1. 생강을 잘 씻어서 껍질을 깎지 않고 2mm 정도로 얇게 썬다.

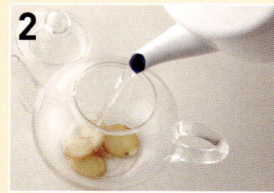

2. 포트에 1번의 생강을 5~6조각 넣고 끓인 물 150~200mL를 넣는다 (1인분의 경우).

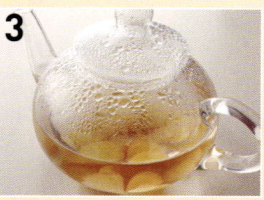

3. 그대로 5~10분 동안 우려낸다. 맛을 진하게 하고 싶으면 생강을 포크로 살짝 찔러주면 좋다.

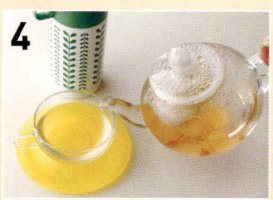

4. 컵에 따른다. 보온기능이 있는 포트에 넣어 두면 가지고 다니면서 마시기 편리하다.

> 변비가 심했던 내가 하루에 두 번이나 배변할 수 있게 되다니 깜짝 놀랐다!
> (K·N씨, 20세)

> 생강백탕을 아침에 마시면 체온이 올라가서 배변에 도움이 됩니다.
> (N·Y씨, 44세)

생강백탕은 이렇게 마시자

반드시!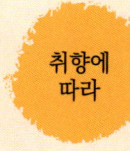

아침에 일어나 공복 시에 우선 한잔

「아침은 하루 중에서 신체가 가장 건조할 때이다. 따라서 성분이 몸에 쉽게 흡수되고 효과를 보기도 쉽다」(규 씨)

취향에 따라

낮이나 저녁 등 차 대신에 한잔 더

「체질을 개선하며 문제를 해소하기 위해서는 하루 두 잔 이상을 마신다. 공복시에 마시는 것이 효과적」(규 씨)

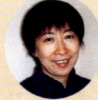

동경 메구로구)
한의사
규 코바이 씨

한의사. 북경 중의약대학 의학부 졸업. 생리학, 심리학 석사. 주로 부인과 계통의 한방 상담. 「변비해소를 위해 아침에 차가운 물 한 잔을 마시는 사람. 그 방법이 효과가 없다면 생강백탕으로 바꿔보세요.」

취재·글/가야시마 나오미   사진/야노 무네토시   푸드 코디네이터/나루사와 마사코
스타일링/이시카와 미카코   디자인/덧슈   구성/오야 나오코 (편집부)

생강백탕 + α로 효과 Up 맛에도 변화를

변비해소 뿐만 아니라 생리통이나 냉증에도 효과가 좋은 생강백탕. 쉽게 구할 수 있는 한방식재를 넣음으로써 그 효과를 더욱 높여보자.
아침에 상쾌하게 눈을 뜨고 싶거나, 불쾌감을 해소하고 싶거나, 또는 피로를 풀고 싶을 때 그 목적에 따라 선택할 수 있다. 맛도 다양하게 바꿔볼 수 있기 때문에 맛있고 즐겁게 생강백탕을 지속해 나갈 수 있다.

아침기상 후의 상쾌감, 낮시간의 원기회복

+ 민트

한방명은 박하. 「시원한 멘톨 향이 각성 효과를 주는 한편, 신경을 진정시키는 릴렉스 효과도 있다」(규 씨). 위장의 활동을 활발하게 하기 때문에 식욕이 없을 때도 좋다.

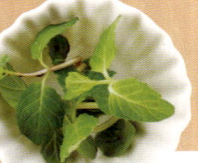

재료와 만드는 법
신선한 페퍼민트 적당량을 컵에 넣고 생강백탕 150~200ml 를 따른다.

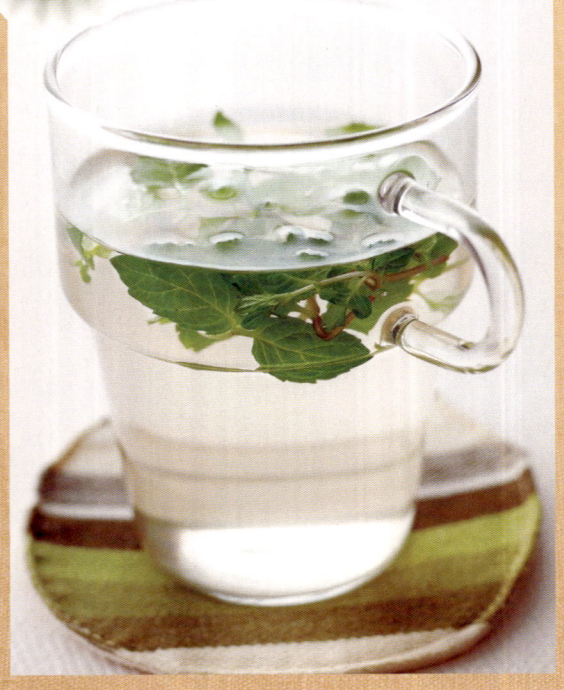

스트레스 해소, 단맛으로 활기차게

+ 진피 (마멀레이드)

진피란 감귤류의 껍질을 말린 것. 한방에서 말하는 에너지원인 「기」의 순환을 원활하게 하여 스트레스를 해소한다. 「위장의 활동을 보조하는 효과도 있다. 마멀레이드로 대신해도 좋다. 간편하고 단맛도 즐길수 있다」(규 씨).

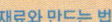

재료와 만드는 법
생강백탕 150~200ml 를 컵에 따르고 마멀레이드 적당량을 넣는다. 잘 저은 후 마신다.

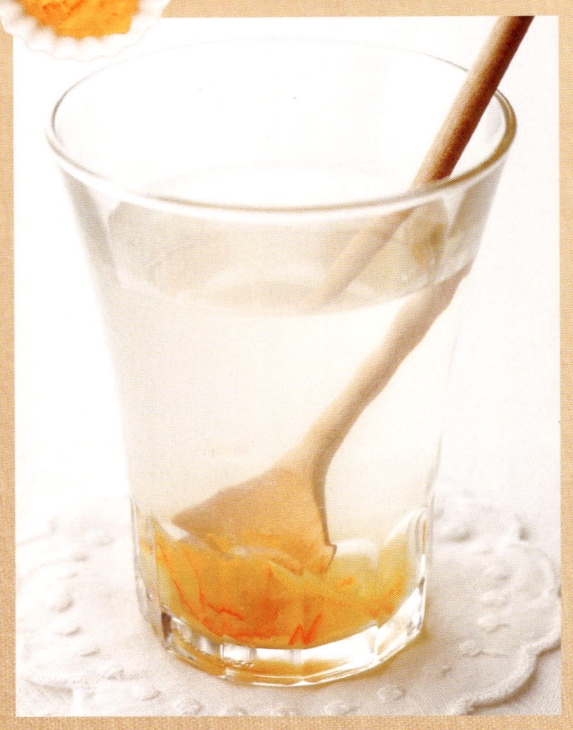

한방식 생각백탕 생활 Q&A

Q1 차갑게 해서 마셔도 좋은 가요?

A 체온보다 높은 온도로

「체온보다 낮은 온도의 음료는 몸을 차갑게 하여 내장의 활동을 저하하고 혈액순환이나 신진대사도 떨어뜨립니다. 그러면 생강의 효과도 기대하기 어렵습니다」(규씨).
사람 피부의 온도보다 더 낮아지기 전에 마실 수 있도록 합시다. 가지고 다니면서 마실 때는 반드시 보온기능이 있는 포트를 사용하도록 합시다.

Q2 마신후 남은 생강은 어떻게 활용하죠

A 건조시켜 요리나 양념으로

다 마신 후 남은 생강 수분을 건조하면 요리나 양념으로 사용할 수 있습니다. 설탕을 발라두면 따뜻한 물로 밥(오차즈케)를 말아 먹을 때 반찬이 됩니다. 그냥 버리기 아까운 생각이 들면 이런 방법도 시도해 보세요.

*오차즈케: 녹차에 밥을 말아 먹는 일본요리.

Q3 단맛을 더해도 괜찮은 가요?

A 자연스러운 단맛을

「벌꿀이나 흑설탕, 메이플 시럽 등 천연 감미료로 맛을 조정하세요. 백설탕이나 그래뉴당처럼 완전히 정제된 설탕은 몸을 차갑게 만들어 가능한 피하는 게 좋습니다」(규 씨)
생강 백탕의 좋은 성분을 해치지 않도록 약간 단맛을 느낄 수 있을 정도의 소량만 사용하세요.

혈액순환 Up, 향기도 뛰어난

해당화
(로즈힙)

장미과의 해당화 꽃잎이 한방에서 사용된다. 「로즈힙」이라는 이름으로 팔리는 해당화 열매도 OK. 「혈액순환을 촉진하는 효과가 있어서 어혈을 풀어준다.」(규 씨). 불쾌감이나 스트레스를 완화하는 작용도 있다.

재료와 만드는 법
생강백탕을 만들 때 로즈힙을 티포트에 함께 넣는다.

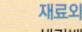
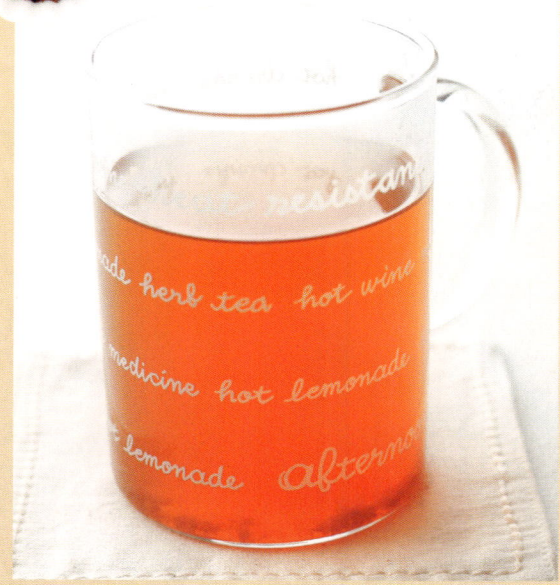

눈의 피로에는

구기자

붉은 빛을 띤 타원형의 작은 열매, 먹으면 달콤하다. 중국에서는 예로부터 사랑받는 생약의 하나로 약선 요리(한약재를 이용한 요리)에 자주 사용된다. 「눈의 피로를 완화해주기 때문에 컴퓨터 작업을 많이 하는 사람에게 추천.」(규 씨). 피부미용 효과도 좋다.

재료와 만드는 법
생강 백탕을 만들 때 구기자 7~10알(1인분)을 티포트에 함께 넣고 우려낸다. 물에 불은 구기자는 먹어도 좋다.

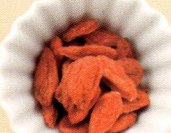
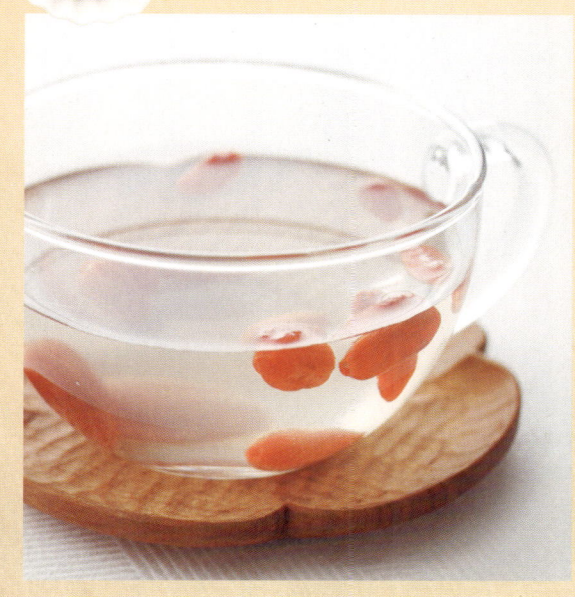

혈액을 보충하고 피부미용에도 효과

대추

빨갛고 동그란 과일로 먹으면 단맛이 난다. 약선 요리의 재료로도 유명하다. 「혈액을 만들어주며 순환을 좋게 한다. 보혈작용이 있기 때문에 빈혈 예방에 좋다. 피부 미용작용과 신경을 진정시키는 효과도 있다」(규 씨).

재료와 만드는 법
생강 백탕을 만들 때 대추 2~3알(1인분)을 티포트에 함께 넣어 우려낸다. 물에 불은 대추는 먹어도 좋다.

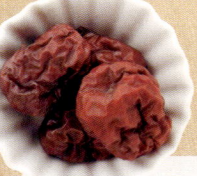
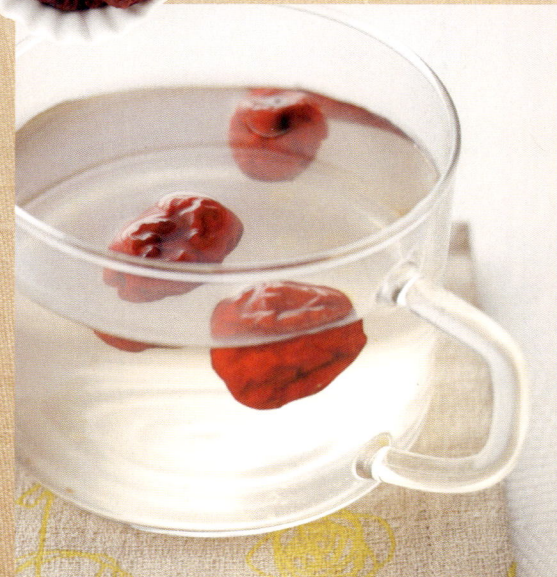

Q4 훨씬 간편하게 만드는 방법은?

A 파우더를 사용해도 좋습니다

생강은 모두 썰어서 냉동보관해도 좋다. 「갈아놓은 생강과 물을 컵에 넣으면 우려내지 않고 바로 마실 수 있다. 더 간편한 방법은 건조시켜 분말 상태로 만들어 놓은 것. 농축되어 있기 때문에 신체를 따뜻하게 하는 효과가 높다. 심한 변비가 있는 사람에게 특히 추천」(규 씨)

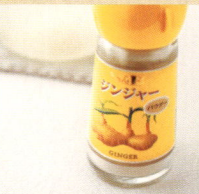

생강(진저) 파우더는 마트 등의 조미료 매장에 있다. 인터넷쇼핑몰에서 구입가능하다.

Q5 함께 먹는 오차즈케는 어떤 것이 좋을까?

A 건과물을 추천

「붉은 색이나 붉은 보라색의 건과물에는 혈액순환을 좋게 하는 효과가 있다. 우리 주변에서 쉽게 구할 수 있는 것은 프룬(말린 자두)이나 건포도, 산사나무 열매에는 혈액순환이나 위장의 작용을 원활하게 하는 것 이외에도 지방질을 배출하는 소식(消食) 작용 효과도 있다. 과식한 다음날에 추천」(규 씨).

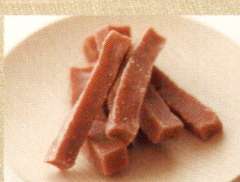

장미과의 산사나무 열매는 한약재로도 쓰인다. 신맛이 강하며, 설탕이나 한천과 혼합하여 막대 모양으로 굳힌 것이 건과로 판매되고 있다. 200g에 5800원./인터넷쇼핑몰 기준.

뱃살이 빠지고 아침에 1분!

장내의 유익균을 늘리는 것으로 말하자면, 식이섬유와 유산균. 그 모두를 충족시키는 것이 바로 된장국입니다. 번거롭지 않아서 간편하고 의사나 장 건강 전문가가 추천하는 조미료가 필요 없는 유익균 활성 된장국을 소개합니다! 또 맛의 엄청난 파워까지 대공개!

취재·글/가야시마 나오미
사진/노구치 켄지 (요리, 프로세스)
스타일링&요리/다카하시 유키
영양 계산/하라야마 사오리 (음식 스튜디오)
디자인/비웍스

아침에 1분
뜨거운 물을 부어 완성
유익균 활성 된장국

조미료가 필요 없다. 붓기만 하면 완성

좋은 오일도 섭취하고 배변도 해결
아보카도 유익균 활성 된장국

「숲의 버터」, 「먹는 미용액」이라고 불릴 정도로 영양가가 높은 아보카도. 「변비 문제 해결에는 빼놓을 수 없는 식이섬유와 양질의 오일인 올레인산이 풍부하게 함유되어 있다. (세키 씨).

287kcal·염분1.5g·식이섬유8.4g

재료와 만드는 법(1그릇)
- 아보카도……1/2개
- 구운 김……적당량
- 된장……12g(2작은 술)

만드는 법
1. 아보카도 껍질을 벗기고, 한 입 정도의 크기로 자른다. 김은 손으로 찢는다.
2. 1과 된장을 내열 그릇에 넣고 끓는 물 160mL를 붓는다.

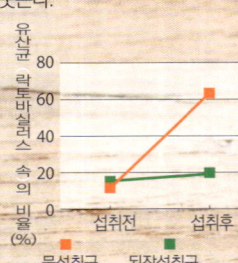

3일간 된장을 섭취하여 장 내 유익균이 증가했다

실험용 쥐를 쌀된장 0.2%의 물(인간으로 환산하면 된장국 2그릇 분량) 또는 동일 염분농도의 식염수를 섭취한 2개의 집단으로 나누어, 장내 세균류의 변화를 조사했다. 그 결과 3일 후에 된장 섭취집단에서 유익균이 약 65%증가했다. 음용을 멈춘후 4일째 원래대로 돌아 왔다.

(데이터: 중앙된장연구소 연구보고 35, 2014)

된장국은 최고의 유익균 활성 레시피!

된장이 장 내 유익균을 늘린다
된장에는 유산균이 포함되어 매일 섭취하면 장 내 유익균이 증가한다. 가열하여 죽은 균도 유익균의 좋은 먹이가 된다. 또한 된장의 주원료인 콩과 누룩에 많은 식이섬 유도 유익균의 먹이가 된다. 이중작용으로 유익균이 증가한다!

건더기는 식이섬유가 가득한 식재료
야채는 가열하면 부피가 줄어들기 때문에 된장국 1그릇에 100g 정도를 섭취할 수 있다. 또한 해조류나 버섯을 더하면 유익균의 먹이가 되는 식이섬유의 양이 증가! 「된장은 여러 가지 맛을 포용하기 때문에 재료를 가리지 않습니다」 (세키 씨).

본인의 장 건강을 책임져온 대표적인 발효음식인 된장. 내과 의사인 세키 유카(関 由佳)씨는「그것을 매일 쉽게 섭취할 수 있게 해주는 것이 바로 된장국」이라며 된장국을 적극적으로 추천한다. 「된장에는 유산균이 포함되어 있다. 유산균은 가열해서 죽더라도 장내 유익균의 먹이가 된다.」(세키 씨).

기미가 옅어진다!
유익균 활성 된장국

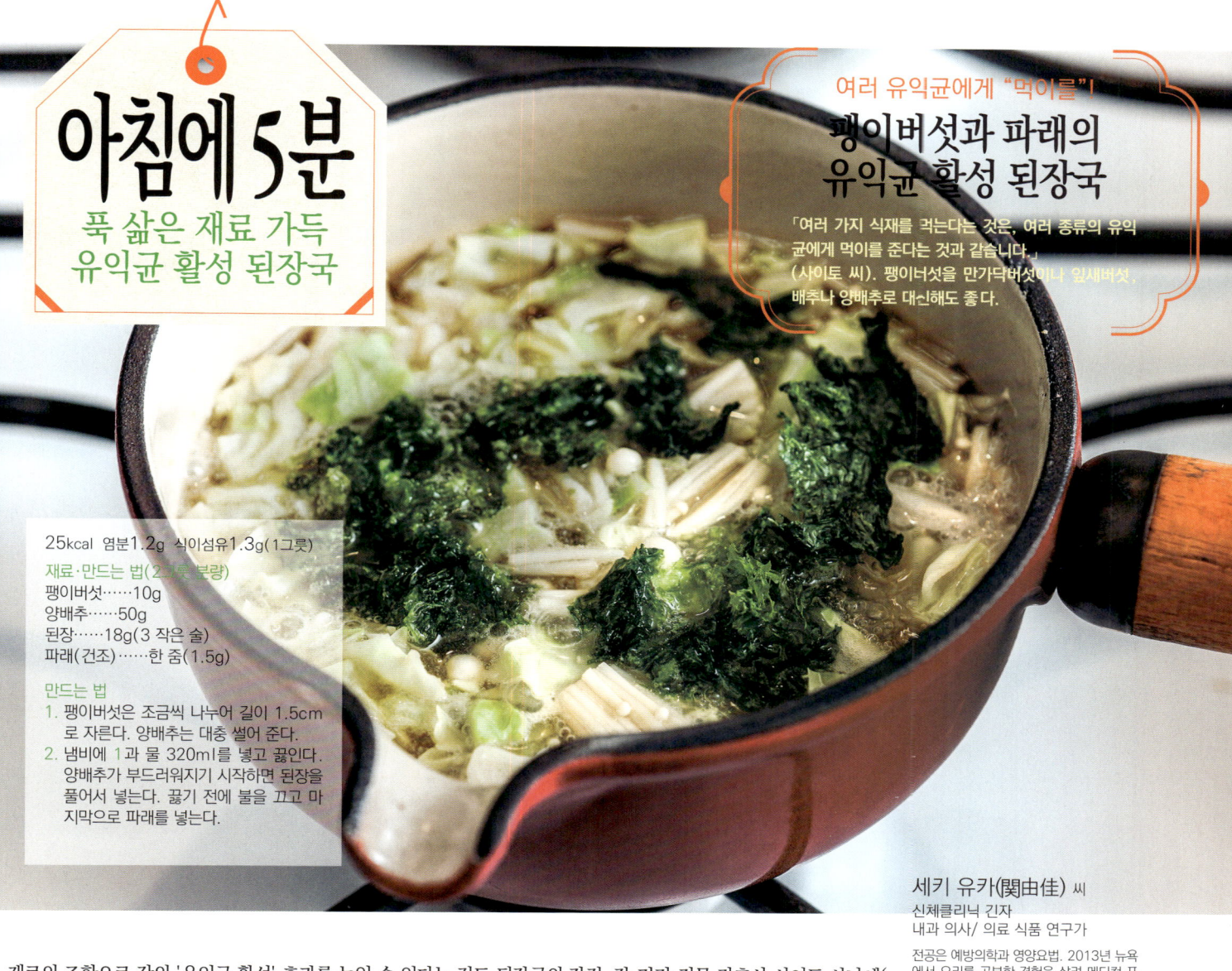

아침에 5분
푹 삶은 재료 가득
유익균 활성 된장국

여러 유익균에게 "먹이를"!
팽이버섯과 파래의 유익균 활성 된장국

「여러 가지 식재를 먹는다는 것은, 여러 종류의 유익균에게 먹이를 준다는 것과 같습니다.」(사이토 씨). 팽이버섯을 만가닥버섯이나 잎새버섯, 배추나 양배추로 대신해도 좋다.

25kcal 염분1.2g 식이섬유1.3g (1그릇)

재료·만드는 법(2그릇 분량)
팽이버섯······10g
양배추······50g
된장······18g (3 작은 술)
파래(건조)······한 줌 (1.5g)

만드는 법
1. 팽이버섯은 조금씩 나누어 길이 1.5cm로 자른다. 양배추는 대충 썰어 준다.
2. 냄비에 1과 물 320ml를 넣고 끓인다. 양배추가 부드러워지기 시작하면 된장을 풀어서 넣는다. 끓기 전에 불을 끄고 마지막으로 파래를 넣는다.

재료의 조합으로 장의 '유익균 활성' 효과를 높일 수 있다는 점도 된장국의 장점. 장 건강 전문 간호사 사이토 사나에(齊藤早苗)씨는 「식재료는 해조류, 버섯, 채소의 조합이 베스트. 이 3가지의 식재료는 대체로 식이섬유가 많고, 이런 된장국을 마시면 속이 풀리는 사람이 많다.」 그렇다고는 하지만, 번거로워하는 사람도 있을 것이다. 그래서 제안하는 것이 바로 조미료 없이 뜨거운 물만 부어 1분 만에 만드는 「아침 1분! 유익균 활성 된장국」. 그 중 으뜸은 왼쪽 페이지의 「아보카도 유익균 활성 된장국」이다. 낫토를 넣어도 좋다(레시피는 다음 페이지). 시간 여유가 있는 사람은 재료를 잘게 썰어 푹 끓이는 「아침5분! 유익균 활성 된장국」을, 재료가 흐물흐물해질 때까지 끓이면 부드러워서 장에 좋다(사이토 씨). 매일 된장국을 마시면 기미가 옅어진다는 연구결과도 있다. 우선은 한 그릇부터 시작하여 복부비만을 해소하자!

세키 유카(関由佳) 씨
신체클리닉 긴자
내과 의사 / 의료 식품 연구가

전공은 예방의학과 영양요법. 2013년 뉴욕에서 요리를 공부한 경험을 살려 메디컬 푸드 연구가로도 활약. 된장 소믈리에 자격도 있으며, 저서로는 『눈에 띄게 살이 빠지는 된장국 다이어트』가 있다.

사이토 사나에(齊藤早苗) 씨
간호사
콜론 하이드로 테라피스트

미국에서 장내 세정의 라이선스를 취득. '쓰시마 루리코 여성라이프 클리닉 긴자'에서 콜론 하이드로 테라피(의료기관에서 장내세정)를 하고 있다. 본지의 연재를 정리한 전자서적『내장을 깨끗하게, 장부터 살을 빼다.』의 저자

장의 스위치를 켜는
아침 1분의 유익균 활성 된장국

장의 활동이 좋아짐으로써 신체가 각성하여 배변을 부드럽게. 머그컵에 재료를 넣어 끓인 물만 부으면 완성되기 때문에 바쁜 아침시간에 안성맞춤.

된장 박사 세키 유카 씨 추천

2주간 지속하면 장도 피부도 바뀝니다

장은 섭취한 영양을 흡수하는 기관. 「밭의 상태가 나쁘면 건강한 채소가 자라지 못하는 것처럼, 장의 상태가 나쁘면 영양이 흡수되기 힘들고 배변이나 피부상태도 나빠진다」(세키 씨). 그런 장을 리셋해 주는 것이 세키 씨가 추천하는 된장국이다. 버섯이나 갈아 만든 깨 등과 같은 맛이 좋은 재료를 혼합했기 때문에 조미료가 필요 없다.

낫토는 넣기만 하면 되고, 버섯 된장은 만들어 두면 뜨거운 물만 부어서 즉시 먹을 수 있다.

장을 따뜻하게 하는 것도 포인트. 「장은 차가워지면 활동이 나빠져 유해균이 쉽게 증가」하기 때문이다. 「2주일 동안만 지속적으로 섭취해 주면 장과 피부에 변화가 생기고 가벼운 문제들은 개선된다」(세키 씨).

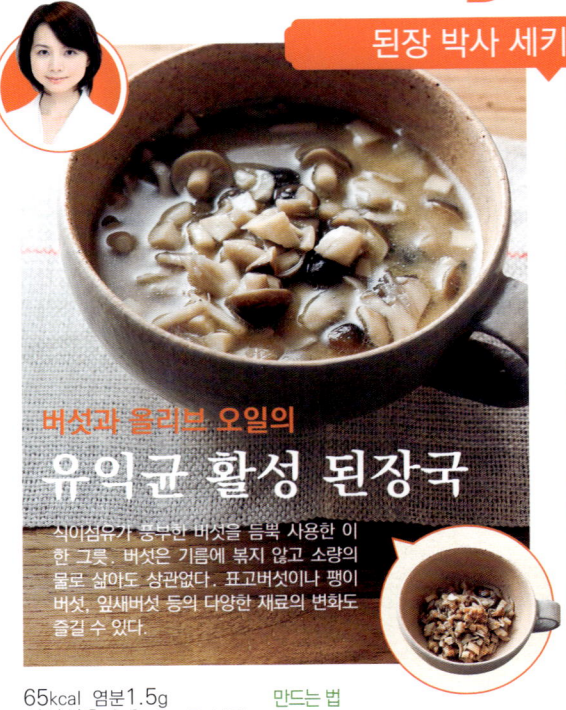

버섯과 올리브 오일의 유익균 활성 된장국

식이섬유가 풍부한 버섯을 듬뿍 사용한 이 한 그릇. 버섯은 기름에 볶지 않고 소량의 물로 삶아도 상관없다. 표고버섯이나 팽이버섯, 잎새버섯 등의 다양한 재료의 변화도 즐길 수 있다.

65kcal 염분1.5g 식이섬유 3.8g (1그릇 분량)

재료
버섯 된장 (3그릇)
- 좋아하는 버섯······3개
- 올리브 오일······2 작은 술
- 된장······2 큰술(36g)

만드는 법
1. 버섯 된장을 만든다. 버섯은 가로 세로 1cm정도의 크기로 자른다.
2. 프라이팬에 올리브 오일을 가열하고, 1을 넣어 센 불로 볶아, 숨이 죽으면 불을 끈다.
3. 2의 열이 식으면 된장과 섞는다. 냉장고에서 약 5일 정도 보존할 수 있다.

※마실 때는 1그릇 당 1/3 정도의 양을 머그잔에 넣고 뜨거운 물 160ml를 붓는다.

낫토와 갈아 만든 깨의 유익균 활성 된장국

콩을 발효시켜 낫토를 만드는 낫토균은 장 내의 유해균을 줄이고 유익균을 증가시킨다. 맛의 핵심은 소량만 넣는 갈아 만든 깨, 또는 참기름. 감칠맛이 더해져 그 맛도 더욱 Up.

119kcal 염분1.5g 식이섬유3.4g

재료(1그릇 분량)
- 낫토(작은 알)······1팩 (40g)
- 무순······1/8팩
- 갈아서 갠 참깨(또는 참기름) ······1/2 작은술(3g)
- 된장······2 작은술(12g)

만드는 법
1. 된장과 갈아서 갠 참깨는 컵에 넣어 섞는다. 무순은 뿌리부분을 썰어둔다.
2. 컵에 나머지 재료를 넣어, 끓는 물 160ml를 붓는다.

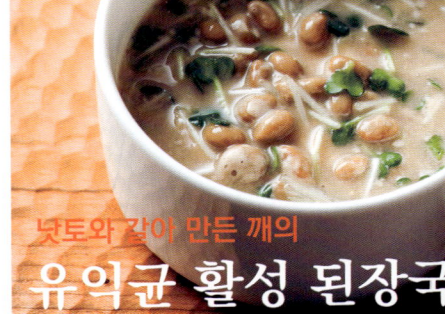

세키 씨의 된장국 생활

매일 아침, 직접 만든 된장국을 마시는 세키 씨. 냄비를 사용하지 않고 그릇에 재료를 담고 뜨거운 물로 푼 된장을 넣어 만든다고 한다.

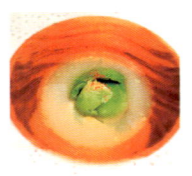 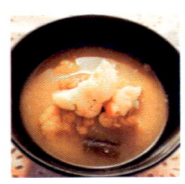

전날 쓰고 남은 우엉이나 달걀, 피망을 큐민 가루로 볶은 피망 등을 넣어 매일 아침 다양한 미소시루(일본식된장국)를 만들어보자.

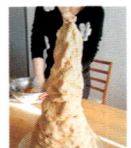 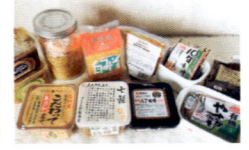

오른 쪽은 세키 씨가 주최하는 식사 이벤트 「Happy Aging Labo」에서 만든 병아리콩 된장 타워. 항상 피나 보리 등의 된장을 약 10종류 상비(오른쪽).

화제만발! 마치 트뤼프

「된장 경단」의 진화 초속 된장국 「미소마루」

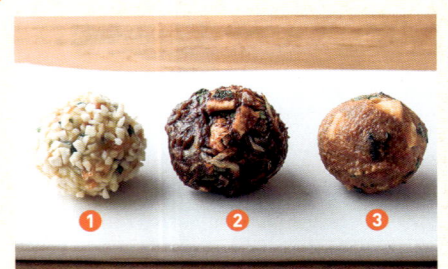

「미소마루」란, 1그릇 분량의 된장과 재료를 혼합하여 경단으로 만든 것. 모양이 귀여워서 레시피 책 「미소 마루(다카라 지마 사)」도 큰 인기를 얻고 있다. 저자인 후지모토 도모코(藤本智子)씨는 4년 전부터 「365일 된장 생활」을 하면서 「고민이었던 거친 피부가 완화되고 감기에 걸리지 않게 되었다」고 한다. 처음 해보는 사람도 간단히 만들 수 있는 조합을 3가지 알려 주었다.

① 벚꽃새우 미소마루
벚꽃새우 1g(약9마리), 실파 적당량, 참기름 몇 방울, 된장 1큰술을 섞어 손으로 동그랗게 만든다. 마지막으로 아몬드 다이스를 빠짐없이 바른다.

② 니보시와 밀기울 스틱 미소마루
밀기울 스틱(1×2cm, 1g)은 손으로 작게 나눈다. 니보시 1작은 술, 실파 적당량, 된장 1큰 술을 섞어 손으로 동그랗게 만든다. 니보시 대신에 건조 바지락을 써도 맛있다.

③ 무말랭이 미소마루
무말랭이(2g)은 가로로 길이 1cm, 유부(가로세로 1cm)는 가로세로 5mm로 자른 후 건조미역 1 작은 술, 실파 적당량. 된장 1 큰 술과 섞어 손으로 동그랗게 만든다.

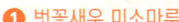

* 분량은 모두 1그릇 분량. 10그릇 분량씩 만들면 편리. 랩 등으로 쌓아 보존한다. 먹을 때는 그릇이나 컵에 넣어 끓인물 160ml를 붓는다. 냉장고에서는 약 1주일 정도, 냉동보관하면 1개월 정도 보존할 수 있다.

몸과 장을 풀어주는 한 그릇
채소는 자주 먹지만
단백질이 부족한 느낌.
반대로 고기나 밥을 좋아해서
채소가 부족한 경우 등 편중된
식생활의 리셋이 된다.

많은 재료로 장을 건강하게!
아침 5분 유익균 활성 된장국

버섯과 해조류가 핵심
「여러 유익균에게 먹이를」

사이토 사나에씨 추천

장의 상태를 리셋해 주는 된장국에 비하여, 5분간에 걸쳐 만드는 된장국은 식이섬유가 풍부한 재료를 듬뿍넣어 유익균을 활성화시킴으로써 장을 건강하게 한다. 사이토 씨는 해조류, 버섯, 채소의 조합을 기본(19페이지의 팽이버섯과 파래 된장국)으로 하여 장의 유형별로 적합한 재료를 추천하고 있다. 「채소만 먹어서 변이 묽게 나오는 사람은 장에 가스가 차기 쉽다. 유부나 두부 등 단백질을 함께 섭취 하는 것을 추천」한다고 사이토 씨는 말한다.

87kcal 염분1.2g·
식이섬유3.4g(1그릇 분량)

재료(2그릇 분량)
당근……2cm
배추……1/2매(50g)
유부……1/2매
두부……1/4모
팽이버섯……80g
큰실말(양념이 안된 것)……60g
대파……5cm
된장……1 큰 술(18g)

만드는 법
1. 당근은 은행잎 썰기로, 배추는 1cm 사각썰기, 유부와 두부는 5mm 사각 썰기를 한다
2. 냄비에 물 400ml와 당근을 넣고 끓인다.
3. 끓기 시작하면, 배추, 유부, 팽이버섯, 대파를 넣고 다시 끓인다.
4. 채소가 부드러워지면 된장을 풀어 넣고 마지막으로 두부와 큰실말을 넣고 불을 끈다.

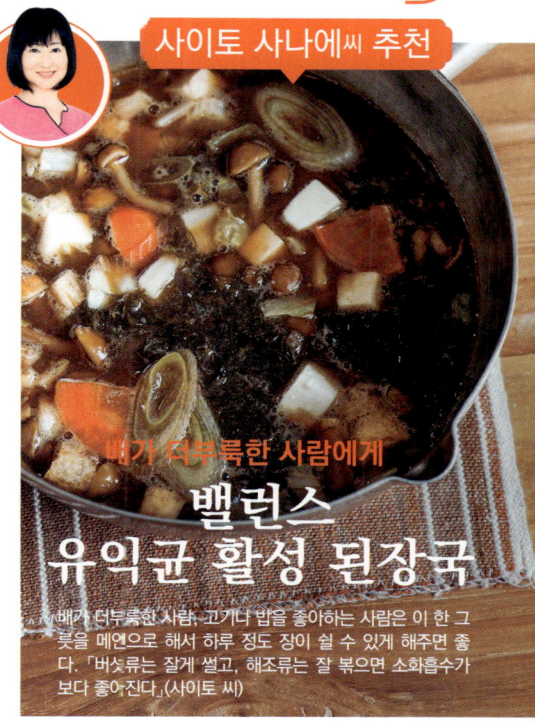

배가 더부룩한 사람에게
밸런스 유익균 활성 된장국

배가 더부룩한 사람, 고기나 밥을 좋아하는 사람은 이 한 그릇을 메인으로 해서 하루 정도 장이 쉴 수 있게 해주면 좋다. 「버섯류는 잘게 썰고, 해조류는 잘 볶으면 소화흡수가 보다 좋아진다.」(사이토 씨)

그것이 오른쪽의 레시피. 다양한 식재를 섭취함으로써 「많은 종류의 유익균에게 '먹이'를 줄 수 있다」(사이토 씨).

또 올리브 오일이나 코코넛 오일을 소량 첨가하면 배변이 보다 좋아진다고 한다. 심한 변비로 고민하는 사람은 꼭 한 번 시도해보기를 권한다.

「잘 씹으면 식감, 향기와 함께 영양소를 최대한 흡수할 수 있다」

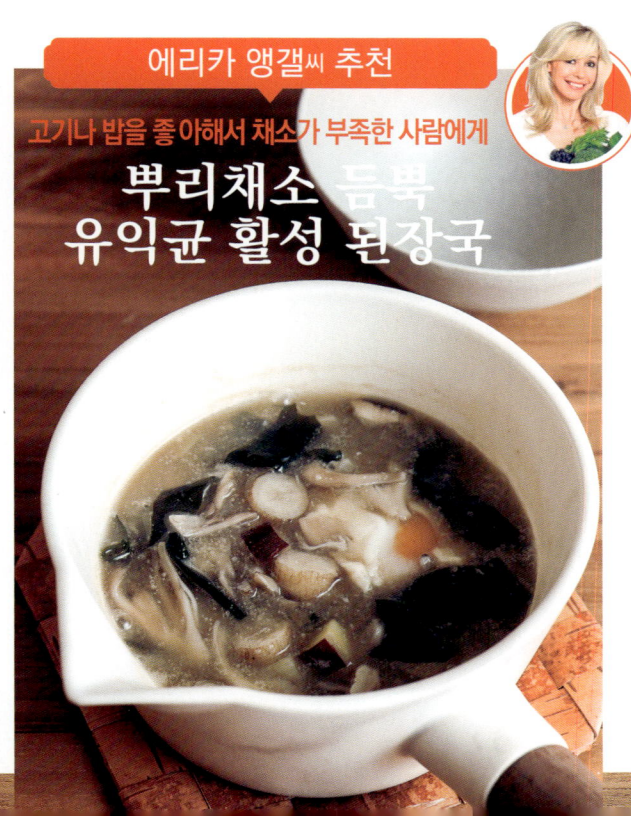

에리카 앵갤씨 추천

고기나 밥을 좋아해서 채소가 부족한 사람에게
뿌리채소 듬뿍 유익균 활성 된장국

187kcal 식염1.5g 식이섬유3.6g(1그릇 분량)

재료(2그릇분)
마늘……1/2조각
양파……작은 것1/2개
고구마……80g
우엉……10cm
잎새버섯……50g
미역(건조)……한 줌(1.5g)
달걀……1~2개
된장……1 큰술(18g)
올리브오일……1 작은 술

만드는 법
1. 고구마는 1cm 사각 썰기로 물에 담가둔다. 마늘과 양파는 잘게 썰고 우엉을 얇게 끝에서부터 작게 썬다. 잎새버섯도 작게 썰어둔다.
2. 프라이팬에 올리브오일을 넣고 마늘과 양파를 가볍게 볶는다.
3. 2에 물 400ml를 넣고 고구마와 우엉을 볶는다
4. 3이 부드러워지면 된장을 풀어서 넣고 달걀을 살짝 떨어뜨리듯 넣는다.
5. 달걀이 기호에 맞게 익으면 잎새버섯과 미역을 넣고 한번 끓인 후 불을 끈다

Profile
2004년부터 8년간 미스유니버스 재팬, 공식 영양컨설턴트로 활약. 「몸 안쪽부터 더 아름답게, 몸도 마음도 건강하게 빛난다」를 주제로 집필. 「SUPER BEAUTY SWEETS」(소학관) 외 저서 다수.

에리카 씨가 먹고 있는 레시피를 더 쉽게 만들어 보았다. 「향이 강한 된장과 올리브오일의 궁합은 의외로 무척 좋다. 뿌리채소는 유기농으로 하고 껍질은 벗기지 않고 쓸 수도 있다.」(에리카씨)

미스유니버스 재팬의 최종 선발자를 영양 지도했던 에리카 앵갤 씨. 일본에서는 모두 20년을 생활했으며 일식에 푹 빠져있는 그녀가 추천하는 된장국은 뿌리채소 중심으로 식이 섬유가 듬뿍.

「올리브 오일로 마늘과 양파를 볶아내기 때문에 조미료를 넣지 않더라도 풍미와 깊은 맛을 낼 수 있습니다」라고 에리카씨는 말한다. 마늘과 양파 외에 고구마나 우엉도, 비피두스 균의 먹이가 되는 올리고당이 많은 식재료이다. 몸 속의 유익균이 늘어나게 하는 한 그릇!

심한 변비로 고민하거나 생리 전에는 거의 변이 나오지 않는 그런 사람에게 추천하는 것이 「마시는 오일」.

「공복 시에 1~2큰술 정도의 오일을 한 번에 먹으면 담즙산이 재때에 분비되지 않기 때문에 완전히 소화 흡수되지 않은 오일이 대장까지 다 다르게 된다」고, 변비나 치질로 고민하는 수많은 여성환자를 진찰한 경험이 있는 '마쓰시마 랜드마크 클리닉'의 마쓰무라나오미(松村奈緖美)원장은 말한다. 「대장에 다다른 오일은 변을 부드럽고 쉽게 뭉치게 하거나 또는 미끄러지기 쉽게 해서 배변을 편하게 한다」(마쓰무라 원장).

하지만 오일을 마시기가 쉽지 않다. 요리에 뿌려서 섭취하는 것으로는 부족할까? 「식사와 함께 섭취하면 소화 및 흡수가 완만해지기 때문에 오일도 소장에서 흡수되어 버린다. 가능한 오일만을 그대로 마시는 것이 효과를 기대할 수 있다」(마쓰무라 원장).

그러면 어떤 오일을 섭취해야 할까? 배변을 쉽게 하는 효과를 생각한다면 어떤 오일이든 상관없지만, 반드시 그 중 일부는 신체에 흡수될 것이기 때문에 어차피 오일을 마실 거라면 '몸에 좋은 오일'을 마시는 것이 좋다」고, 오일에 대해서 전문지식을 갖고 있는 아사부대학 생명 환경 과학부의 모리구치 토루(守口徹) 교수는 설명한다.

새로운 사실! 공복 시에 마시는 오일 자연스러운 배변을 유도하여 순환

마시는 오일 피부와 몸

No.1 피부와 장을 깨끗하게 하는 오일은 역시 올리브 오일
올리브 오일에 풍부한 올레인산은 잘 산화되지 않고 품질이 좋으며 폴리페놀에 의한 높은 항산화작용도 기대할 수 있다. 마트 등에서 쉽게 구할 수 있다는 점도 장점.

oliveOil
올리브오일

다이어트 등으로 오일 섭취를 줄이고 있다면
그런 습관이 심각한 변비를 초래할 수도 있다
현명하게 「오일」을 섭취하면
장도 깨끗하고 아름다운 피부까지 일석이조의 효과가 가능

취재 및 기사/무라야마 마유미 사진/미무라 켄지 스타일링/나카야마 요코 일러스트/미유미 모토하루 디자인/비웍스 구성/홋타 에미

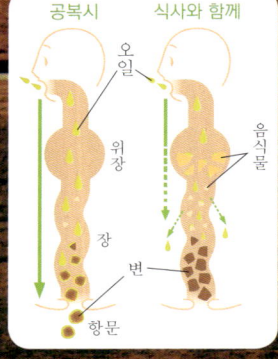

공복시 / 식사와 함께
오일 / 위장 / 장 / 변 / 항문 / 음식물

변비 대책으로 섭취하는 오일은 몸에 흡수시키지 않는 것이 요령. 완전히 소화 및 흡수할 수 없는 양으로. 적어도 1~2큰술을 한번에 섭취하도록 하자. 또 다른 음식이 장 내에 있으면 오일도 함께 소화, 흡수되어버리기 때문에 공복 시에 마실 것을 추천. 참고로 그 중 일부는 신체에 흡수되므로 만약 섭취할 거라면 몸에 좋은 오일을.

장을 깨끗하게 하는 오일 복용법 3가지 포인트

1 공복시에 마신다
2 1~2큰술을 단숨에 마신다
3 몸에 좋은 지방산이 풍부한 오일을 섭취

깨끗한 피부와 장을 위해 추천하는 오일은 바로 이것!

잘 산화하지 않고 사용하기 쉬운 **올레인산을 다량함유**	올리브오일 아보카도오일 등
가능한 다량 섭취해야 하는 **n-3계열 지방산을 다량 함유**	아마씨 오일 호두 기름 들깨 기름 등
체내에서 연소되기 쉬운 **중간사슬지방산을 다량 함유**	코코넛오일

체내에서 합성할 수 없는 필수지방산 중 식물성 기름으로 섭취하기 쉬운 것은 n-3계열의 α-리놀렌산과 n-6계열의 리놀산인데, 리놀산은 샐러드유나 여러 견과류, 과자, 고기 등 여러 가지 식재료나 가공식품에 포함되어 있기 때문에 과섭취하는 경향이 있다. 건강과 미용을 위해서는 n-6계열 지방산을 피하고 n-3계열 지방산을 적극적으로 섭취하는 편이 좋다(모리구치 교수).

「올리브오일에 함유되어 있는 올레인산은 구조상 쉽게 산화되지 않는다. 종류에 따라서는 항산화 작용이 있는 폴리페놀을 함유하고 있기 때문에 피부미용 작용도 기대할 수 있다」 (모리구치 교수).

n-3계열 지방산인 α-리놀렌산이 풍부한 아마씨 오일이나 들깨기름 등도 좋다. 「α-리놀렌산에는 동맥경화나 알레르기 질환을 예방하는 작용을 기대할 수 있다」 (모리구치 교수).

단, 오일을 과다섭취하면 비만이 될 수 있기 때문에 주의가 필요하다. 「마시는 오일」을 시도할 때에는 어느 정도는 신체에 흡수된다는 것을 고려하여 식사 때 오일이나 칼로리를 줄이도록 신경 써야 한다.

부드럽게 배출!

Flaxseed Oil 아마씨 오일

Avocado Oil 아보카도오일

Walnut Oil 호두기름

Coconut Oil 코코넛오일

모리구치 도루 교수
아사부대학
생명환경과학부
요코하마시립대학 졸업. 도쿄대학 약학부에서 박사 취득. 미국국립위생연구소에서 지방산과 뇌기능에 관한 연구. 일본지방산·지질 영양 학회 부이사장. 국제지방산, 지방질학회(ISSFAL) 이사.

마쓰무라 나오미 원장
마쓰시마 랜드마크클리닉
(요코하마시 서구)
도야마 의과약과대학 의학부 졸업. 동 대학 제2외과, 요코하마 시립대학 의학부 제2외과, 마쓰시마병원 상근의를 거쳐 현직. 전공은 항문과. 일본소화기내시경학회 인정의, 일본대장 항문병학회편의원

Oil + Hot drink

오일을 마시기 힘들거나
냄새가 신경 쓰일 때는

따뜻한 음료와 섞어서 마시자

피부미용·장 건강 오일 섭취방법

마시기 힘든 사람은
가능한 건더기가 많지 않은
따뜻한 음료에 섞는다

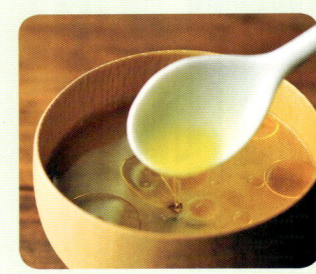

마시기 쉬운 사람은
1~2 큰 술의 오일을
공복 시에 그대로 마신다

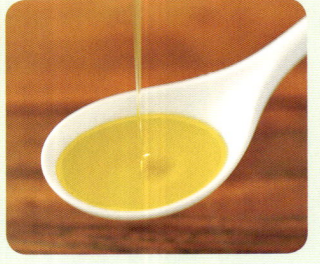

변비 해소에 가장 효과적인 섭취 방법은 오일 만을 공복시에 마시는 것이다. 도저히 마시기 힘들거나 냄새가 신경 쓰이는 사람은 음료에 넣어서 마셔도 좋다. 「단 오일이 위장 속을 통과하는 것을 방해하지 않도록, 그러나 기름의 흐름을 방해하지 않도록 담백한 음료를 추천한다」는 마쓰무라 원장.

식이섬유처럼 오일의 흡수를 방해하는 성분 이라면 다소 들어 있어도 좋지만, 오일 섭취의 기본은 「건더기가 적은 것」을 선택하는 것이다. 또 홀짝홀짝 마시지 말고 단숨에 마시는 것도 중요하다.

여기부터는 각 오일에 맞는 음료를 소개 하도록 하자.

+ 토마토 주스

피부미용 · 장건강 오일 No.1은

간편하면서 맛있다!
폴리페놀을 듬뿍 함유한
올리브 오일

불포화 지방산인 올레인산을 70% 이상 함유. 올레인산은 쉽게 산화되지 않으며, 보존이나 열에 강하다. 그대로 마시기에는 과실을 통째로 짜낸 버진 올리브 오일이 적당하다. 그 중에서도 산도가 낮은 엑스트라 버진은 폴리페놀도 확실히 섭취할 수 있다. 상품이 풍부해서 구매하기 쉽다는 점도 추천.

찰떡궁합 콤비. 올리브오일을 첨가함으로써 토마토 주스의 리코펜이나 β-카로틴의 흡수도 향상.

세포를 활성화하여
안티에이징
아마씨 오일

플렉스시드오일이라고도 불린다. 불포화지방산인 n-3계열 지방산으로 분류되는 α-리놀레인산을 다량 함유하고 있다. α-리놀레인산은 생활습관병을 예방하거나 세포의 활성화를 촉진시키는 작용을 한다. 또 폴리페놀의 일종, 리그난에는 배변이나 호르몬 밸런스의 개선, 안티에이징 효과 등도 기대할 수 있다. 독특한 쓴 맛과 향이 있다.

+ 된장국

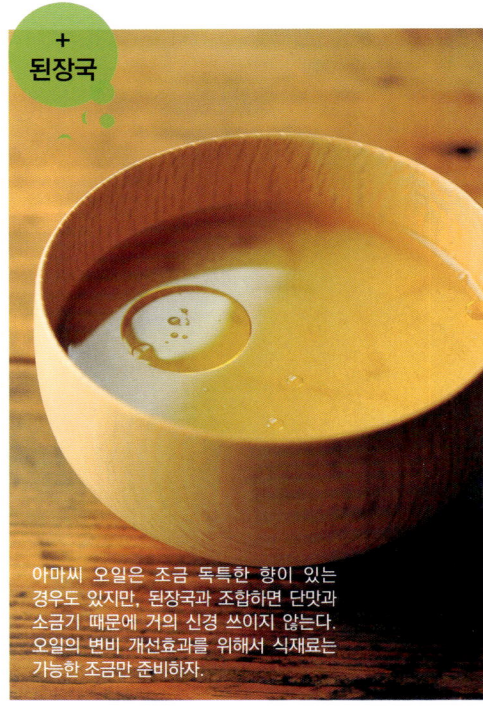

아마씨 오일은 조금 독특한 향이 있는 경우도 있지만, 된장국과 조합하면 단맛과 소금기 때문에 거의 신경 쓰이지 않는다. 오일의 변비 개선효과를 위해서 식재료는 가능한 조금만 준비하자.

+ 우유

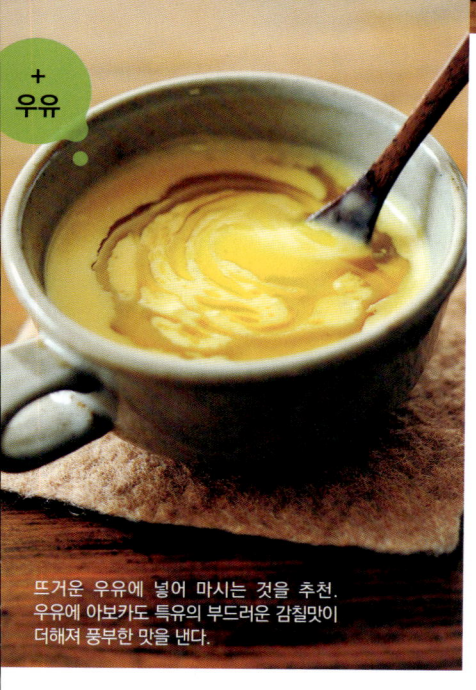

뜨거운 우유에 넣어 마시는 것을 추천. 우유에 아보카도 특유의 부드러운 감칠맛이 더해져 풍부한 맛을 낸다.

풍부한 올레인산 & 항산화 비타민으로 피부미용 효과 Up!

아보카도 오일

아보카도는 과일이지만 숲의 버터라고 불릴 정도로 지방이 많다. 그 대부분은 올레인산으로, 올리브 오일과 마찬가지로 쉽게 산화하지 않는 것이 특징. 또 항산화 작용이 강한 비타민E가 올리브 오일보다도 많다고 알려져 있어서 미용사나 모델 등에게 인기가 많다. 항산화 작용이 보다 기대되는 것은 과실만을 짜낸 버진. 비교적 특이한 냄새가 없어서 다른 재료들과 조합하기 쉽다.

+ 코코아

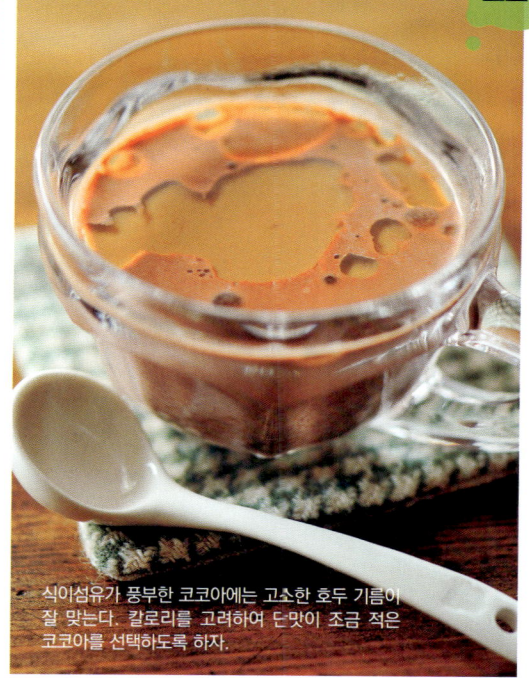

식이섬유가 풍부한 코코아에는 고소한 호두 기름이 잘 맞는다. 칼로리를 고려하여 단맛이 조금 적은 코코아를 선택하도록 하자.

고소해서 마시기 쉽고 α-리놀렌산 효과를 기대할 수 있다.

호두 기름

아마씨 기름과 마찬가지로, n-3계열 지방산으로 분류되는 α-리놀렌산을 다량 함유하고 있다. 강한 항산화 작용이 있어서 젊어지는 비타민이라 불리는 비타민 E도 풍부. α-리놀렌산은 열에 약하기 때문에 α-리놀렌산의 효과를 위해서는 생호두로 만든 오일을 고르는 것이 좋다. 한편 볶은 후 압착한 것은 호두 특유의 고소한 향기가 매력적이다. 마시기 쉬운 오일을 원하는 사람이라면 호두 기름을 추천.

체지방으로 쉽게 바뀌지 않고 달콤한 향을 즐길 수 있다

코코넛오일

「코코넛오일의 약 절반은 중간 사슬지방산으로, 체내에서 연소되기 쉽기 때문에 체지방으로 쉽게 바뀌지 않는다」(모리구치 교수). 「코코넛오일 애호가들 사이에서는 변이 부드러워졌다는 의견이 많으며 변비 개선효과가 있을 가능성이 있지만, 과학적 근거가 부족하기 때문에 너무 크게 기대하기는 어려우며 따라서 과다섭취에 주의해야 한다」고 모리구치 교수는 말한다.

+ 커피

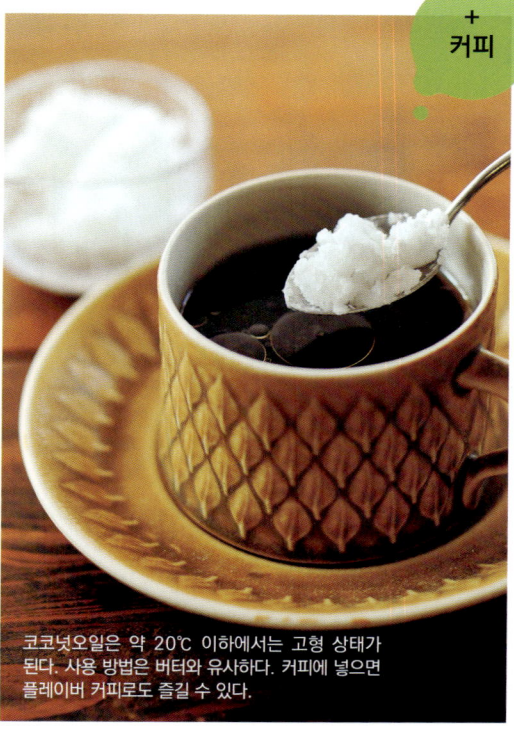

코코넛오일은 약 20℃ 이하에서는 고형 상태가 된다. 사용 방법은 버터와 유사하다. 커피에 넣으면 플레이버 커피로도 즐길 수 있다.

「마시는 오일」은 버진오일 & 산화하지 않는 것

마시는 오일을 선택할 때의 하나의 기준은 '버진'인지의 여부. 또한 어떤 오일이든지 산화하지 않아야 한다는 점이 중요하다. 특히 n-3계열 지방산은 쉽게 산화하기 때문에 조금씩만 구입하고 가급적 빨리 사용해야 한다. 빛을 차단하지 못하는 병에 보관하려면 신문지 등으로 싸서 냉장고에 보관하면 안심.

【버진오일】
원료인 식물을 가열하지 않고 짜낸 오일. 일정 품질 이상인 것이 엑스트라 버진

【정제유】
탈색, 탈취 등에 의해 불순물을 제거한 오일. 공정에 따라서는 향이나 성분이 크게 변성된 것도 있다.

【콜드 프레스】
원료인 식물을 압착할 때 열을 가하지 않고 압착하는 방법. 성분변화가 적다.

아침 한잔으로 신체연령 노화 방지

노화를 간편하게 막기 위해서는 아침에 콩가루 함유 음료를 추천!
콩가루는 식이섬유가 풍부해서 항산화 파워가 크다. 또한 항산화 성분이 듬뿍 함유된 음료를 함께 사용하면 기미, 주름을 막을 수 있다. 쉽게 살이 빠지는 체질이 될 수도 있다.

효과 최고! 으뜸가는 간편 음료

콩가루 함유 음료가 안티에이징에 효과 있는 이유

과일이나 채소의 폴리페놀, 비타민으로 산화 STOP
→ 기미를 옅게

노화의 2대 원인 중 하나가 "산화". 자외선이나 스트레스 등에 의해 생성된 활성산소가 세포를 공격하는 것이 노화의 원인. 예를 들어 기미의 원인은 자외선을 받으면 → 활성산소가 발생 → 그로 인한 산화를 방지하기 위해 멜라닌 색소가 과다하게 발생한다는 것. 산화를 막기 위해 강력한 항산화 작용이 있는 폴리페놀과 비타민을 함유한 과일과 채소를 섭취해야 한다.

케일의 β카로틴으로 항산화
콩가루 야채즙

재료
- 야채즙(분말 스틱, 냉동으로도 OK) ········ 2개(8g)
- 물 ········ 200ml
- 콩가루 ········ 2 큰술
- 기호에 따라 벌꿀이나 메이플시럽 ········ 적당량

만드는 법
기호에 따라 벌꿀이나 메이플시럽

> **어드바이스**
> 「종류가 풍부한 녹즙은 여러 가지를 시도해 보면 좋다. 아래의 레시피는 우유를 싫어하는 경우에는 두유로 바꾸어도 좋다. 그때는 레몬즙을 약간 넣으면 맛있게 된다」고 요리연구가인 하마다 미사토씨는 말한다.

아보카도는 최강의 식재료!
콩가루 아보카도 우유

재료
- 아보카도 ········ 1/2개(80g)
- 우유 ········ 150ml
- 벌꿀 ········ 1 작은 술
- 콩가루 ········ 2 큰 술

만드는 법
재료를 믹서에 넣고 간다.

체내 노화의 2대 원인이 「산화」와 「당화」이다. 당화란, 체내의 단백질에 당이 결합하는 것을 말한다. 구루메대학의 야마기시 쇼이치(山岸昌一) 교수는 「당화된 단백질, AGEs야말로 노화 속도를 높이는 원흉」. AGEs의 양은 「높은 혈당치에 얼마만큼 오랜 시간 노출되었는지에 따라 결정된다. 즉, 당화를 막기 위해서는 AGEs를 다량 함유한 식사를 피하는 것 이외에 급격한 혈당치 상승이나 높은 혈당이 계속되는 상태를 피하는 것이 중요하다」고 한다.
여기에 딱 알맞은 것이 식이섬유와 콩올리고당을 함유한 콩가루이다. 식후에 혈당치가 급격히 상승하는 것을 억제하는 작용이 있다.

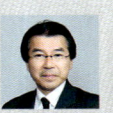

오쓰마여자대학 가정학부 음식물학 교수
아오에세이치로씨
식이섬유의 기능성 연구의 일인자. 식이섬유와 소화관의 기능, 미네랄 성분과 지질대사, 비만의 관계 해명에 관한 연구. 「콩이 가진 콩올리고당이 세컨드 밀 효과를 발휘한다고 생각된다.」 공저로는 『식이섬유 기초와 응용』 제3판(제1출판) 외 기타

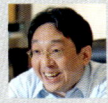

구루메대학 의학부 당뇨병성 혈관합병증 치료학 강좌 교수
야마이치 쇼이치씨
순환기 당뇨병 전문의로, 노화의 원인물질, AGEs 연구의 일인자. 항비만, 안티에이징 작용을 갖는 기능성 식품 등을 연구. 저서로는 『노화 물질 AGE 쌓아두지 않는 레시피-웰에이징으로 초대』 벤롤링

10년 젊게 콩가루 음료

노화의 2대 요인 산화 당화를 막아 피부도 아름답게

[점심시간까지 "다이어트 효과"가 지속!]

콩가루의 식이섬유로 당화 STOP

▼ 주름, 처짐을 방지

또 하나의 노화의 원인이 체내의 단백질과 당이 결합하는 「당화」. 만들어진 종말당화산물「AGEs」는 각 부위의 본래의 기능을 저하시킨다. 예를 들어 콜라겐이 당화하면 피부의 유연성이 사라져 주름이나 처짐의 원인이 된다. 당화의 가장 큰 원인은 혈당치의 상승. 콩가루에 풍부하게 함유되어 있는 식이섬유나 콩올리고당은 식후의 혈당치의 급상승을 억제하여 당화를 방지한다.

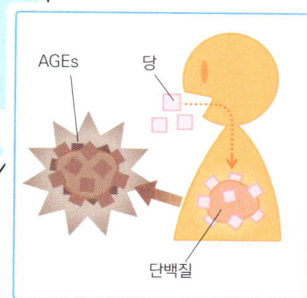

점심까지 다이어트 효과 지속 콩가루의 「세컨드밀 효과」란?

세컨드밀 효과란, 앞서 섭취한 식사(퍼스트밀)가 그 다음에 섭취한 식사(세컨드밀) 후의 혈당치에 영향을 미치는 것을 말한다. 예를 들어 아침식사로 콩이나 보리 등 식이섬유가 풍부한 것을 먹으면, 그때의 혈당치의 상승 자체가 억제되는 것 뿐만이 아니라 그 후의 당 흡수나 대사에도 영향을 미쳐 점심식사 때의 혈당치 상승도 억제된다.

아침에 먹은 콩류 과자로 점심까지 혈당치가 억제되었다

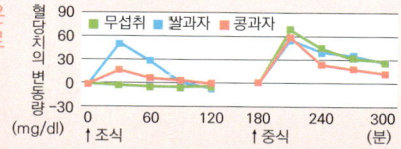

건강한 남녀 8명에게, 아침 9시와 점심 12시에 식사를 하도록 하고, 각 식사 전부터 2시간 후까지의 혈당치를 측정하였다. 중식은 동일한 식사를 하도록 하고, 조식에는 콩과자, 쌀과자, 아무 것도 섭취하지 않았을 때의 3가지 패턴을 실험하였다. 그 결과 콩과자를 섭취했을 때의 1식째의 혈당치 상승은 쌀과자와 비교하여 크게 저하. 또 2식째의 식후의 혈당치도 낮아졌다. (데이터: 약리와 치료;36,5,2008)

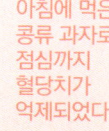

대단한 콩가루! 콩 제품 중에 섬유량 No. 1

영양가는 생콩이든 건조시킨 콩이든 거의 변함이 없으며, 콩의 모든 영양소를 간편하게 섭취할 수 있다. 볶아서 가루로 만들었기 때문에 중량당 식이섬유량은 콩제품 중 가장 많으며 100g에 18.1g, 1큰술에 2.7g 함유되어 있다. 단백질도 풍부하다.

	에너지 (kcal/100g)	식이섬유 총량 (g/100g)	수용성 식이섬유 (g/100g)	불용성 식이섬유 (g/100g)	단백질 (g/100g)
콩가루(노란콩)	450	18.1	2.7	15.4	36.7
삶은콩(노란콩)	176	6.6	0.9	5.8	14.8
연두부	56	0.3	0.1	0.2	4.9
낫토	200	6.7	2.3	4.4	16.5
콩비지(생)	111	11.5	0.4	11.1	6.1
두유	46	0.2	0.2	0	3.6

데이터: 일본식품표준성분표2015년판(개정7판)

콩가루는 3종류 영양가에는 차이가 없다

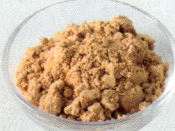
콩가루
콩을 볶아서 만든 가루. 고소한 향이 특징. 어원은 「노란 가루」라고 한다.

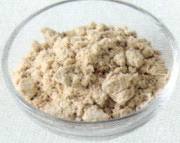
검은콩가루
검은 콩을 볶아서 만든 가루. 껍질의 검은 색소 성분인 안토시아닌이 함유되어 있어 감칠맛이 있다.

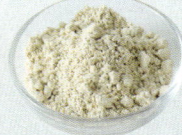
청대콩가루
미성숙한 콩인 파란콩을 원료로 한 콩가루. 옅은 녹색으로 꾀꼬리 가루라고도 한다.

또한 첫 식사를 마치고 그 다음의 식사 후의 혈당치도 억제하는 효과(세컨드밀 효과)가 있다. 「아침식사로 콩을 먹으면 콩올리고당 등의 작용으로 혈당치를 낮추는 인슐린의 분비를 촉진하는 성분이 나온다. 그 효과는 3~4시간 후부터 한참동안 지속되며, 점심식사 후에도 혈당치가 쉽게 오르지 않게 된다」고 오쓰마여자 대학의 아오에 쇼이치로(青江誠一郎) 교수는 설명한다.

콩가루의 항당화와 과일이나 채소의 항산화 파워를 함께 갖는 음료를 아침에 마시면 젊은 신체를 유지할 수 있게 된다는 것이다.

「세컨드밀 효과」를 알아보자!

점심 때의 혈당치의 변화 – 아침의 콩가루로 완만하게

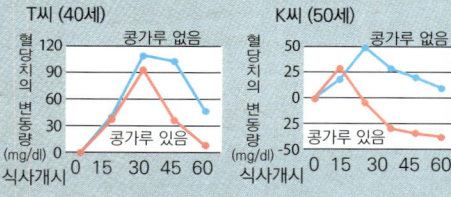

조식으로 콩가루를 섭취하면 중식 때에도 혈당치가 쉽게 올라가지 않는지를 실험하였다. 아침 8시에 조식, 11시에 중식을 먹고 혈당치의 변화를 측정.

1일째 조식: 토스트1장+카페오레 (시판/165kcal)

2일째 조식: 토스트1장+콩가루 채소즙(냉동 채소즙, 콩가루 2큰술, 사과 주스 50ml로 단맛을 낸 것/173kcal) 중식: 양일간 스시

콩가루의 양은 상기의 연구결과로부터 편집부에서 측정하여 2큰술로 하였다. ※식전의 혈당치를 0으로 하고 변화를 그래프로 나타내었다.

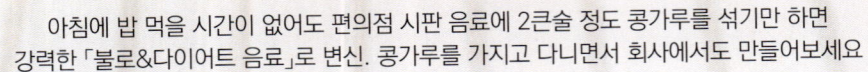

편의점 시판 음료에 콩가루를 넣기만 하면 OK

"불로&다이어트" 음료

아침에 밥 먹을 시간이 없어도 편의점 시판 음료에 2큰술 정도 콩가루를 섞기만 하면 강력한 「불로&다이어트 음료」로 변신. 콩가루를 가지고 다니면서 회사에서도 만들어보세요

그린스무디에 | **카페오레에** | **블루베리 요구르트 음료에** | **토마토 주스에**

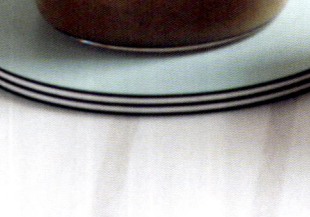

Smoothie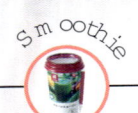

녹즙이 맞지 않는 사람은 그린스무디에 콩가루를 섞는다. 직접 채소와 과일을 준비하지 않아도 채소의 폴리페놀과 비타민을 섭취할 수 있다. 「걸쭉한 식감의 스무디를 선택하면 콩가루와 궁합이 잘 맞는다」(하마다 씨)

Cafe au lait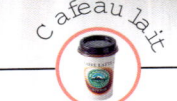

커피에는 클로로겐산이라는 폴리페놀이 풍부하다. 클로로겐산은 자외선에 의한 피부의 염증이나 색소 침착을 억제하고 지방 분해를 촉진한다는 연구결과도 있다. 고소한 콩가루의 맛이 커피와 안성 맞춤.

Blueberry Yogurt Drink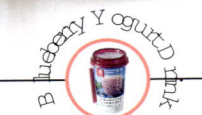

블루베리의 보라색 색소 성분은 항산화 작용이 있는 폴리페놀의 일종인 안토시아닌. 정장(整腸)작용과 피부미용 효과가 있는 요구르트도 함께 넣은 콩가루 음료는 배변 개선효과도 기대할 수 있다.

Tomato Juice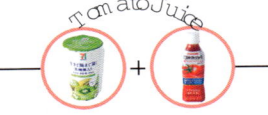

토마토의 색소 성분인 리코펜은 강력한 항산화 작용이 있으며 멜라닌의 생성을 억제, 콜라겐 생산을 촉진한다. 이질적인 맛을 이어주는 데는 키위 요구르트 음료를 같은 양만큼 넣기만 하면 피부미용 음료로도 좋다. 여기에 2큰술의 콩가루를 넣는다.

※넣어주는 콩가루의 양은 모니터링 실험에서 도출한 결과에 따라 2큰술로 하고 있다.

콩가루를 넣은 음료의 장점은 단지 2큰술의 콩가루를 시판 음료에 넣기만 하면 만들 수 있다는 점이다. 항산화 비타민, 폴리페놀이 다량 함유된 과일이나 채소로 만든 음료, 커피와 궁합을 맞추는 것을 추천한다.

맛의 상성이 좋은 것은 요구르트 음료나 우유, 두유 등. 다른 점은 「유산균음료도 과자처럼 맛을 볼 수 있다는 점. 변비 증상이 있는 사람에게도 추천」 한다고 요리연구가인 하마다 미사토 씨는 말한다.

요리연구가
하마다 미사토씨

대학 재학 중일 때부터 민족 요리나 향토요리에 관심을 갖고, 일본 각지의 할머니들을 찾아다녔다. 국제한의약선사, 국제한의사, 저서로 『콩가루가 핵심인 명품 레시피』(단코 사) 등.

편의점 시판음료 선택 요령

☑ 과일이나 채소가 들어있는 것	항산화비타민이나 폴리페놀을 섭취하는 데는 과일이나 채소가 들어 있는 것이 좋다.
☑ 우유, 두유, 요구르트가 적합	콩가루의 텁텁한 느낌 등은 두유나 유제품이 커버해주기 때문에 마시기 쉬워진다.
☑ 오렌지나 사과주스는 잘 맞지 않는다	투명한 주스는 콩가루와 주스의 맛을 하나로 이어주기 어려우며 서로의 맛이 따로 노는 느낌이 강하다.

뜨거운 음료나 샐러드에도
차가운 음료가 싫은 사람에게도
콩가루 플러스 메뉴

콩가루는 뜨거운 음료와도 잘 맞는다. 코코아나 말차, 따뜻한 카페오레를 비롯하여 약간 쌀쌀한 아침에는 따뜻한 스무디로 해도 좋다.
또 과일이나 채소에 뿌려서 먹어도 좋다.

카카오폴리페놀이 뇌를 활성화!
감주 콩가루 코코아

코코아에 함유되어 있는 카카오 폴리페놀이 산화를 방지하여, 뇌를 활성화시킨다. 감주에는 멜라닌 생성 과잉을 억제하여 기미나 검버섯을 막는 누룩이 있고 식이섬유도 풍부하다.

만드는 법
① 냄비에 콩가루(2큰술)과 코코아(1.5작은 술)를 넣고, 감주(2큰술)를 넣어 풀어 준다.
② 감주(120ml)를 더 넣은 후 섞어서 가열하여 데운다.

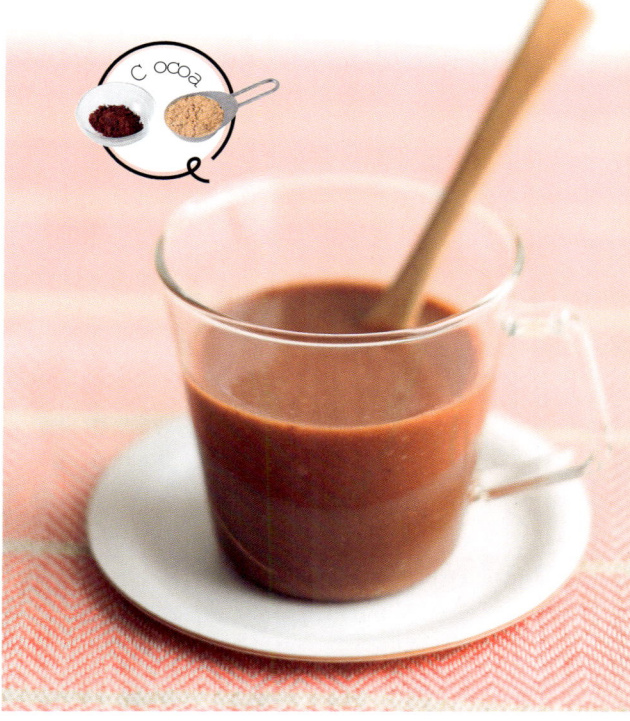

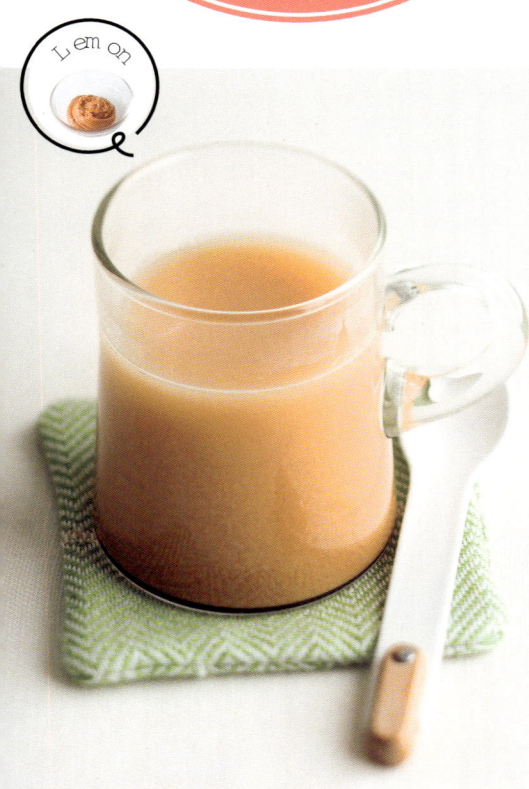

레몬효과로 아침을 상쾌하게
콩가루 핫 레몬

레몬의 산미와 향기 성분인 리모넨이 교감 신경의 작용을 향상시켜, 상쾌한 활동 모드로 전환. 레몬이지만 밀크티 같은 풍미.

만드는 법
콩가루 벌꿀(콩가루 2큰술, 벌꿀 2 작은 술을 갠다)을 뜨거운 물(200ml)에 풀고 레몬즙(1.5작은술)을 넣는다.

제철 딸기로 피부미용효과도
딸기 콩가루 밀크

비타민C가 많은 딸기의 산미도 콩가루와 우유로 마일드하게. 키위도 OK. 따뜻하게 마셔도 좋다.

만드는 법
딸기(80~90g)는 씻어서 꼭지를 따고, 우유(100ml), 벌꿀(1 작은 술), 콩가루(2큰 술)와 함께 믹서로 갈아준다.
※믹서기가 없으면 포크로 딸기를 짓이긴 후 벌꿀, 콩가루를 넣어 섞은 후 우유를 넣어 완성.

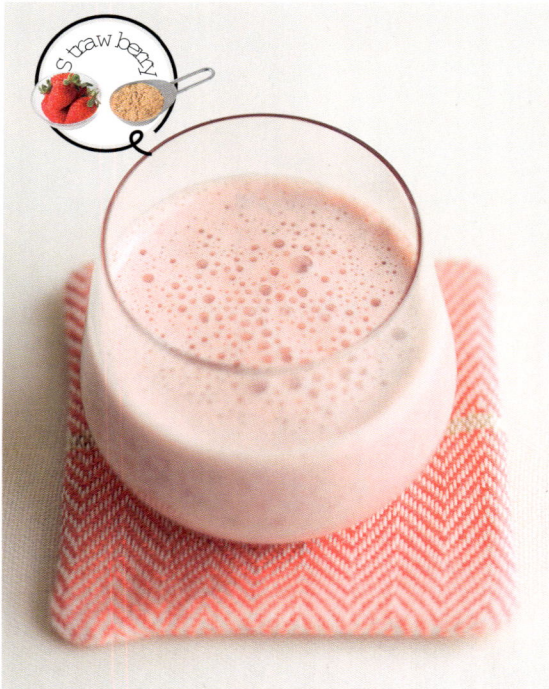

채소에
시판되는 샐러드에 뿌리기만 하면 진한 맛과 향이 Up. 뱃속도 든든하고 개인용 콩가루를 가지고 다니고 싶어진다!

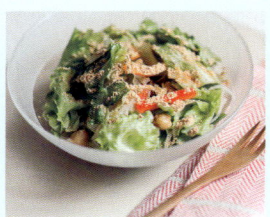

과일에
과일에 콩가루의 고소함이 더해진다. 사과, 바나나, 키위, 그레이프 프루트 등 다양한 과일에 잘 맞는다.

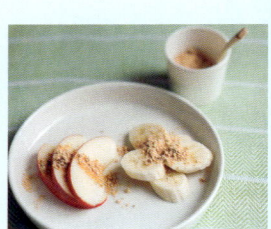

아침에 일품
콩가루를 뿌린 샐러드

음료를 만들기도 귀찮은 즈보라 씨에게 추천하는 것이 과일이나 채소에 콩가루를 뿌린 바로 이것. 과일이나 채소 샐러드에 콩가루를 뿌려주기만 하면 영양분만 아니라 단도 업그레이드. 「된장국에 넣으면 감칠맛이 납니다.
삶은 채소나 요구르트+그라놀라에 콩가루를 뿌려도 맛있어요.」(하마다 씨).

레몬으로 디톡스 효과 Up!
냉증과 피부개선 효과

해외의 셀럽이나 예능인들이 실천하고 있으며 냉증이나 변비 등 다양한 문제들이 개선되었다고 화제가 된 「레몬백탕」.
디톡스 효과도 높은 레몬+백탕의 더블 효과로 체내로부터 따뜻해지며 신진대사가 Up.
지금부터 하루에 한잔씩 마셔보자!

취재·글/와타나베 마키코　촬영/스즈키 히로시
스타일링/시이노 이토코　모델/도노가키 카나
헤어&메이크/요다 요코　디자인/비웍스
구성/나가노 요코

백탕에 레몬과즙을 넣어 천천히 마시기만 하면!

하스무라 마코토씨
마하리시 미나미아오야마 프라임클리닉 원장
(도쿄도 미나토구)

도쿄 지케카이 의과대학을 거쳐, 네델란드 마하리시 베이더 대학에서 수학. 아유르베다에 현대과학의 검증 방법을 도입하여 「마하리시 아유르베다」의 인정 의로서 강연, 집필 활동 등을 하고 있다. 저서로는 「아침의 한 잔 백탕을 마시는 건강법」(일본문예사) 등.

레몬도 몸의 배출력을 서포트하는 식재료 중 하나. 「레몬은 장에 자극을 주어 움직임을 활발하게 하며 딱딱하게 굳은 변이 쉽게 배출되도록 한다」(하스무라 씨).
또한 다이어트 효과도 기대할 수 있다. 일상적으로 레몬을 다량 섭취하는 사람은 레몬을 먹지 않는 사람에 비하여 당이나 지방의 대사에 관여하는 유익 호르몬의 혈중 농도가 높아졌다고 하는 연구결과(그래프)나 레몬에 함유된 폴리페놀 「에리오시트린」에 지방의 축적을 억제하는 효과가 확인되었다는 결과도 있다.
또 레몬에는 피부미용에 빼놓을 수 없는 비타민C나 피로회복을 촉진하는 구연산도 풍부하다. 손쉽고 편안한 최고의 배변 효과 레몬백탕을 마시는 법을 다음 페이지에서 소개한다.

「아침에 한잔 레몬 백탕」으로 편하게 다이어트!

레몬 백탕에는 레몬과 백탕의 W 효과

백탕의 효과 + 레몬의 효과

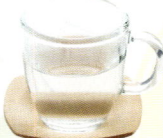

냉증을 해소하고 면역력을 Up!

백탕의 열이 장을 따뜻하게 하여 전신의 혈류가 촉진되어 체온이 올라감으로써 냉증이 개선. 「대사도 향상되어 면역력이 Up」 (하스무라 씨)

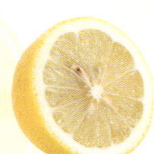

레몬의 세정력으로 배변을 상쾌하게!

아유르베다에서는 레몬은 '정화능력'이 높은 식물로 알려져 있다. 「통통하고 딱딱해서 쉽게 배출되지 않는 타입의 변비로 고민하는 사람은 쉽게 효과를 볼 수 있다」 (하스무라 씨)

노폐물을 배출하고 변비해소, 피부미용

「순수음료인 백탕은 여분의 지방이나 숙변 등 체내의 노폐물을 씻어내는 작용이 있다. 변이 배출되어 장이 깨끗해지면 피부가 거칠어지는 것도 해소」 (하스무라 씨)

소화력을 높여 적정체중으로

위장이 따뜻해지면 음식물이 자연스럽게 소화되어 에너지로 바뀐다. 「소화되지 않은 음식물이 사라지면 몸이 가벼워지며 자연스럽게 적정체중을 유지하게 된다.」 (하스무라 씨)

레몬을 많이 먹는 사람은 쉽게 살이 찌지 않는다

일상적으로 레몬을 많이 섭취하는 사람일수록 당이나 지방의 대사와 관련된 유익 호르몬, 아디포넥틴의 혈중 농도가 높았다(그래프). 최근에는 레몬에 함유되어 있는 폴리페놀 「에리오시트린」을 고지방식과 함께 섭취하면 혈중 중성지방의 증가를 억제하고, 간에 지방이 축적되는 것을 낮춰준다는 동물실험에서의 연구결과도 있다.

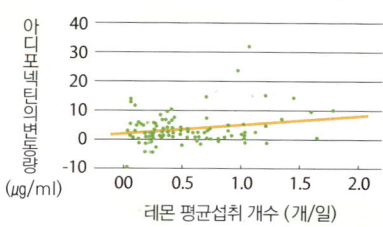

레몬 산지인 히로시마의 중고연령층 여성 111명에게 5개월간 레몬 섭취량을 기록하게 하고, 기록 전(레몬철 이전)과 기록 후(레몬철 이후)의 혈중 아디포넥틴의 농도를 측정. 1인당 1일 평균섭취 개수는 0.53개로, 섭취량이 많은 사람일수록, 아디포넥틴 농도의 변화량이 컸다. (데이터:Health Sciences;26,4,2010)

냉증이나 변비, 붓기가 해소되고 몸이 가벼워진다고 화제가 되고 있는 「레몬백탕」. 그 기본이 되는 백탕에 대하여 의사이면서 인도의 전통예방의학인 아유르베다에 정통한 하스무라 마코토(蓮村誠) 씨는 「가장 큰 효과는 위장을 따뜻하게 하여 활동을 원활하게 하는 것이다. 백탕을 마시면 위장에서부터 전신이 따뜻해져서 장의 움직임이 좋아진다. 소화되지 않은 음식물이나 체내에 쌓여있는 노폐물의 배출을 촉진시킨다」고 한다.

아유르베다에서는 「물(윤활 등)」, 「불(소화나 대사 등)」, 「바람(배출 등)」의 3가지 성질의 밸런스에 따라 체질이 결정된다고 생각한다. 백탕은 이 3가지의 밸런스를 바로 잡는다고 알려져 있다. 「백탕의 열이나 수분이 장 내에 쌓여있는 변을 흘려보내고, 먹은 음식물을 태우는 힘을 높이며, 여분의 지방이 쌓이지 않도록 한다. 지속적으로 음용하면 대부분의 사람은 체중이 1개월에 2~3kg 감소한다」 (하스무라 씨).

아침에 일어나서 바로 마시면 뱃속이 따뜻하고, 배변도 편하게!

레몬 백탕 마시는 법 & 만드는 법

마시는 법
- 아침 일어나서 바로 식사 전에 마신다
- 10~15분에 걸쳐 조금씩 천천히

만드는 법
1. 주전자에 물을 넣고 뚜껑을 닫은 후 끓인다
2. 끓기 시작하면 뚜껑을 열고, 10~15분간 팔팔 끓인다
3. 불을 끄고 컵에 약 200ml를 따르고 레몬 과즙 5방울 정도(최대 1큰술)를 넣는다

레몬 백탕의 디톡스 효과를 기대한다면, 아침 식사 전 눈을 떴을 때 바로 한 잔을 마시는 것을 추천. 「아침의 신체는 차갑고 건조하기 때문에 따뜻한 물을 천천히 마심으로써 위장이 천천히 따뜻해지고 수분도 보충되어 편한 배설을 촉진시킨다」(하스무라 씨). 끓인 물은 상온의 물을 10~15분정도 끓이는 것이 포인트. 「보글보글 끓여서 충분히 대류시킨다. 기포가 생김으로써 『바람(배출 등)』의 성질이 더해져 3가지 성질의 밸런스가 잡힌 음료가 된다」(하스무라 씨)고 한다. 배변 개선이나 대사기능 향상 효과를 높이기 위해서 소금이나 생강을 첨가해도 좋다. 단 「레몬은 자극이 강하기 때문에 위장이 약한 사람은 그 양을 조절할 필요가 있다」(하스무라 씨).

레몬 백탕의 효과를 높이는 Q&A

Q 레몬 백탕은 얼마나 계속하면 좋은가?

우선은 1주일 정도 지속해 보자.

아침에 일어나 하루 1잔을 기준으로, 1주일 정도 계속해 보자. 변비가 해소되면 순수한 끓인 물로 바꾸면 좋다.

Q 가장 다이어트 효과가 높은 음용 방법은?

운동 후 마시는 한 잔은 대사를 높이는 데 효과적

「체중을 줄이고 싶으면 식사 후의 산책과 끓인 물이 효과적」. 식후에 5분 정도 쉬었다가 15분 정도 산책을 하고 나서 100~150ml의 끓인 물을 마시면, 소화를 촉진시키고 대사가 활발해진다. (하스무라 씨)

Q 많이 마셔도 괜찮은가?

레몬 백탕은 아침 1잔. 그 다음에는 끓인 물을 1일 5~6잔을 기준으로

「레몬 백탕은 아침 1잔으로 하고, 나머지는 순수한 끓인 물을 마시면 좋다. 기준은 하루에 5~6잔(700~800ml). 레몬은 배출력이 높기 때문에 다량으로 섭취하면 영양분까지 배출시켜 버리는 경우가 있다. (하스무라 씨).

조금만 넣어도 다이어트 효과 Up

변비 해소 효과를 높이기 위해서는

+ 소금 (한 꼬집)

소금을 넣으면 배설효과 Up. 변비나 뾰루지 등으로 고민하는 사람에게 적합하다. 위장이 약해져 있을 때는 피한다.

소화를 촉진시키고 몸을 따뜻하게 하기 위해서는

+ 생강 (슬라이스로 2~3장)

「생강은 소화력과 체온을 높여주는 효과가 있다. 특히 식사 중에 마시면 소화를 촉진시켜 준다」(하스무라 씨). 몸이 무겁게 느껴지는 사람에게 추천.

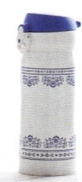

끓인 물은 충분히 만들어 두었다가 외출할 때 병에 담아서 가지고 다니면 좋다

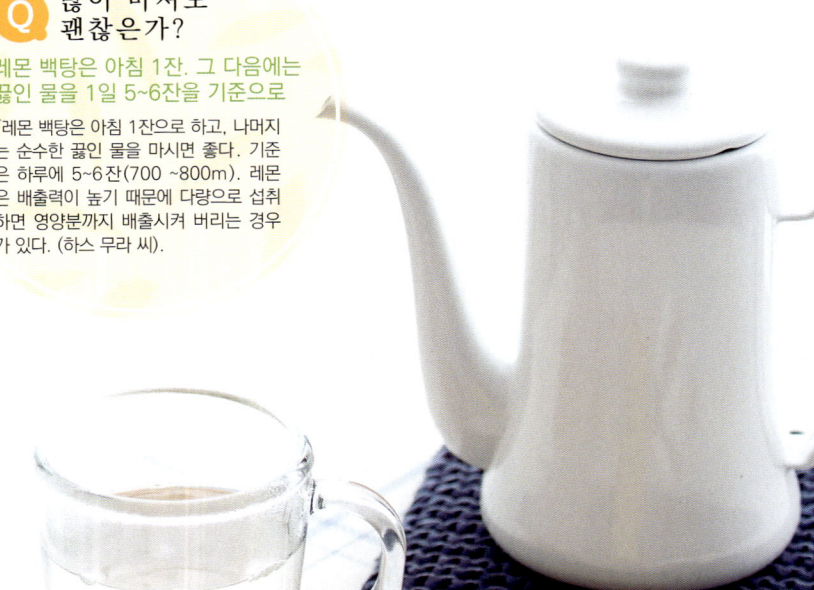

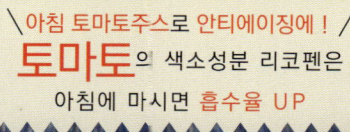
아침 토마토주스로 안티에이징에!
토마토의 색소성분 리코펜은
아침에 마시면 흡수율 UP

큰실말과 토마토주스
1인분 59kcal, 염분1.0g, 조리시간 5분

토마토에는 배변 개선 효과가 있으며, 큰실말의 점액 성분과 중복 작용하여 장을 건강하게. 일본풍 수프 감각으로, 들깨를 손으로 으깨어 넣어도 맛있다.

재료(1인분)
토마토주스(염분 없는 것)······ 200ml
식초로 무친 큰실말(양념된 것)······1/2팩(50g)
굵게 간 검은후추······ 약간

만드는 법
토마토주스에 식초로 무친 큰실말을 넣고 용기에 담은 후 굵게 간 검은후추를 넣고 섞는다.

토마토 수박 주스
1인분 78kcal, 염분 0g, 조리시간 5분

수박의 빨간 색소 성분도 실은 리코펜. 시원한 맛은 알콜을 넣어주면 여름에 안성맞춤인 칵테일이 되기도 해서 추천.

재료(1인분)
칵테일이 되기도 해서 추천.
토마토주스(염분 없는 것)······200ml
수박(과육)······100g
레몬즙······2작은술

만드는 법
수박은 씨를 제거하고 가로세로 1cm로 각썰기를 한다. 재료를 모두 섞어서 컵에 따른다.

토마토 요구르트 커민(CUMIN) 풍미
1인분 121kcal, 염분0.1g, 조리시간 5분

토마토와 요구르트의 상성은 확실히 보증한다고 말하는 후지이 씨. 커민을 살짝 뿌려 스파이시한 풍미로 변신.

재료(1인분)
토마토주스(염분 없는 것)······ 200ml 순수
요구르트······100g
커민 파우더(건조)······ 1/3작은술
올리브 오일······ 1/2작은술

만드는 법
올리브 오일 이외의 재료를 모두 섞어 용기에 넣은 후, 올리브 오일을 약간 떨어 뜨린다.

토마토주스는 아침에 마시면 리코펜을 보다 잘 흡수할 수 있다.

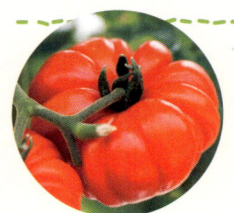

토마토의 색소성분인 리코펜은 강력한 항산화작용이 있으며 피부 미용 효과도 좋다. 그런 리코펜을 효과적으로 섭취하기 위해서는 아침 시간이 좋다고 하는 놀라운 연구결과가 발표되었다.

반들반들 윤기가 나는 빨간 껍질의 토마토는 태양 빛을 받기 때문에 강력한 항산화성분을 함유하고 있다. 빨간색의 근원인 리코펜의 건강효과를 필두로 토마토 껍질에 함유되어 있는 불포화 지방산의 일종인「토마토 ODA」의 지방 연소 효과가 발견되는 등, 그 건강 효과는 항상 주목받고 있다.

최근 토마토 시장을 견인하고 있는 식품회사「가고메」는「리코펜이 가장 효과적으로 흡수되는 것은 아침」이라고 하는 내용의 조사결과를 발표하였다. 저녁과 비교했을 때 그 차이는 2배 이상. 섭취 후의 혈중 리코펜 농도도 아침에 마셨을 경우 6시간 후까지 지속적으로 우위를 점하고 있었다. 연구자들은 그 이유로, 음식 섭취를 하지 않은 시간이 길면 길수록 흡수가 잘되는 것은 아닐까 하는 가설 하에 연구를 계속하고 있다.

또 리코펜을 지속적으로 섭취하면 피부 톤을 밝게 하는 효과도 기대된다는 조사결과가 있다. 아침에 마실 음료 후보로 토마토주스도 선택지에 넣어 두는 것은 어떨까.

아침에 마시는 토마토주스는 '황금'

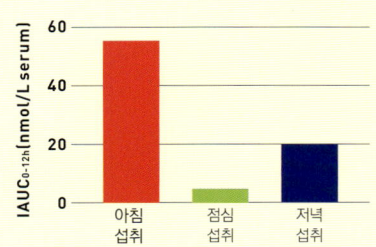

섭취 후의 리코펜의 농도는 아침이 가장 높았다. 남녀 23명에게 아침, 점심, 저녁

남녀 23명에게 아침, 점심, 저녁 각 시간대에 토마토주스 160g(리코펜 16mg)을 마시게 한 후 리코펜 농도를 측정했다. 그 결과 아침에 토마토주스를 섭취했을 때 흡수량이 가장 높아져 낮에 마신 경우에 비해 흡수율이 훨씬 우위에 있었다. (데이터: 카고메)

토마토주스로 자외선을 쬐인 피부도 쉽게 밝은 톤으로 회복

토마토주스를 마시지 않은 샘플집단에 비해 토마토주스(리코펜 함량이 높은 주스, 일반 토마토주스)를 마신 샘플집단에서는 자외선을 받아 까매진 피부톤의 회복이 빨랐다는 연구결과가 있다.

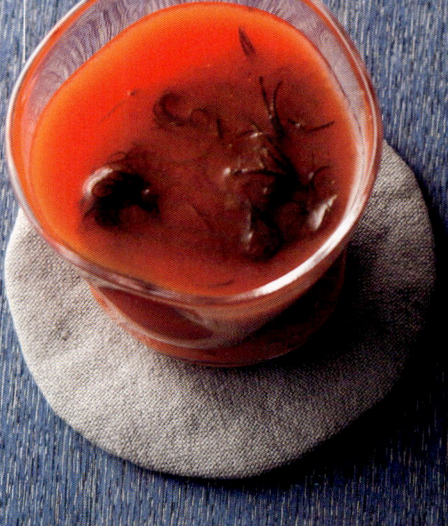

취재·글/마쓰오카 마리(편집부) 사진/스즈키 마사미 레시피 고안·요리/후지이 메구미
스타일링/이시카와 미카코 영양계산/하라야마 사오리 디자인/디쉬

밤 9시부터 마시는 숙면 수프

- 숙면할 수 있는
- 속도 든든한
- 살찌지 않는

저녁 늦게 식사를 배불리 먹게 되면 우리 몸은 늦은 밤까지도 깨어 있는 상태가 되어 숙면을 취할 수 없으며 따라서 수면의 질도 떨어진다는 것이 밝혀졌습니다. 하지만 바쁜 일상 속에서 「어쩔 수 없이 저녁 식사가 늦어지는」 사람들이 적지 않습니다. 이럴 때 좋은 것이 저녁 늦게 먹어도 몸을 깨우지 않고 깊이 잠들 수 있게 하는 「숙면 수프」. 일본식과 서양식의 간단한 레시피를 소개합니다.

요리/구리야마 마우미 사진/가타야마 히사코 스타일링/스기야마 노부코
취재·글/마쓰오카 마리, 가미무라 후미 영양계산/모기 아키코(음식 스튜디오)
일러스트/이치카와 아키코 디자인/비웍스

섬유도 듬뿍 채소도 듬뿍 뱃속도 든든

샐러리와 호박의 치킨 수프

이 수프로 편안한 잠을!

조리시간 20분
1인분 170kcal, 식이섬유 3.5g

재료(2인분)
36페이지의
기본치킨수프 ·················· 400ml
기본 치킨스프에서 사용한
닭날개살 ·························· 2개분
호박 ·································· 180g
샐러리 ······················· 1개(100g)
올리브 오일 ··················· 1/2큰술
소금과 후추 ····················· 각각 소량
샐러리 잎(있으면) ················· 적당량

만드는 법
1. 호박은 씨와 속을 제거하고, 가로 세로 2cm로 자른다. 샐러리는 가는 부분은 폭 1cm로 둥글게 썰고 굵은 부분은 가로세로 1cm로 자른다.
2. 바닥이 두꺼운 냄비에 올리브 오일을 넣고 데운 후, 샐러리를 가볍게 데친다. 전체적으로 기름이 돌면 호박을 넣고 섞은 후 기본 치킨수프를 넣는다.
3. 2가 끓기 시작하면 약한 불로 3분 더 끓인 후 닭날개살을 넣고 소금과 후추를 뿌린다. 접시에 담아 잘게 썬 샐러리 잎이 있으면 그 위에 살짝 뿌린다.

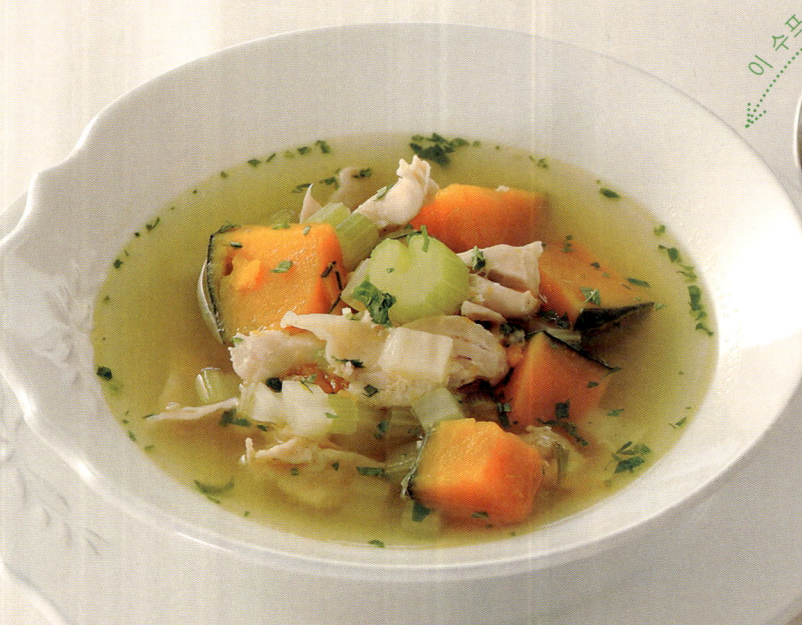

몸을 따뜻하게 하여 편안한 수면을
유도하는 치킨수프가 Best

이상적인 숙면을 위해서는

이상적	늦어질 때는 나눠서	더 늦어질 때는 가볍게
아침식사 후 12시간 이내에 저녁식사를 하는 것이 좋다	저녁 7시에 가벼운 식사 밤 9시부터는 수프로	밤 11시 이후의 식사는 배불리 먹지 않는다

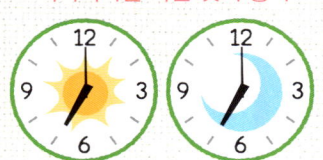
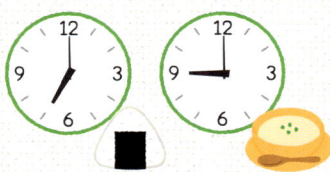

아침을 먹으면 신체시계가 움직이기 시작한다. 아침식사가 7시라면 12시간 이내인 저녁 7시를 기준으로 저녁식사를 하면 하루의 리듬이 유지된다. 하지만 저녁식사가 늦어질수록 신체시계가 망가지면서 숙면에도 악영향을 미친다.

문제는 밤 9시 이후의 식사. 이전 식사로부터 9시간 이상이 지나면 신체는 그것을 아침식사로 착각하여 일상모드로 바뀐다. 저녁식사가 밤 9시 이후가 될 때는, 7시경에 가벼운 식사를 하고 9시부터 11시정도에 숙면 수프를 먹는다.

오후 7시경에 아무 것도 먹지 않은 채로 11시 이후에 저녁식사를 하면, 점심 때부터의 시간이 너무 길기 때문에 오히려 먹지 않는 편이 무난. 나누어 먹는 경우라도 밤 늦은 식사는 가볍게. 탄수화물, 당분은 피하자.

업무처리 등으로 밤 늦게까지 피곤한 상태로 귀가하여 든든하게 식사를 한다. 그러면 잠이 싹 달아나고 결국에는 텔레비전 등을 보게 되고 그 후에는 잠을 자더라도 충분히 잘 수 없다. 누구나 한 번쯤 이런 경험이 있을 것이다.

숙면 수프의 Point
재료 선택 요령은 3가지

기본 수프가 있으면 간단!

기본 수프 +

치킨 수프나 일본풍 수프 등 몸을 따뜻하게 하거나 충만감을 느끼게 하는 효과를 가진 베이스를 만들어 두면, 단시간에 조리할 수 있다. 바쁠 때는 고형 수프를 넣으면 된다.

1 몸을 따뜻하게 하는 향이 있는 채소나 스파이스를 넣는다

체온이 일단 올라갔다가 내려오면, 몸은 휴식 모드가 된다. 생강이나 카레분말 등 향이 있는 채소나 스파이스의 체온상승 효과를 이용하자.

2 혈당치를 올리지 않는 식재료를 사용

혈당치를 올리는 탄수화물 등을 섭취하면 체내에서 인슐린이 분비되어 수면 중 호르몬 분비를 저해한다. 섬유질이 많은 식재를 선택하자.

3 속이 든든한 식재료를 고르면 쉽게 살찌지 않는다

신체는 밤에 지방을 축적해두기 쉽다. 지방이 많은 식재료를 피하고 저칼 로리이며 식이섬유가 많은 채소나 버섯을 사용하면 쉽게 살이 찌지 않는다.

레시피를 소개해 준 사람은

구리야마 마유미씨
요리연구가

「제철 식재료의 맛을 살려 간단하고 맛있는 요리」를 내걸고 요리교실을 운영. 최근 저서로는 「MASSA 마사 파프리카로 만드는 맛있는 조미료」(이케다 서점), 「만들어두는 반찬」(세비도 서점) 등.

된장에도 몸을 따뜻하게 하는 효과!
채소로 비타민 충전

돼지고기 된장국

조리시간 20분
1인분105kcal, 식이섬유2.4g

재료(2인분)
38페이지의
기본 일본풍 국물 ··············· 400ml
저민 돼지고기 ······················· 30g
소송채 ··························· 1뿌리(40g)
우엉 ································· 8cm(40g)
당근 ································· 3cm(30g)
된장 ····································· 1큰술
맛술 ····································· 1큰술
샐러드유 ····························· 1작은술
소금과 후추 ·························· 각 소량

만드는 법
1. 돼지고기는 폭 1cm로 잘라 소금과 후추를 뿌린다. 소송채는 2~3cm 정도의 길이로, 우엉은 얇고 작게 썰고 당근은 얇게 은행잎 썰기로 해둔다.
2. 두꺼운 냄비에 오일을 넣고 데운 후 돼지고기를 넣고 볶고, 고기의 색깔이 변하기 시작하면 맛술을 뿌린다. 1의 우엉, 당근, 기본 일본식 국물을 넣고 끓기 시작하면 뚜껑을 열고 약한 불로 10분간 끓인다.
3. 2의 불을 일단 끄고, 된장을 풀어서 넣어준다. 다시 중불로 데워, 부글 부글 끓으면 소송채를 넣고 살짝 끓인다.

소량으로도 든든하고
피로도 풀리는
가다랑어와 다시마를
우려낸 국물이 베이스

신체시계에 대한 연구에서는 밤 9시 이후에 식사를 배불리 하면, '일상모드의 스위치'가 켜져 깊이 숙면을 취할 수 없는 원인이 된다고 밝혀졌다. 「특히 탄수화물 등 혈당치를 올리고 지방을 저장하는 호르몬인 인슐린의 분비를 촉진시키는 식재료는, 신체시계의 스위치가 되기 쉽다」고 와세다대학 선진이공학부의 시바타 시게노부(柴田重信) 교수는 말한다. 어쩔 수 없이 저녁식사가 밤 9시 이후가 되는 경우에는 「식이섬유가 많은 식재료나 단백질을 사용한 수프가 좋다」고 한다.

수프에는 몸을 따뜻하게 하는 효과도 있다. 체온을 일단 끌어올려 두면 체온이 서서히 내려가면서 잠이 오게 된다. 이런 점에서도 숙면효과가 매우 뛰어나며 미리 만들어 두면 편리하다.

추천하는 숙면 수프

치킨 수프
기본과 응용

뼈 있는 닭고기에서 우려낸 수프에는 혈류 개선 효과. 몸을 따뜻하게 하는 생강, 당근, 파 등의 향미 채소를 넣으면 풍미도 풍부해진다. 뿌리채소 등 식재료의 크기를 적당히 조절하면 끓이는 시간도 짧아져서 편리하다. (구리야마 씨)

치킨 수프를 마시면 혈류 개선

남녀 30명을 두 집단으로 나누어 닭으로 우려낸 치킨 수프와 향신료만 있는 가짜 수프를 마시게 했다. 치킨 수프 집단에서는 말초 혈류가 증가하였다.
(데이터 : Journal of Health Science,55,1,56~61,2009)

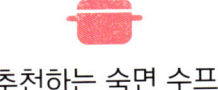

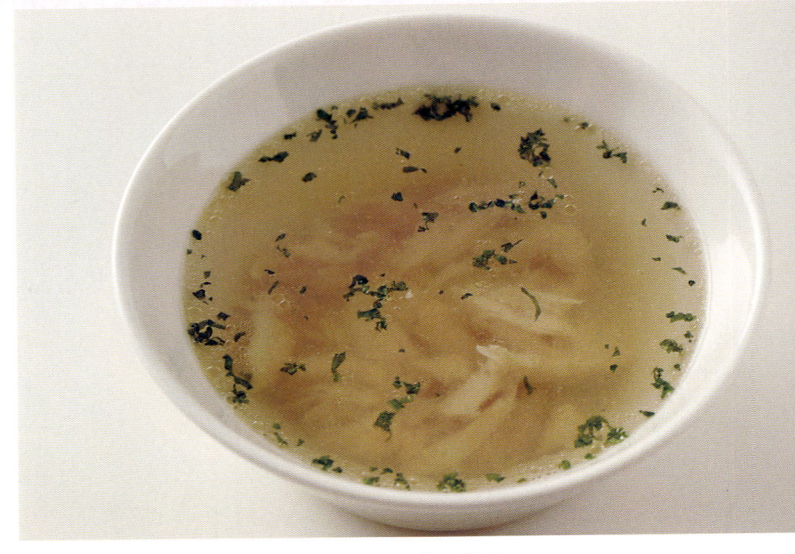

뼈 있는 닭고기의 맛이 살아 있는, 몸을 따뜻하게 하는 향미채소가 핵심

간단! 치킨 수프

조리시간 10분, 1인분 64kcal, 식이섬유 0.1g

재료 (2인분)
- 기본 치킨 수프 ·········· 400㎖
- 발라낸 닭고기 ·········· 2개분
- 파슬리 잎 ·········· 적당량

만드는 법
1. 파슬리 잎은 잘게 썬다.
2. 냄비에 치킨 수프와 닭고기를 넣어 데우고, 접시에 담은 후 파슬리 잎을 뿌린다.

기본 치킨 수프 만드는 법

조리시간 30분. 전량 23kcal, 식이섬유 0.2g

재료 (만들기 쉬운 분량)
- 닭 날개 ·········· 4개
- 물 ·········· 1000㎖
- 향미야채 A
  - 대파의 초록색 부분 ·········· 1개분(30g)
  - 껍질이 붙어 있는 생강 얇게 썬 것 1장 (2~3mm 정도 두께, 5g)
  - 마늘 ·········· 1쪽
  - 홍고추 ·········· 1개
  - 흑후추 ·········· 5알
  - 소금 ·········· 2작은술
  - 있으면 파슬리 축, 샐러리 잎, 월계수 잎 등 각 적당량
- 맛술 ·········· 1큰술
- 소금과 후추 ·········· 각 약간

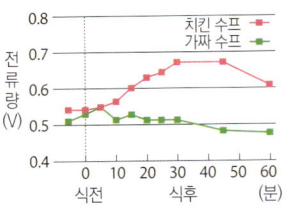

만드는 법
1. 닭고기는 종이행주 등으로 수분을 닦아낸 후, 소금과 후추, 맛술을 뿌리고 5분간 놔둔다.
2. 냄비에 A와 1.물을 넣어 데우고, 끓기 시작하면 살짝 열린 상태로 뚜껑을 닫은 후 약한 불로 15분간 더 끓인다.
3. 2의 열이 식으면 체로 걸러 낸다.

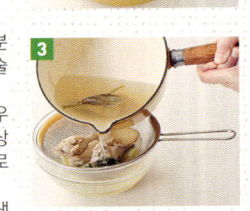

* 닭고기는 열이 식으면 살을 발라내어 따로 둔다.

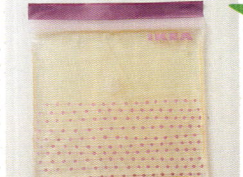

POINT
주말에 많이 만들어 보관 냉동보관도 편리

기본 수프는 식혀서 밀폐용기 등에 넣어 냉장고에서 3~4일 보관 가능. 냉동시키면 약 1개월. 소량으로 나누어 보관하면 편리.

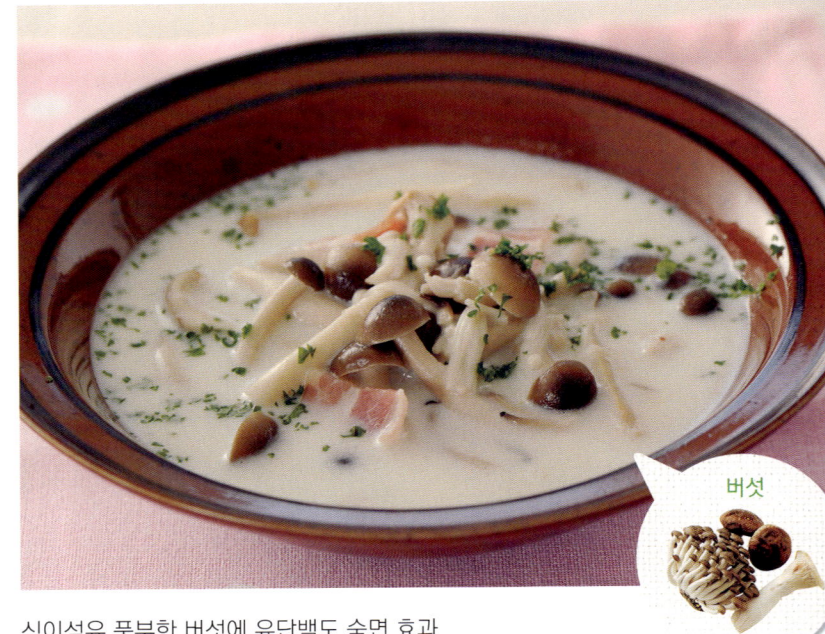

식이섬유 풍부한 버섯에 유단백도 숙면 효과

버섯과 베이컨의 밀크 수프

PLUS 버섯

조리시간 20분 1인분 192kcal, 식이섬유 2.5g

재료(2인분)
- 기본 치킨 수프 ·········· 200㎖
- 우유 ·········· 200㎖
- 취향에 맞는 버섯 ·········· 150g
  (버섯은 취향에 맞게 2~3종류를 사용해도 OK)
- 베이컨 ·········· 1장
- 버터 ·········· 1큰술
- 밀가루 ·········· 1큰술
- 파슬리 잘게 썬 것 ·········· 적당량
- 소금과 후추 ·········· 각 적당량

만드는 법
1. 베이컨은 1cm 폭으로 자르고, 버섯은 밑단을 잘라 먹기 좋게 자른다.
2. 두꺼운 냄비에 버터를 넣고 데운 후, 베이컨을 살짝 데친다. 버섯을 넣고 전체적으로 기름이 돌면 약한 불에 하고 밀가루를 뿌린다. 우유 절반 정도를 넣어 맛이 스며들면 나머지 절반을 넣어 살짝 걸쭉하게 될 때까지 약한 불로 3분간 끓인다.
3. 2에 기본 치킨 수프를 넣고 끓기 시작하면 약한불로 3분간 데운 후 소금과 후추를 뿌린다. 접시에 담아 파슬리를 뿌린다.

체온을 올려주는 김치로 따뜻하게, 이소플라본도 보충가능
두부찌개풍 수프

조리시간 15분, 1인분 58kcal, 식이섬유 2.8g

만드는 법
1. 김치는 한입 크기로, 쑥갓은 3cm 길이로, 팽이버섯은 밑단을 잘라 제거하고 절반 정도의 길이로 각각에 자른다.
2. 두꺼운 냄비에 기본 치킨수프를 넣고 데운 후 끓기 시작하면 두부를 스푼 등으로 떠넣고, 김치, 팽이버섯, 쑥갓의 줄기 부분을 넣는다. 다시 보글보글 끓으면 약한 불로 3분 더 끓인다.
3. 2의 맛이 싱거우면 간장을 넣어 맛을 조절하고, 불을 끌 때 쑥갓잎을 넣는다.

재료(2인분)
- 기본 치킨 수프 ······ 400ml
- 두부 ······ 1/2모(150g)
- 김치 ······ 50g
- 쑥갓 ······ 3개(40g)
- 팽이버섯 ······ 80g
- 간장 ······ 1큰술

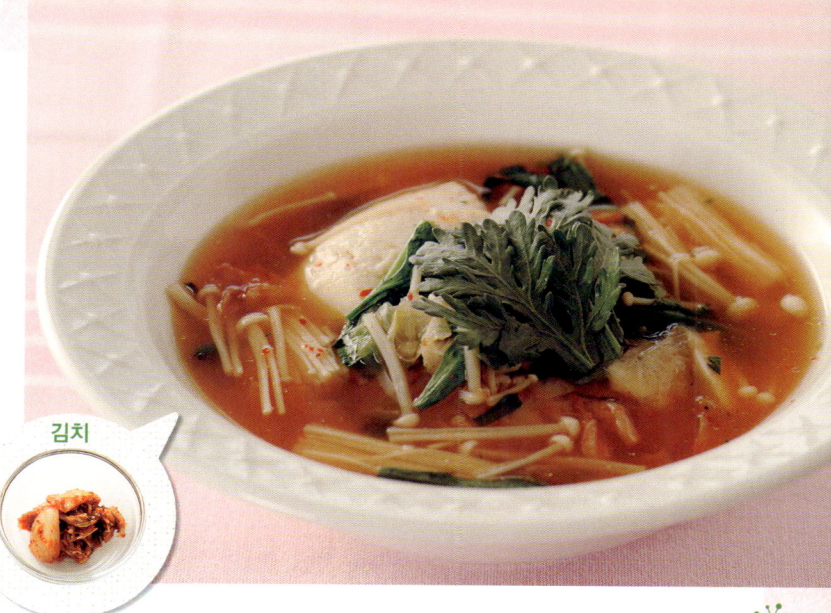

PLUS+ 김치

먼저 카레가루를 볶아 향기 Up
콩이 가득 들어 뱃속도 든든
콩 카레 수프

조리시간 15분, 1인분 156kcal, 식이섬유 6.2g

재료(2인분)
- 기본 치킨수프 ······ 400ml
- 양파 ······ 1/6개(30g)
- 통조림 콩(물로 끓인 것) ······ 100g
- 올리브오일 ······ 1큰술
- 카레가루 ······ 1큰술
- 우스터소스 ······ 1/2큰술
- 소금과 후추 ······ 각 적당량

만드는 법
1. 양파는 잘게 썰어 둔다.
2. 두꺼운 냄비에 올리브 오일을 부려 가열한 후, 1과 카레가루를 넣고 부드러워질 때까지 약한 불로 2~3분 정도 볶는다.
3. 2에 통조림 콩과 기본 치킨 수프를 넣고 끓기 시작하면 약한 불로 3분간 더 끓인다. 우스터소스를 넣고 소금과 후추로 맛을 조절한다.

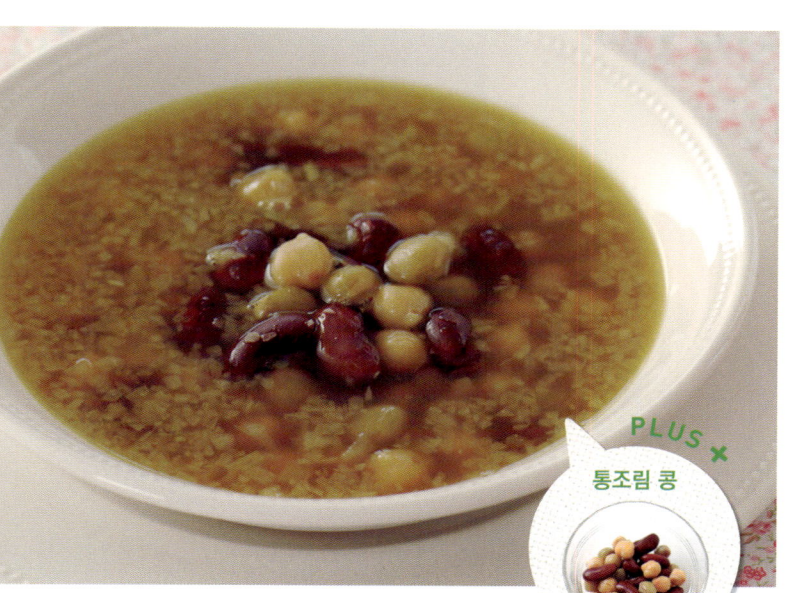

PLUS+ 통조림 콩

저칼로리인 당면을 +
간식거리&배변 개선으로
당면 중화 수프

조리시간 15분, 1인분 161kcal, 식이섬유 2.4g

재료(2인분)
- 기본 치킨 수프 ······ 500ml
- 닭고기 발라놓은 것 ······ 2개분
- 숙주나물 ······ 1/3봉(80g)
- 부추 ······ 1/3단(40g)
- 당면 ······ 30g
- 간장 ······ 1작은술
- 고추기름 ······ 적당량

만드는 법
1. 숙주나물은 씻어서 물기를 뺀 후 자른다. 부추는 4cm 길이로, 당면은 부엌 가위로 절반 길이로 자른다.
2. 두꺼운 냄비에 기본 치킨 수프를 넣고 데운 후, 닭고기, 숙주나물, 부추를 넣어 중간 불로 1~2분 끓인다.
3. 2에 당면, 간장을 넣고 약한 불로 3분 정도 끓인다. 그릇에 담아 취향에 맞게 고추기름을 뿌린다.

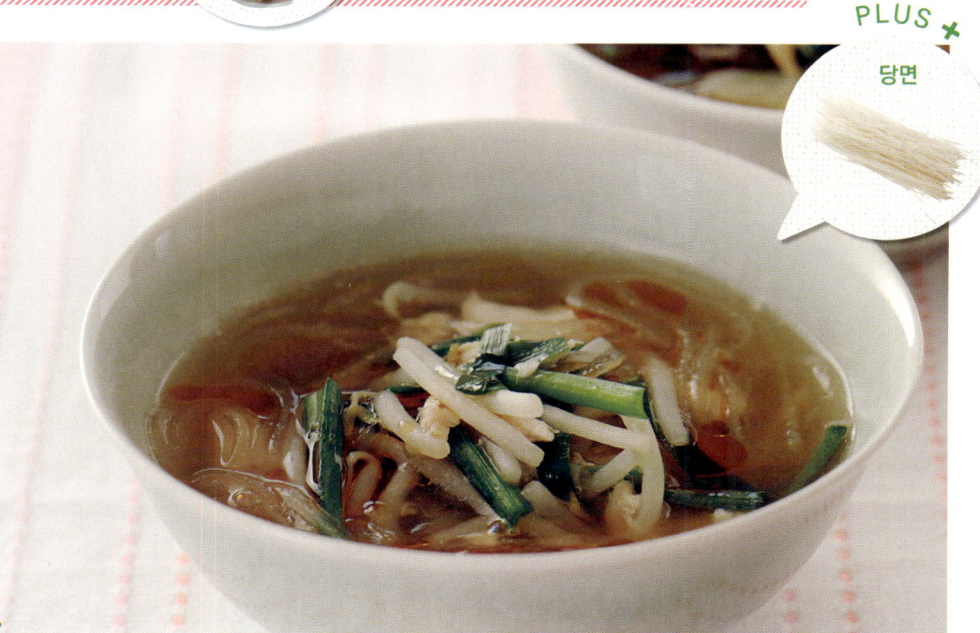

PLUS+ 당면

추천 숙면 수프

일본풍 수프 베이스
만드는 법과 응용

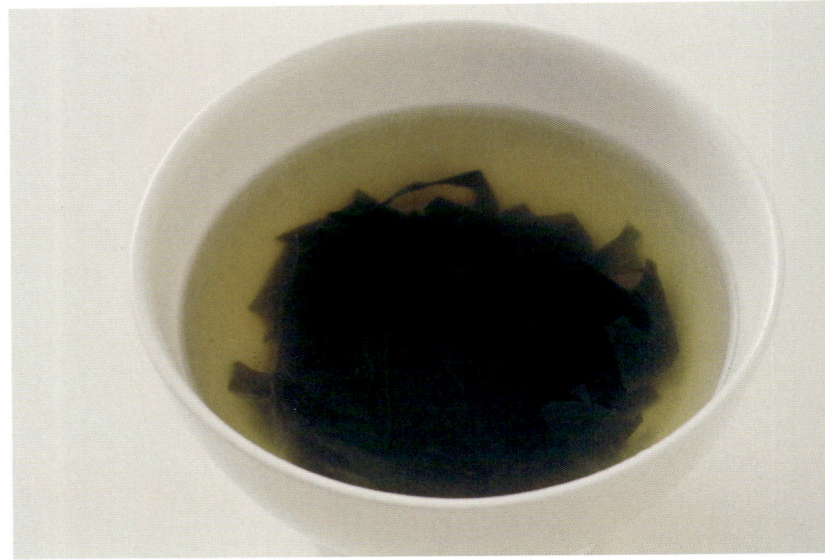

가다랑어 국물에 함유되어 있는 아미노산, 히스티딘에는 포만감 효과나 피로회복 효과. 가다랑어 국물은 다시마 국물과 어울리며 맛도 Up. 「일본풍 수프는 매운맛이나 신맛, 감칠맛이 나는 식재료와의 조합을 추천」(구리야마 씨)

가다랑어 국물은 과식을 막아준다!
가다랑어 국물은 포만감 효과가 있는 아미노산 히스티딘이 풍부. 성인 남성 54명, 여성 49명을 조사 한 결과 히스티딘을 섭취하는 사람일수록 에너지 섭취량이 억제 되었다.

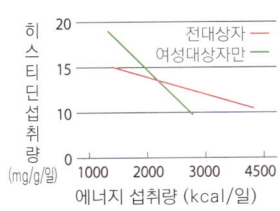

(데이터: 비만연구7(3): 276-282, 2001)

미역으로 식이섬유도 섭취하는 저칼로리 일품
일본풍 미역국

조리시간 8분, 1인분 7kcal, 식이섬유 0.2g

재료(2인분)
기본 일본풍 수프 ············ 400ml
건조 미역 ············ 적당량
간장 ············ 1작은술
소금 ············ 약간

만드는 법
1. 냄비에 기본 일본풍 수프를 넣고 데운 후, 간장, 소금, 건조 미역을 넣는다.
2. 끓기 시작하면 중간불로 2~3분정도 팔팔 끓인 후 불을 끊다.

기본 일본풍 수프 만드는 법

조리시간 40분 전량20kcal

재료(만들기 쉬운 분량)
다시마 ············ 가로세로5cm정도 1장
가쓰오부시 ············ 20g
물 ············ 1000ml

만드는 법
1. 냄비에 다시마와 물을 넣고 30분 정도 불린다.
2. 1을 센 불로 끓이고, 냄비 안쪽에 기포가 생기면, 다시마를 꺼낸다. 끓기 시작하면 가쓰오부시를 넣고 약한 불로 하여 3분간 끓인다. 불을 끄고 그대로 3분간 식힌다.
3. 체에 받쳐서 그릇에 따라서 걸러낸다.

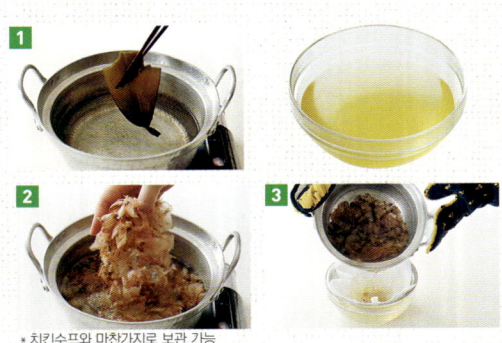

* 치킨수프와 마찬가지로 보관 가능

POINT

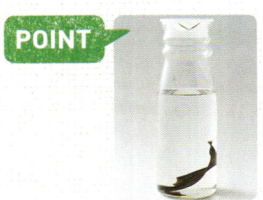

물에 우려낸 다시마 수프로도 OK
물1000ml에 가로세로 5cm의 다시마를 넣어 두면, 일본풍 수프 대신으로 쓸 수 있다. 고기나 생선 등 단백질과 조합하면 감칠맛이 난다. 냉장고에서 3~4일 정도 보관 가능.

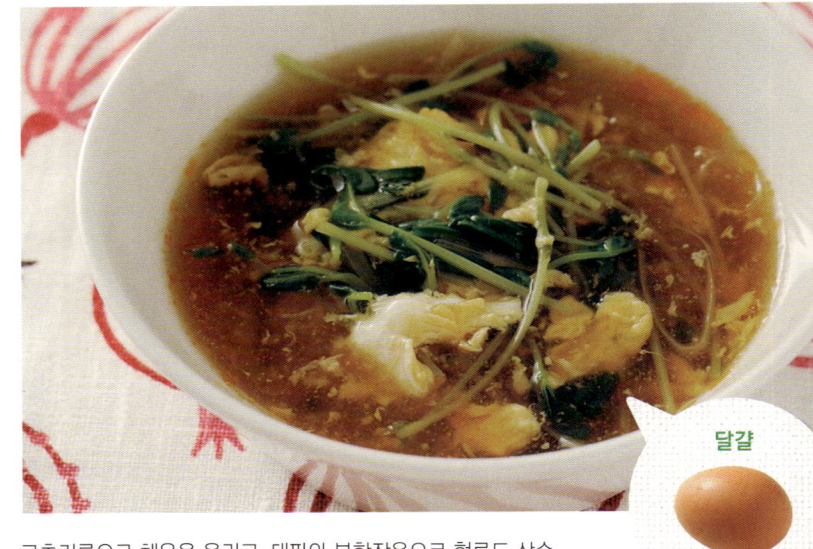

고추기름으로 체온을 올리고, 대파와 복합작용으로 혈류도 상승
산라달걀 수프

달걀 PLUS+

조리시간 10분, 1인분 77kcal, 식이섬유0.8g

재료(2인분)
기본 일본풍 수프 ············ 400ml
달걀 ············ 1개
완두싹과 줄기 ············ 1/3봉(50g)
대파 ············ 10cm(20g)
녹말 ············ 1큰술
식초 ············ 1작은술
간장 ············ 1작은술
고추기름 ············ 1/2작은술
소금과 후추 ············ 약간

만드는 법
1. 완두싹과 줄기는 뿌리를 자르고 반정도의 길이로, 대파는 반으로 자른 후 가늘게 썰어 둔다. 달걀은 풀어서 소금과 후추를 넣어 섞는다. 녹말은 두 배 정도의 물(분량 외)로 풀어준다.
2. 두꺼운 냄비에 기본 일본풍 수프를 넣고 데운 후, 대파, 완두싹과 줄기, 간장을 넣고 1~2분 끓인다.
3. 불을 약하게 하고 물에 풀어놓은 녹말을 돌려가며 넣고 걸쭉해지면 식초를 넣는다. 풀어놓은 달걀을 조금씩 부어 넣고 익어서 떠오르면 불을 끈다. 고추기름을 넣어 맛을 본 후 소금(분량 외)으로 간을 조절한다.

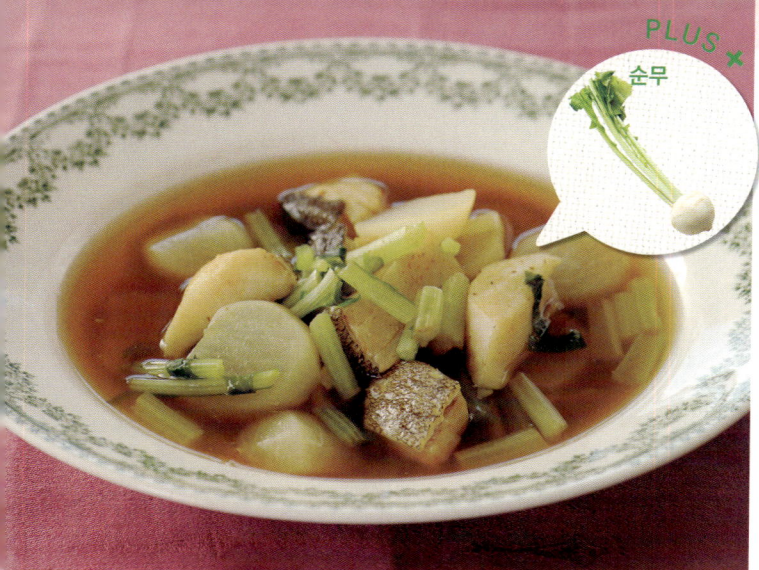

순무잎은 비타민과 섬유가 풍부
스파이스로 체온상승 효과

대구와 순무의 카레수프

조리시간 20분, 1인분 132kcal, 식이섬유 3.1g

재료(2인분)
기본일본풍수프 ············ 400ml
생대구의 어육 ············ 2조각
순무 ························· 2개
카레가루 ················· 1큰술
간장 ····················· 1큰술
미림 ····················· 1큰술
밀가루 ················· 적당량
소금과 후추 ········· 각 적당량

만드는 법
1. 생대구는 뼈를 발라내어 먹기 좋은 크기로 잘라, 소금과 후추를 뿌린 후 가볍게 밀가루를 묻힌다. 순무는 잘 씻어서 뿌리 부분을 8등분 한다. 잎은 큼직하게 썬다.
2. 두꺼운 냄비에 카레가루를 넣고 데운 후, 냄비를 흔들면서 중간 불로 볶아 향을 낸다.
3. 2에 기본 일본풍 수프와 순무를 넣고 데운 후, 1의 대구를 넣고 가볍게 섞는다. 미림, 간장 순으로 넣은 후 뚜껑을 덮고, 약한 불로 3분간 끓인다. 순무 잎을 위에 뿌리고 2~3분 정도 더 끓인다.

푹 삶은 양배추로 단맛 UP
두유의 콩단백질로 체온상승 효과

새우와 배추의 두유 수프

조리시간 20분, 1인분 111kcal, 식이섬유 2.3g

기본 일본풍
기본 일본풍 수프··· 400ml   표고버섯 ············ 2개
두유 ················· 200ml   맛술 ················· 1큰술
껍질 벗긴 새우 ······ 80g   간장 ················· 2작은술
양배추 ······ 1/4개(200g)   소금과 후추 ······ 각 적당량

만드는 법
1. 양배추는 세로로 4등분해서 썰어 둔다. 껍질 벗긴 새우는 등 쪽의 내장을 제거하여 세로로 이등분하고 맛술과 소금, 후추를 뿌린다. 표고버섯은 기둥 부분을 제거하여 4등분 한다.
2. 프라이팬에 1의 양배추를 놓고 기본 일본풍 수프를 넣어 데운 후 끓기 시작하면 약한 불로 5분간 삶는다. 새우, 표고버섯을 넣고 한 번 팔팔 끓인 후 두유와 간장을 붓고 뚜껑을 덮는다.
3. 끓기 시작하면 약한 불로 1분간 끓인다. 맛이 싱거우면 소금과 후추를 뿌린다.

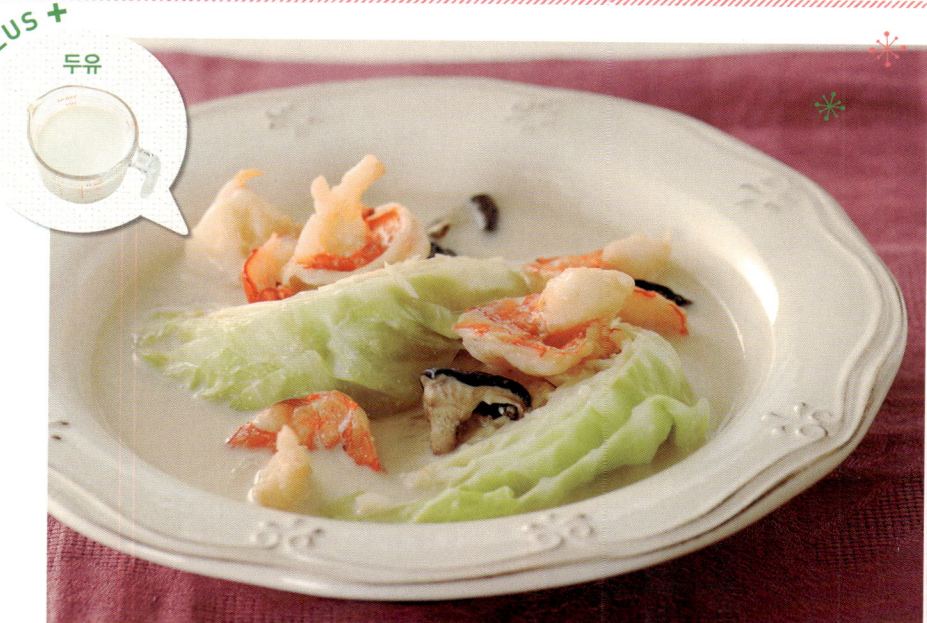

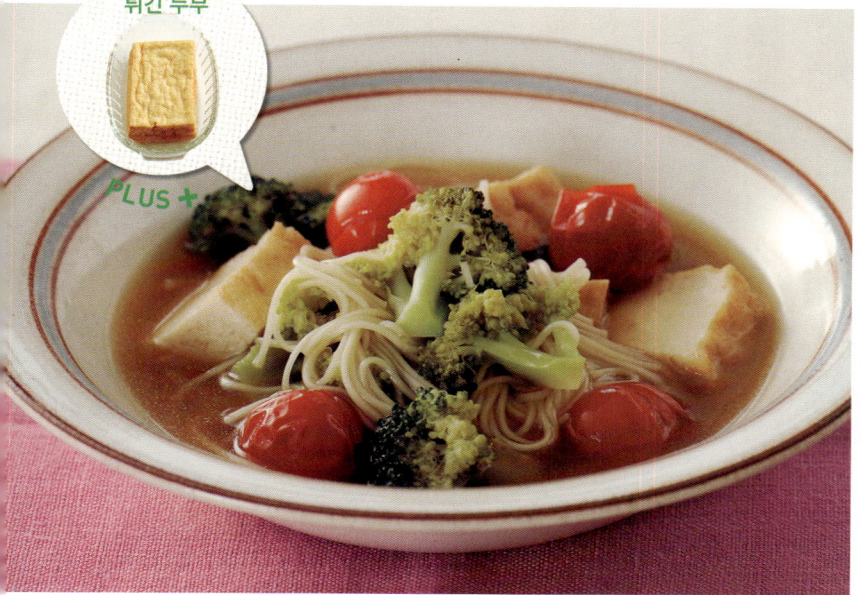

튀긴 두부의 감칠맛 -는 식감◎
야채 듬뿍

소면을 넣은 토마토수프

조리시간 15분, 1인분 231kcal, 식이섬유 3.6g

재료(2인분)
기본 일본풍 수프 500ml   미니토마토 ············ 8개
소면 ············ 1다발(50g)   브로콜리 ······ 1/4개(100g)
튀긴 두부 ··· 1/2개(100g)   간장 ················· 1큰술
                            미림 ················· 1큰술

만드는 법
1. 튀긴 두부는 뜨거운 물을 부어 기름을 제거하고, 한입 크기로 자른다. 미니토마토는 공지를 제거하고 브로콜리는 먹기 좋은 크기로 나눈다. 소면은 절반 정도의 길이로 나눈다.
2. 두꺼운 냄비에 기본 일본풍 수프, 간장, 미림을 넣어 데우고, 튀긴 두부와 브로콜리를 넣는다. 끓기 시작하면 뚜껑을 덮고 약한 불로 3분간 끓인다.
3. 2에 소면, 미니토마토를 넣고 약한 불로 1~2분간 삶는다.

1주일간 수프를 먹고 일찍 자기만 하면 OK!

든든한 저녁수프 다이어트

외식이 잦은 저녁, 나도 모르게 과식하게 되는 사람은 요주의! 염분이나 기름기, 당분이 많은 식사나 술로, 복부 주변이 묵직하거나 붓기 십상. 그렇게 잘 먹어서 찐 살을 무리없이 리셋할 수 있는 방법이 있습니다!

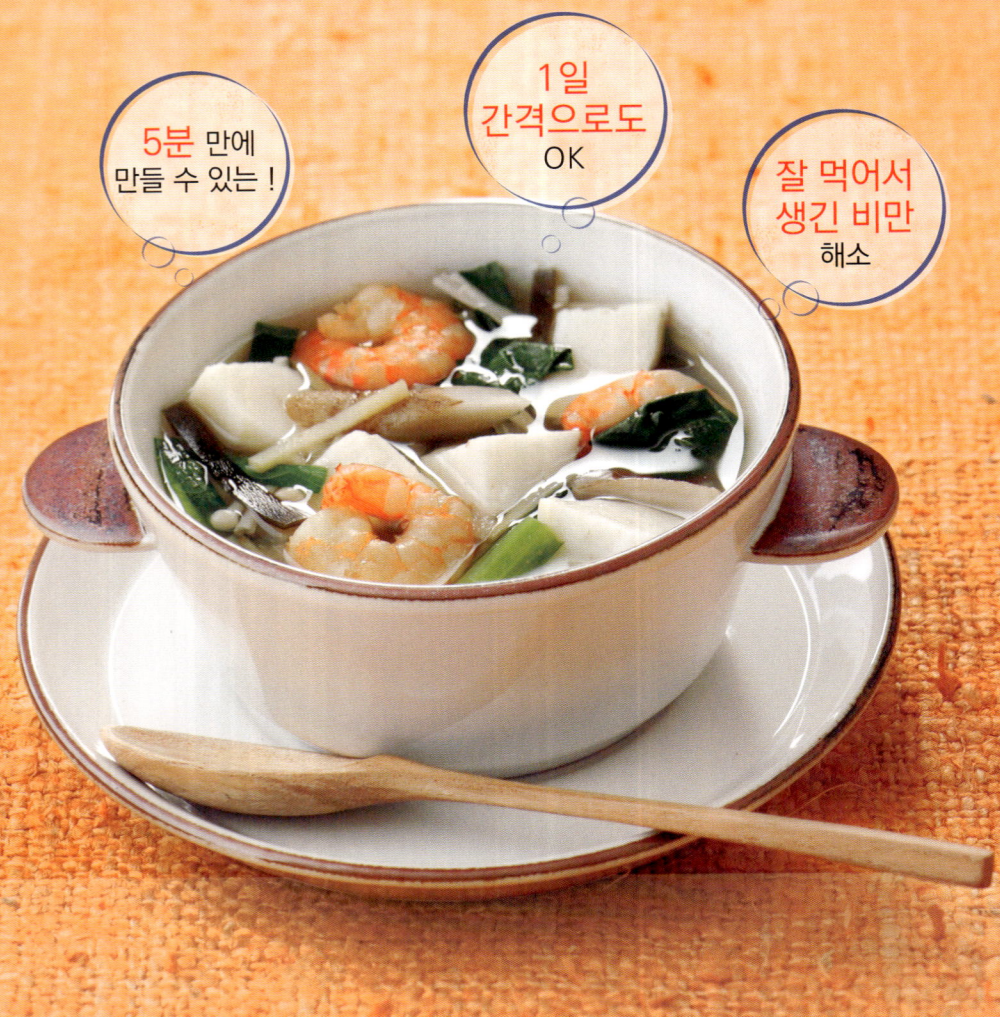

- 5분 만에 만들 수 있는!
- 1일 간격으로도 OK
- 잘 먹어서 생긴 비만 해소

가족이나 친구와 즐겁게 먹고 마셨더니 복부 주변이나 다리가 빵빵해진, 그런 '잘 먹어서 생긴 비만'을 1주일간 편하게 리셋할 수 있는 것이 「든든한 저녁 수프 다이어트」이다. 「이런 체중 증가의 주요 원인은 붓는 것. 외식 등으로 염분을 과다 섭취하기 때문. 채소 부족으로 변비가 있는 사람도 많다」고 관리영양사인 다나가 케코(田中景子)씨는 말한다. 「퉁퉁하게 부은 것을 해소하는 데는 녹황색 채소나 덩이 줄기류, 해조류에 다량 함유되어 있는 칼륨이 필요. 어떤 식재료든지 식이섬유가 충분히 들어 있기 때문에 변비 대책으로도 좋다. 큼지막하게 썰어서 잘 씹으면 식감도 좋다」.(다나카 씨)

추천하는 것은 따뜻한 수프로 먹는 것. 영양소를 파괴하지 않고 먹을 수 있고 몸을 따뜻하게 해주는 생강이나 혈류를 좋게 하는 양파를 첨가한 베이스 수프를 만들어 두면 식재료를 바꾸는 것만으로도 다양한 음식을 즐길 수 있고 지속할 수 있다」고 다나카씨는 말한다.

실천 규칙은 다음의 3가지. 「하루 간격으로 칼로리를 제한하더라도 건강하게 감량할 수 있다. 수면부족도 체중증가에 영향을 미친다는 연구보고가 있기 때문에 일찍 잠자리에 드는 것도 중요」하다고 도쿄 이세아클리닉 고문인 구보 아키라(久保明)씨는 조언한다.

5분 정도면 만들 수 있고 4가지의 맛을 즐길 수 있는 레시피로 지금 즉시 리셋!

구성·취재·글/니시야마 히로코(편집부) 사진/야스다 히로시 레시피작성·요리·스타일링/나카야마 노부코 영양계산/모기 아키코(음식 스튜디오) 디자인/비웍스40

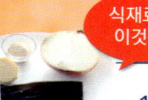

식재료는 이것뿐!

1주일 분량의 든든한 저녁 수프의 베이스가 된다.

베이스가 되는 장국

재료(약 4회분)
- 물 ················· 800ml
- 채소 콩소메(과립) ····· 1 1/2 작은 술(5g)
- 다시마 ············· 약 5cm(3g)
- 생강 ··············· 2조각(20g)
- 양파 ············· 중간크기 1/2개(120g)

만드는 법
1. 다시마는 가위로 폭 3mm 정도로 가늘게 자른다(시중에서 판매하고 있는 것도 좋다). 생강은 잘 씻어서 껍질이 붙어있는 채로 얇게 썬다. 양파는 대충 잘게 썰어 둔다.
2. 냄비에 물, 다시마, 생강을 넣어 끓이고 양파를 넣어 한 번 팔팔 끓인 후, 채소 콩소메를 넣는다.
3. 식으면 용기에 옮겨 담아 냉장고에 보관한다. 냉동해도 좋다.

냉장고에 보관

**도쿄 이세아클리닉 고문
긴자의원 원장 보좌
(도쿄 미나토구)**
쿠모 아키라씨
도카이대학 의학부 안티에이징과 교수. 의사, 간호사 관리영양사, 건강운동지도사가 종합지원하는 「메디컬다이어트프로그램」을 제공. 저서로 「아무도 가르쳐주지 않았던 병의 진 상」(주부의벗 사). 「중량은 1개월에 1~2kg 정도 로 서서히」.

팀 영양사 주재
다나카 케코씨
관리영양사. 국제약선사. 클리닉에서 실시하는 음식 카운슬링에서는 개개인의 라이프스타일에 맞춘 실천적인 어드바이스가 인기. 임상면에 강한 영양학데 상태학화에 대한 대책면에서 강한 약선학을 가미한 건강 세미나가 호평. 「다이어트는 천천히 감량하는 것이 아름답게 살을 빼는 요령입니다」.

보관해 둔 수프에 식재료를 넣기만 하면 4가지의 맛을 즐길 수 있는

든든한 저녁 수프 다이어트
1주일 프로그램

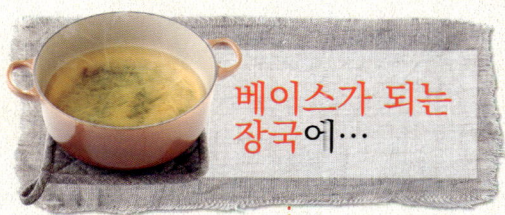

베이스가 되는 장국에…

+ 1일째 🌙 ▶ 2일째 평소대로 ▶ 3일째 🌙 ▶ 4일째 평소대로 ▶ 5일째 🌙 ▶ 6일째 평소대로 ▶ 7일째 🌙

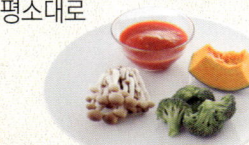
plus!
새우와 토란 아시안 수프

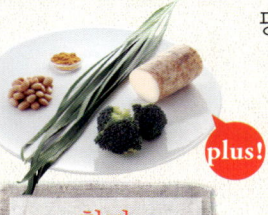
plus!
호박 토마토 수프

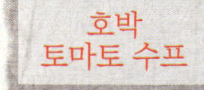
plus!
참마 카레 수프

plus!
닭가슴살 두유 된장 수프

Rule 1
21시 전에 먹는다

가능하면 20시, 늦어도 21시까지는 식사를 마치고 잠들 때까지 3시간 정도 뱃속을 비워두면, 지방은 쉽게 축적되지 않는다. 보관해 둔 수프에 식재료를 넣어 데우기만 하면 되는 든든한 저녁 수프는, 귀가해서 곧바로 먹을 수 있다. 21시 이후라도 물이나 차는 마셔도 된다.

Rule 2
1일 간격으로 먹는다

「매일 먹는 것이 아니라 하루 간격으로 섭취하는 칼로리를 낮춤으로써 동맥경화 등의 심장질환 위험이 낮아졌다는 연구결과가 있다」(쿠보씨). 칼로리 제한을 하는 하루의 섭취 칼로리 기준은 「평소의 1/3 정도」

비만이 아닌 남녀 각 8명이 22일 동안 하루 간격으로 단식을 한 결과, 실험 개시 시점과 비교하여 체중은 2~3%, 체지방율은 3~5% 감소하였다. 안정시의 대사는 변하지 않았으나 대사증후군 관련 수치가 개선. 단 심한 공복감이 문제가 되었기 때문에 「단식하는 날 가벼운 식사를 하면 실천하기 쉬울 것」으로 보고 있다. (Am.H.Clin.Nutr.:81:69-73,2005)

Rule 3
평소보다 일찍 잔다

외식 뿐만에 아니라 집에서 식사를 하는 사람도, 줄기차게 먹어대는 가족이나 친구들과 늦게까지 반주를 곁들이는 경우가 있다. 「식사나 운동, 음주나 흡연 뿐 아니라 수면부족이나 장시간 TV시청도 체중을 증가시키는 요인」(쿠보 씨). 일찍 자도록 하자.

수면부족이 지속되면 식욕조절 호르몬의 밸런스가 무너져 과식하게 된다는 것이, 스탠포드 대학 의학부의 역학조사로 밝혀졌다. 30~60세의 남녀 1024명이 대상. 수면시간이 8시간과 5시간인 실험군을 비교하면, 5시간인 실험군이 식욕을 높이는 호르몬의 혈중 농도가 증가하고 식욕을 억제하는 호르몬 농도는 감소하였다. (PLoS Med.:1,3,e62,2004)

주말에 한꺼번에 준비해 두면 5분 만에 만들 수 있다!

준비 ❶
재료를 준비한다

「평일에는 바빠서 장을 못 본다」「조리시간이 많이 걸리는 것은 만들기 어렵다」고 생각하는 사람은, 주말에 한꺼번에 장을 봐둔다. 토란이나 호박, 깐 새우 등은 냉동식품을 활용해도 좋다.

준비 ❷
재료는 조금씩 나누어 냉동해도 OK

평일 저녁의 조리시간을 단축하고 일찍 잠자리에 들기 위해서도, 구입한 재료는 주말동안 사용할 분량만큼 나누어 두자. 닭날개살이나 삶은 콩, 버섯류는 다음날 사용하지 않는다면 냉동해 두어도 좋다.

준비 ❸
장국을 만들어 둔다

4회분의 장국을 한꺼번에 만들어 두고 깨끗하게 씻은 보관용기에 넣어 냉장고에 넣어 두면 1주일간은 보관할 수 있기 때문에 힘들이지 않고 실천할 수 있다. 걱정되는 사람은 1 회분씩 보관팩에 넣어 냉동해 두어도 좋다.

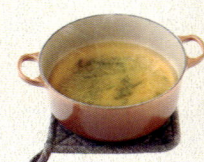

든든한 저녁 수프로 잘 먹어서 생긴 비만을 해소한다
도움이 되는 식재료 고르는 법

붓거나 변비를 해소하는 데 도움이 되는, 다나카 씨가 추천하는 식재료. 식재료들은 적당히 크게 썰어 약간 설익은 상태로 해 두면 씹히는 맛이 좋아서 만족감도 Up!

변비개선, 충만감 Up **식이섬유 가득한 식재료**	붓는 것을 해소하는 **칼륨을 함유한 식재료**	혈액 순환을 높이는 **유황화합물을 함유한 식재료**	매운 성분이나 열의 근원이 되는 **몸을 따뜻하게 하는 식재료**
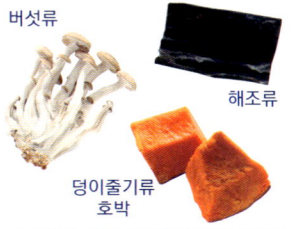 버섯류 / 해조류 / 덩이줄기류 / 호박	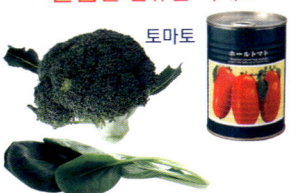 토마토 / 소송채, 브로콜리	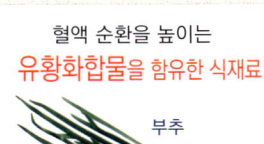 부추 / 양파 / 마늘 등	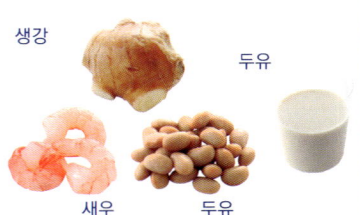 생강 / 두유 / 새우 / 두유
식이섬유는 장을 자극하여 배변을 개선하는 것 외에도 충만감을 준다. 채소 외에 해조류나 버섯류는 전반적으로 식이섬유가 많다.	염분의 나트륨은 과다섭취하면 붓는 원인. 나트륨 배출에 좋다고 알려진 것이 칼륨. 녹황색 채소나 덩이줄기류, 버섯에도 많다.	백합과 부추속의 마늘이나 부추, 양파 등에 함유되어 있는 유황화합물에는, 혈류를 향상시켜 혈액순환을 높여주는 효과가 있다.	생강을 먹으면 즉시 신체의 열생산이 높아지는데, 콩단백질이 더해지면 체온상승효과가 지속된다고 알려져 있다. 새우도 몸을 따뜻하게 하는 식재료이다.

Soup diet Day 1

싱싱한 새우와 부추&생강으로 베트남 기분
새우와 덩이줄기의 아시안 수프

1인분 열량 132kcal, 식이섬유 5.6g, 염분 1.0g

재료(1인분)

장국 (41페이지에 소개)	200ml
깐 새우	50g(약 6마리)
토란	중간크기2개(100g)
우엉	20g
부추	2개(15g)
소송채	1~2개(50g)
팽이버섯	1/5팩(20g)
소금	약간

토란은 덩이줄기류 중에서 저칼로리. 감자에 비해 혈당치가 쉽게 올라가지 않아서 다이어트에 적합한 우수한 식재료이다.

만드는 방법

1. 토란은 껍질을 벗겨 가로세로 2cm로 사각썰기를 하고 전자렌지(600W)로 2분 정도 가열. 우엉은 잘 씻어 껍질째 적당히 잘라 렌지에서 1분정도 가열한다. 부추, 소송채, 팽이버섯은 폭 3cm정도로 썰어 둔다.
2. 냄비에 장국을 넣고 끓인 후 깐새우를 넣고 한 번 팔팔 끓인다.
3. 토란, 우엉, 부추, 소송채, 팽이버섯을 넣고 숨이 죽으면 소금으로 간을 맞춘다.

MEMO 토란의 준비작업은, 부엌칼로 양 끝을 자르고 필러로 껍질을 벗기면 편하다. 냉동 토란을 사용하는 경우에는 3.에서 그대로 수프에 넣으면 된다.

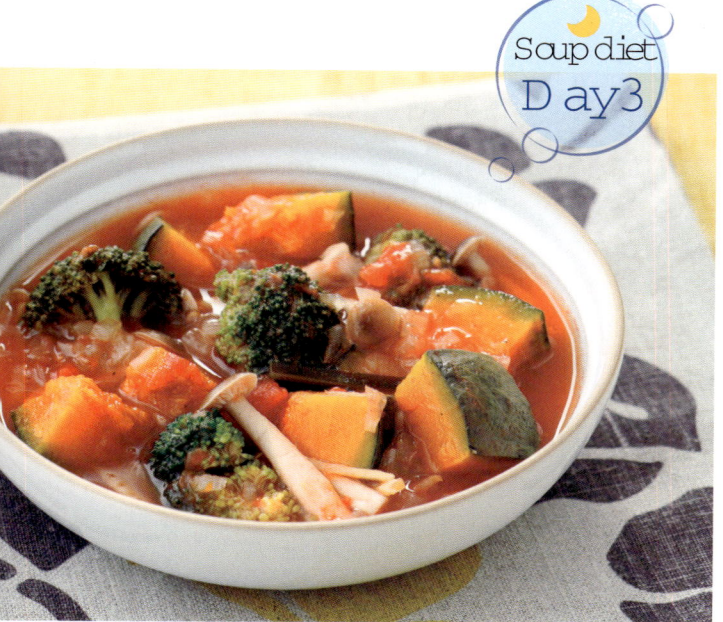

Soup diet Day 3

믿음직스러운 호박과 토마토의 찰떡궁합
호박 토마토 수프

1인분 열량 133kcal, 식이섬유 8.2g, 염분 1.6g

재료(1인분)
- 장국 ············ 150ml
- 토마토캔(액즙과 과육을 반반으로) ········ ¼캔(100g)
- 호박 ············· 90g
- 브로콜리 ····· 큰3조각(50g)
- 느티만가닥버섯 ··· ⅓팩(30g)
- 소금과 후추 ········· 약간

호박, 토마토, 브로콜리의 칼륨이 풍부한 트리오를 즐길 수 있는 수프.

만드는 법
1. 호박은 가로세로 2cm로 썰어 전자렌지(600W)로 2분 정도 가열해 둔다. (냉동호박은 가열할 필요 없다)
2. 냄비에 장국 짓이긴 토마토를 넣고 끓인 후, 먹기 좋은 크기로 자른 브로콜리, 느티만가닥버섯을 넣고 다시 한 번 끓인다. 호박을 넣고 소금 후추로 간을 맞춘다.

MEMO 호박과 브로콜리는 큼지막하게 썰고 너무 많이 익지 않도록 해서 식감을 즐겨보자. 남은 호박은 속을 제거하고 랩 등으로 싸서 야채실에 보관.

아삭아삭 참마의 헬시 카레 맛
참마 카레 수프

1인분 열량 138kcal, 식이섬유 6.3g, 소금 1.1g

재료(1인분)
- 장국 ············ 200ml
- 참마 ············· 100g
- 브로콜리 ····· 큰3조각(50g)
- 부추 ············ 3줄기(15g)
- 삶은 콩(캔, 팩 등) ······ 30g
- 카레분말 ······· ⅓작은술
- 소금과 후추 ········· 약간

콩단백질에는 내장지방을 줄이는 작용이 있다. 콩 이소플라본에는 피부미용효과도.

Soup diet Day 5

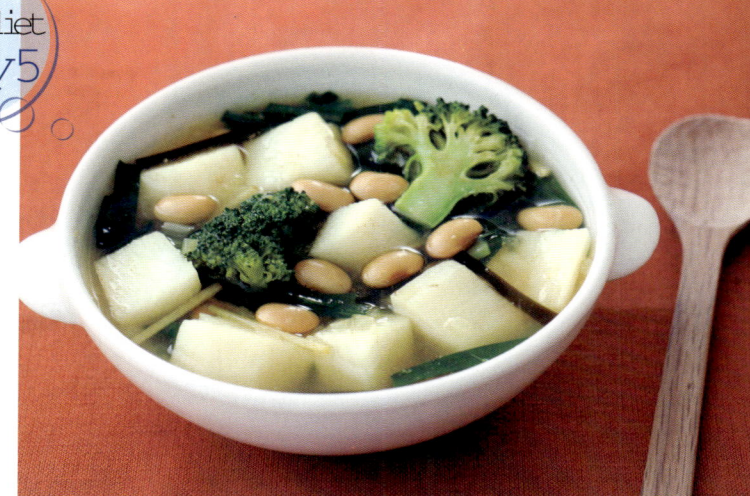

만드는 법
1. 참마는 껍질을 벗겨 가로세로 2cm정도로 각썰기를 하고, 전자렌지(600W)에 1분~1분 30초 정도 가열한다. 브로콜리는 먹기 좋은 크기로 썬다. 부추는 3cm로 자른다.
2. 냄비에 장국을 넣고 끓인 후, 브로콜리를 넣고 한번 부글부글 끓으면 남은 재료, 카레가루를 넣고 마지막으로 소금과 후추로 간을 맞춘다.

MEMO 참마의 아삭거리는 식감을 좋아한다면, 레시피에서의 가열시간을 좀더 짧게. 손이 가려워지는 사람은 연한 식초물에 담갔다가 만지면 가려워지지 않는다.

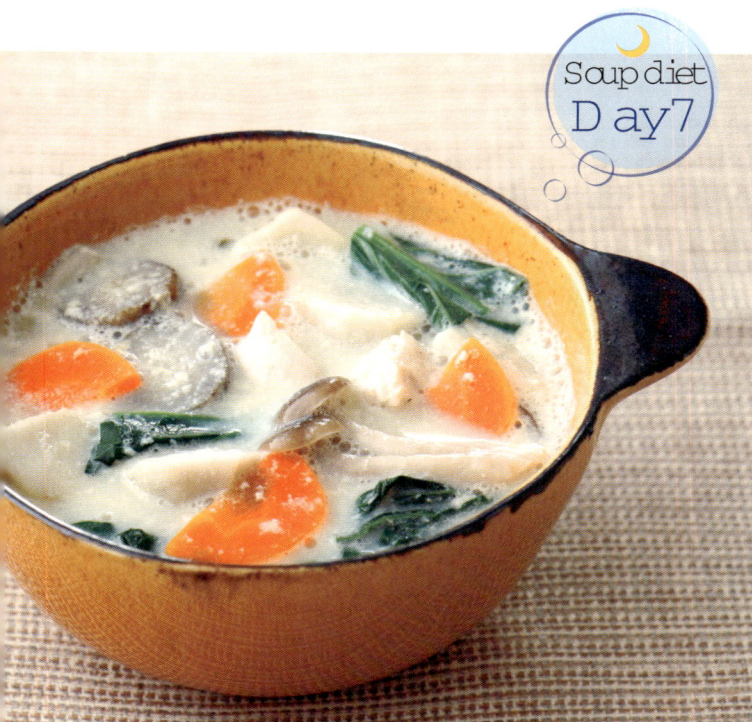

Soup diet Day 7

생강과 두유로 따뜻함이 지속되는
닭 가슴살 두유 된장

1인분 열량 191kcal, 식이섬유 5.7g, 염분 0.9g

재료(1인분)
- 장국 ············ 150ml
- 무조정 두유 ······· 100ml
- 닭가슴살 ········ 1개(50g)
- 토란 ········· 큰1개(80g)
- 당근 ············· 10g
- 우엉 ············· 20g
- 느티만가닥버섯 ··· ⅓팩(30g)
- 소송채 ······· 1~2뿌리(50g)
- 된장 ·········· 1작은술(5g)

두유나 콩에 함유되어 있는 콩단백질과 생강의 조합은 수족냉증 개선 효과 최고!

만드는 법
1. 토란은 껍질을 벗겨 가로세로 2cm로 잘라 전자렌지(600W)로 2분정도 가열한다. 닭가슴살은 가로세로 2cm로 자르고, 당근은 반달모양으로, 우엉은 잘 씻어서 껍질째로 5mm두께로 동그랗게 자른다. 소송채는 5cm 정도로 큼직하게 썰고 느티만가닥버섯은 뿌리부분은 잘라낸다.
2. 냄비에 장국을 넣고 데운 후 닭가슴살, 당근, 우엉을 넣어 팔팔 끓인다. 중간불로 두고 두유를 넣고 느티만가닥버섯을 넣는다.
3. 마지막으로 된장을 풀고 토란, 소송채를 넣고 살짝 끓인다

MEMO 닭가슴살은 쉽게 상하기 때문에 그날 사용하지 않을 거라면 구입한 후 즉시 살짝 소금을 뿌리고 사용할 양만큼 랩에 싸서 냉동고에 보관. 아침에 냉장고에 넣으면 저녁 무렵에는 해동된다.

43

마시는 링거액과 탄산으로 즉시 원기회복!
저녁의 감주에너지음료

피로회복에 효과가 있는 비타민B군을 풍부하게 함유하고 있어서 마시는 링거액이라고 불리는 감주(단술).
그 감주를 베이스로 한 에너지 음료는 하루의 피로가 나타나는 저녁부터 밤에 가장 적합!
저녁식사 준비 전에 「한 번 더 힘을 내야 될 때」효과적인 것은 물론, 지속적으로 마시면 쉽게 피로해지지 않습니다.

생강이 지친 위장을 정리해 준다.
생강 감주 에너지 음료

1잔 122kcal ※3배 농축을 사용한 경우.

몸을 따뜻하게 하고 신진대사를 높이는 작용을 가진 생강에는 위장의 움직임을 정리해 주고 식욕을 증진시키는 효과가 있다. 소화나 대사를 향상시키는 감주에 넣어 줌으로써 뱃속을 쾌적하게!

재료(1인분)
감주(3배농축) ········· 50ml
생강 ················· 2g(간 것)
탄산수 ················ 100ml

만드는 법
생강 껍질을 벗기고 갈아 둔다. 컵에 감주, 간 생강을 넣고 탄산수를 부어 섞는다. (탄산수 대신에 따뜻한 물로 희석시켜 따뜻하게 마셔도 좋다)

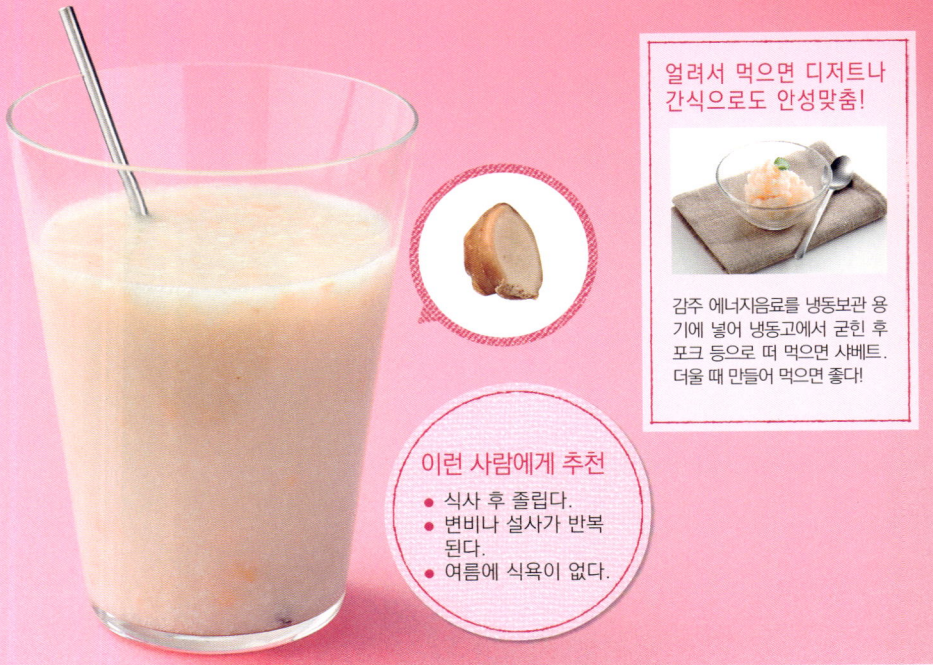

얼려서 먹으면 디저트나 간식으로도 안성맞춤!
감주 에너지음료를 냉동보관 용기에 넣어 냉동고에서 굳힌 후 포크 등으로 떠 먹으면 샤베트. 더울 때 만들어 먹으면 좋다!

이런 사람에게 추천
- 식사 후 졸립다.
- 변비나 설사가 반복된다.
- 여름에 식욕이 없다.

여름철 피로회복 음료로 에도시대부터 사용되어 온 감주. 비타민이 풍부해서 식욕이 감퇴되는 여름철에도 쉽게 영양을 보충할 수 있다는 점이 오랫동안 사랑받아 온 이유이다.

그 감주 파워를 보다 더 효율적으로 섭취하기 위하여 한방(약선)의 지혜를 곁들여 만든 것이 「감주 에너지음료」. 탄산수로 희석시키면 흡수가 좋아져서 피로회복도 빨라진다. 「감주는 중국의학에서도 소화나 대사 등 '비장'을 활발하게 하기 위하여 요리 등에 사용되고 있다. 여름철에 지치기 쉬운 위장을 케어하는 데에도 추천」한다는 약선 카운슬러 사카구치 타마미(阪口珠未)씨로부터 한방의 지혜에 바탕을 둔 4가지의 피로회복 레시피를 전수받았다.

「중국의학에서는 차가운 음식을 많이 섭취하는 것은 냉증이나 붓기, 현기증, 두통 등 '수독(水毒)'의 원인이 된다고 본다. 감주 에너지음료도 너무 차가워지지 않도록 신경 써야 한다」(사카구치 씨).

또 여름에 수분을 과다 섭취하면 가을과 겨울철에 기침이나 가래 등 호흡기질환, 혈액순환 불량에 의한 냉증이나 동상 등의 원인이 된다고 한다. 「감주를 마시면 수분대사가 원활해지고 장의 상태도 쉽게 정상으로 되돌아온다. 여름철 동안 감주로 위장을 케어해 두면 가을과 겨울에 생기는 문제들을 예방할 수 있다」(사카구치 씨). 감주에너지 음료를 지속적으로 마시면 여름을 건강하게 이겨낼 수 있고 가을과 겨울의 몸 상태도 좋아진다!

감주 에너지 음료 만드는 법

미리 재료를 냉장고에서 차갑게 해두면 탄산도 쉽게 날아가지 않기 때문에 보다 맛있게 마실 수 있다. 마시기 부담이 되는 경우에는 얼음을 1~2개 넣어도 좋지만 위장에 무리가 가지 않도록 너무 차갑게 하지 않는 것이 중요.

농축 감주보다 탄산수를 2배 정도 더 넣는다.

감주 : 탄산수 = 1 : 2

3배 농축타입의 감주를 사용. 감주 1에 대하여 2배 정도의 탄산수를 넣어 섞는 것이 기본. 스트레이트 타입으로 마시는 경우, 감주 1 : 탄산수 0.5~1을 기준으로 감주의 비율을 늘린다.

섞는다

막대나 스푼 등으로 재료를 잘 섞는다. 믹서를 사용해도 좋다. 감주의 누룩성분이 바닥에 가라앉기 쉽기 때문에 저으면서 마시자.

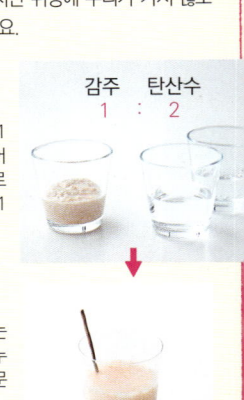

안토시아닌으로 혈류 Up
블루베리 감주 에너지 음료

1잔분 146kcal

블루베리는 한방의학에서는 혈액의 양을 늘리는 식재료로 알려져 있습니다. 항산화성분인 안토시아닌이나 비타민 E가 풍부해서 혈액순환 촉진작용도 큽니다. 쉽게 지치는 체질인 사람에게 특히 추천합니다.

재료(1잔분)
- 감주(3배 농축) ··········· 50ml
- 냉동 블루베리 ··········· 50g
- 탄산수 ··········· 50ml

만드는 법
감주와 냉동 블루베리를 믹서로 잘 섞어 컵에 넣은 후 탄산수를 부어 섞어준다.

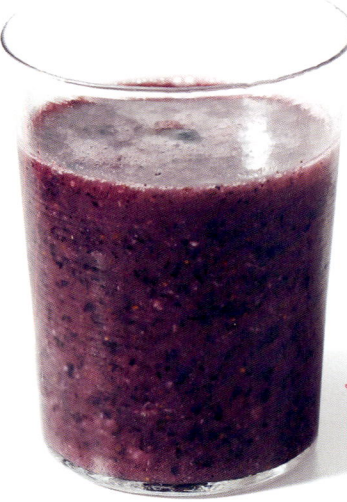
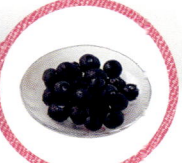

이런 사람에게 추천
- 쉽게 붓는다
- 눈 밑에 다크서클이 있다
- 피곤하면 입술이 까맣게 된다.

「신맛&단맛」이 여름에 효과적
하이비스커스 감주 에너지 음료

1잔분 122kcal

비타민C와 구연산이 풍부한 하이비스커스 티의 신맛과, 감주의 적당한 단맛이 어우러지면 여름의 피로회복에 최고의 효과. 들장미 열매(로즈힙)와 섞어도 좋다.

재료(1잔분)
- 감주(3배농축) ··········· 50ml
- 하이비스커스 티(로즈힙과 블랜딩 해도 좋다) ··········· 50ml
- 탄산수 ··········· 50ml

만드는 법
하이비스커스 티를 뜨거운 물에 약간 진하게 우려내어 식힌다. 감주, 차갑게 한 하이비스커스 티, 탄산수를 컵에 넣고 섞는다.

이런 사람에게 추천
- 땀이 많다
- 서서 일하는 시간이나 야외활동 시간이 길다
- 여름에 더위를 먹는다

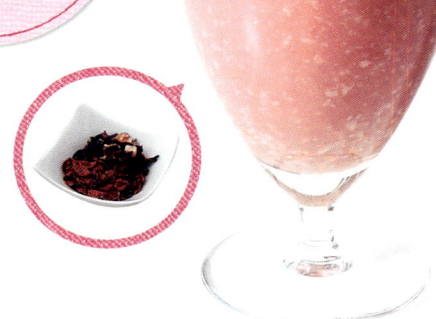

신선한 자극으로 리프레쉬!
민트레몬 감주 에너지 음료

1잔분 131kcal

레몬과 민트의 상쾌한 향으로 기혈의 흐름이 Up. 민트티는 싱싱한 민트를 사용하는 것이 좋다. 없을 때는 허브티 티백으로 대신할 수 있다. 너무 진하게 우려내지 않도록.

재료(1잔분)
- 감주(3배 농축) ··········· 50ml
- 레몬즙 ··········· 1큰술(1/8개분)
- 민트티 ··········· 50ml(생 민트10장. 티백으로 대용 가능)
- 탄산수 ··········· 50ml

만드는 법
생민트는 뜨거운 물로 5분간 우려내어(티백은 1분) 식힌다. 감주, 컵에 차가운 레몬즙을 넣고 탄산수로 희석시킨다.

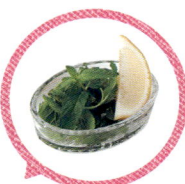

이런 사람에게 추천
- 장시간 업무로 피곤하다
- 스트레스가 심하다
- 쉽게 변비에 걸린다

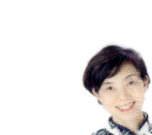

레시피를 알려준 사람은
한방키친 주재
사카구치 타마미씨

한방요리 연구가·한방카운셀러. 국립 북경 중의약대학 일본 분교 약선연구과 강사. 북경 중의약대학에 국비 유학. 동대학 부속병원과 약선레스토랑에서 임상과 실습. 1999년 한방키친 설립. 「감주를 마심으로 장이 활성화되면 피부미용 효과도 기대할 수 있다」
http://kampokitchen.com

Part 2

신진대사의 스위치를 켜는 아침 스트레칭, 신체 불균형을 저녁 스트레칭

결리거나 뒤틀린 신체
하루를 쾌적하고 건강하게 보내는 것은 쉽지 않습니다.
게다가 이런 문제들을 쌓아둠으로써
신체는 확실히 노화진행이 빨라집니다.
그래서 간단히 할 수 있고, 노화진행을 막는 스트레칭을
아침과 저녁 2단계로 나누어 소개합니다.
아침은 신진대사 Up. 저녁은 뒤틀린 신체를 바로잡는 목적으로
스트레칭 습관을 기르도록 합시다.

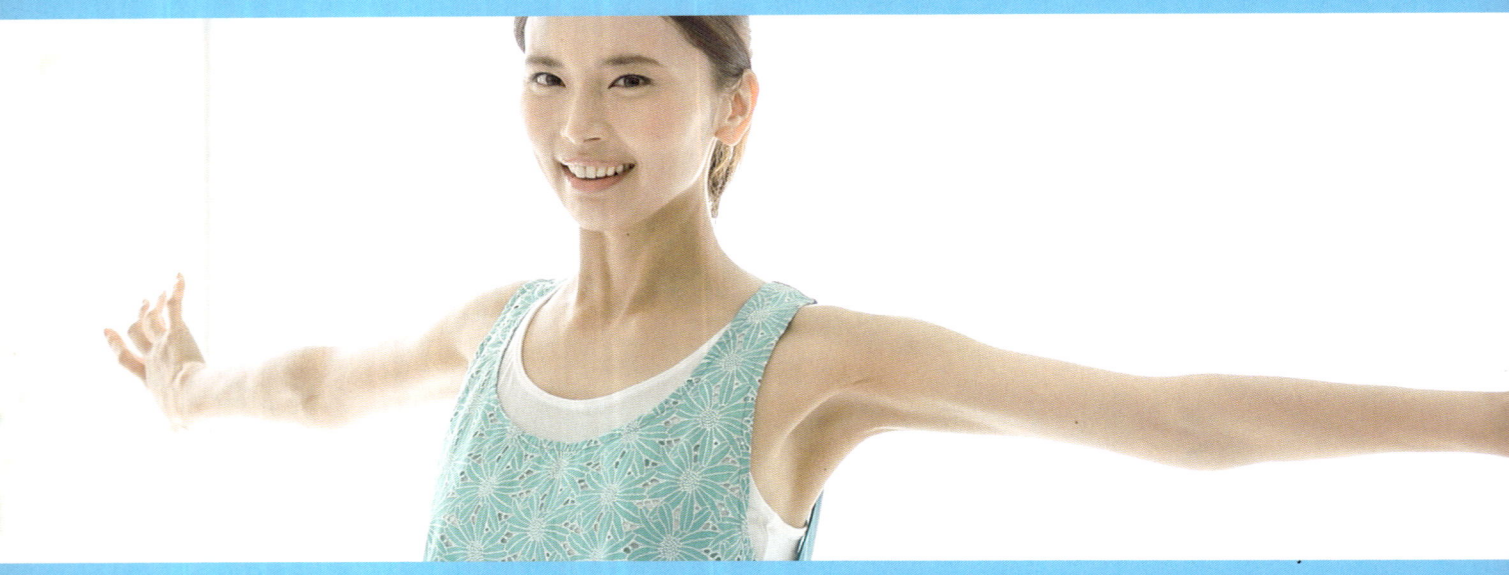

P48 스트레칭은 몸이 굳어 있는 사람일수록 효과적

P50 누워서 5초! 기지개 체조

P56 살이 빠지는! 아침의 반동 스트레칭

P60 누워서 하는 「스윙 체조」

P66 저녁에 누워서 하는 림프 스트레칭

P70 불균형 해소! 저녁의 스윙 스트레칭

P76 몸이 굳어 있는 사람을 위한 기본 스윙 스트레칭

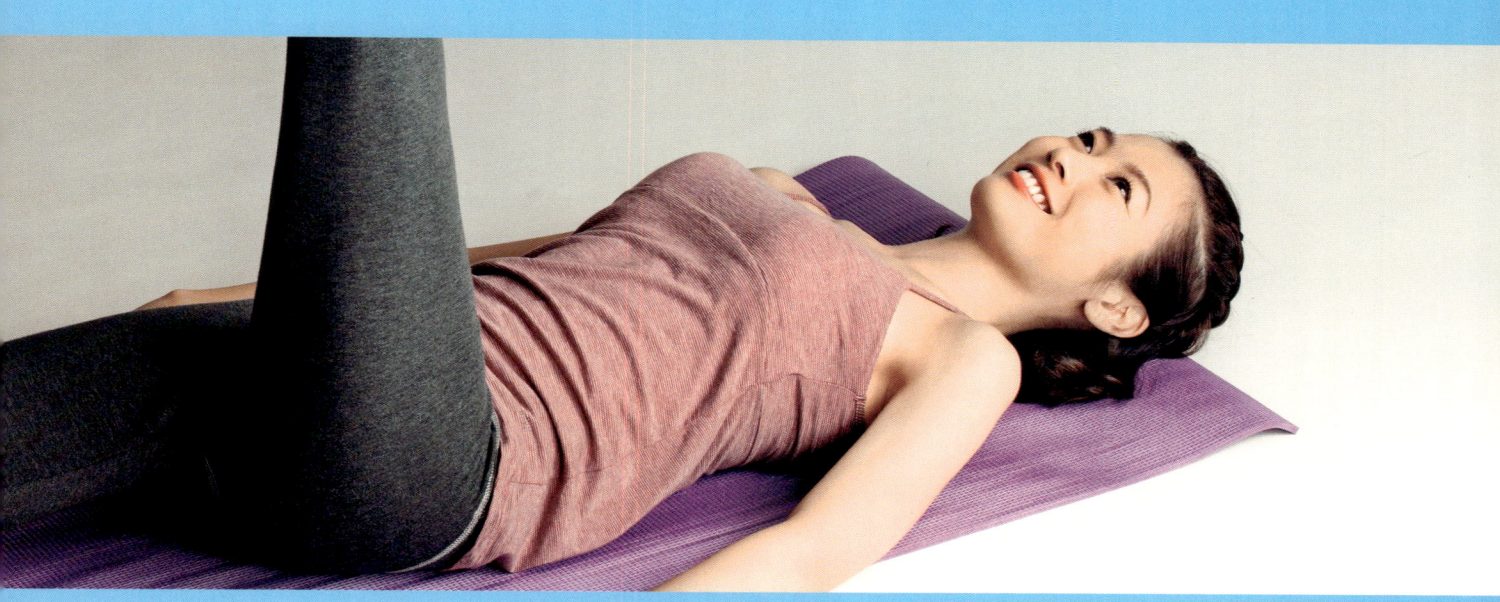

몸이 굳어 있는 사람일수록 효과적!
살을 빼는 데는 아침스트레칭
불균형 해소에는 저녁스트레칭!

지금, 여성들에게 가장 필요한 건강&미용법이라고 할 수 있는 스트레칭. 유연성을 높이고 다이어트에 도움이 되며, 뒤틀림 등의 불균형 해소, 피로회복이나 상처 예방 등 여성의 아름다움을 도와준다. 게다가 시간대별로 적합한 스트레칭이라면 훨씬 효과를 높일 수 있다!

스트레칭 전문가인 트레이너도 실감
스트레칭의 5대 효과

1
신체의 유연성을 높여 넘어지는 등의 상처 예방

관절 주변의 근육이 굳어 있으면 관절이 부드럽게 움직이지 않는다. 이것이 바로 신체가 굳어있는 상태. 고관절이 딱딱하면 다리가 잘 올라가지 않아서 걸려 넘어지기 쉽다. 스트레칭으로 유연성을 높이면 넘어지거나 다치는 것을 방지할 수 있다.

2
근육량 감소를 예방하고 신진대사를 향상시켜 다이어트

유연성이 좋아지면 관절의 가동범위가 넓어진다. 예를 들어 보행할 때 보폭이 넓어져서 신진대사가 올라간다. 이것은 몸이 굳어 있는 사람일수록 효과가 크다. 근육량 감소를 억제하는 작용도 있다.

3
신체불균형 해소 아름다운 자태! 젊게!

신체 일부 근육이 뭉치거나 굳어 있는 불균형한 상태. 그 근육을 스트레칭으로 풀어주면 불균형이 개선. 어깨나 등 주변을 풀어주면 구부정한 자세도 개선되어 젊어 보인다.

4
머리·어깨·허리의 결림을 개선

같은 자세를 계속하고 있으면 일부 근육이 굳어지고 모세혈관에는 압력이 가해져 혈액순환이 나빠진다. 스트레칭으로 근육을 유연하게 하고 혈액순환을 개선하면 통증의 원인이 되는 물질의 체외 배출이 촉진된다.

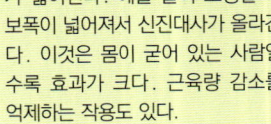

5
피로회복을 촉진하여 릴렉스

스트레칭으로 근육 내의 혈액순환을 좋게 하면 피로 관련 물질의 체외 배출이 촉진되어 피로회복을 빠르게 할 수 있다고 알려져 있다. 잠들기 전의 스트레칭은 부교감신경을 자극하여 릴렉스 효과가 기대된다.

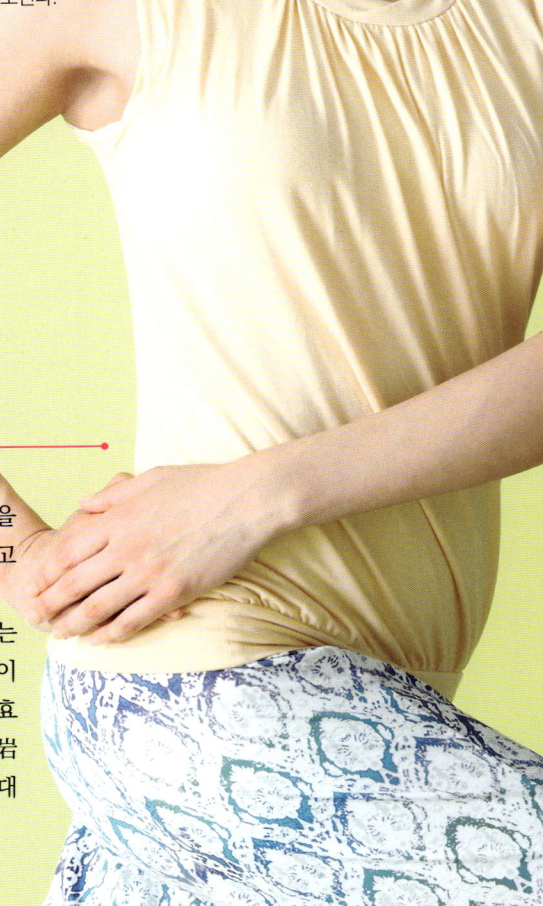

스트레칭이 인기다. 독자 설문조사에 따르면 60% 이상이 하루에 1회 스트레칭을 한다.「스트레칭의 최대 장점은 근육을 유연하게하여 유연성을 기르는 것」이라고 개인 트레이너인 사카즈메 신지(坂詰真二) 씨는 말한다.

그 밖에도 스트레칭에는 위와 같은 효과도 있다. 또「나이를 먹음에 따라 굳어지는 혈관도 스트레칭으로 유연해진다는 것이 밝혀졌다」고 낙농학원대학 야마구치 타이치(山口太一) 교수는 말한다. 말하자면 신체 내부로부터 젊음을 유지하는 데에도 효과적이라는 것이다. 게다가 많은 사람들에게 스트레칭 지도를 해온 이와이 료쇼(岩井隆彰)씨에 따르면「신체가 굳어있는 사람일수록 스트레칭의 다이어트 효과가 기대된다」고 한다.

"스트레칭 효과를 높이기 위한 「베스트 타이밍」이 있습니다!"

아침은 다이어트 효과!
「동적인 스트레칭」으로 신진대사 Up! 교감신경을 Switch On!

근육이 움츠러들어 있는 아침에는 움직이면서 늘려주는 「동적 스트레칭」을. 교감신경을 자극해서 신진대사를 활발하게 하는 다이어트.

「누운 채로 5초!! 기지개 체조」 P.50
아침에 일어나 침대 위에서 몸을 최대한 크게 기지개 켜는 것만으로도 뒤틀림이나 부기가 한꺼번에 해소.

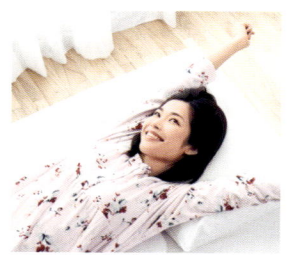

「살이 빠지는! 아침의 반동 스트레칭」 P.56
반동을 주는 「동적 스트레칭」으로 근육트레이닝과 유산소 운동 요소를 병행하자.

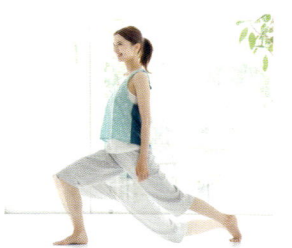

저녁에는 불균형 해소
하루 일과의 신체 불균형 리셋! 「정적인 스트레칭」으로 릴렉스

목욕으로 몸을 따뜻하게 한 후에 누운 채로 스트레칭을 하면 효과적으로 신체 불균형을 해소할 수 있다. 푹 잠들 수 있어서 다음날 아침도 상쾌하게.

「누워서 하는 스윙 체조」 P.60
목욕탕에서, 침대에서, 요가식의 「정적 스트레칭」으로 근육을 이완시켜 뭉치거나 결린 곳을 풀어준다.

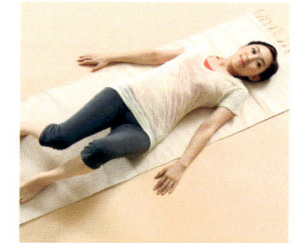

「신체 불균형 해소! 저녁의 스윙 스트레칭」 P.70
목욕탕에서, 침대에서, 요가식의 「정적 스트레칭」으로 근육을 이완시켜 뭉치거나 결린 곳을 풀어준다.

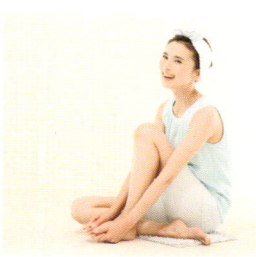

게다가 목적에 따라 이런 스트레칭도

「저녁에 누워서 하는 림프 스트레칭」 P.66
누운 채로 다리를 올리는 스트레칭으로 일과 동안 쌓였던 림프를 한꺼번에 흘려보내 부기나 피로를 풀어준다.

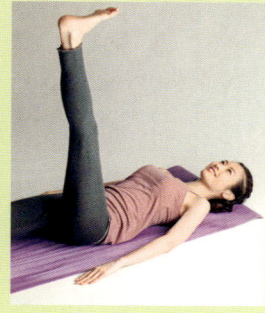

「몸이 굳어 있는 사람을 위한 기본 스윙 스트레칭」 P.76
의자를 사용한 스트레칭으로 몸이 굳어있는 사람이 평소 풀어주지 않는 곳을 쭉쭉 펴주자.

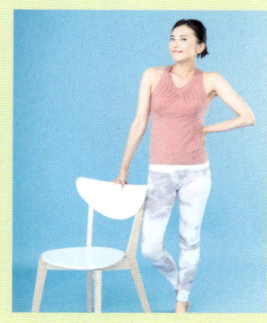

그러면 어떤 스트레칭을 하면 좋을까. 스트레칭은 정적인 스트레칭과 동적인 스트레칭이 있다. 정적인 스트레칭은 반동을 주지 않고 서서히 늘려주는 방법이며, 동적인 스트레칭은 움직이면서 자연스럽게 관절의 운동영역을 넓혀가는 방법. 야마구치 씨는 「유연성을 높이는 데에는 정적 스트레칭이 좋다고 하는 연구 결과가 있다」고 한다. 특히 이것은 저녁 목욕 후 근육이 따뜻해졌을 때 실시하면 효과가 높으며 신체 일부의 근육이 엉겨 굳어졌을 때 생기는 '뒤틀림(신체 불균형)'을 해소하는 데에는 저녁이 최적의 타이밍이라고 할 수 있다.
한편 NPO법인 일본스트레칭협회 이사장인 나가하타 요시히토(長畑芳仁)씨에 따르면 「아침은 근육이 움츠러들어 있기 때문에 정적인 스트레칭보다도 움직이면서 풀어주는 동적인 스트레칭이 좋다. 신진대사도 올라가기 때문에 다이어트에도 효과적」이라고 한다. 그러면 낮에는 어떨까? 결리거나 붓기 쉬운 낮에는 정적 또는 동적 스트레칭 모두 좋다. 아무튼 조금씩이라도 스트레칭을 하는 것이 중요하다.

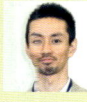

야마구치 타이치씨
낙농학원대학
농식사환경군 식과건강학류 조교수

홋카이도 대학교 대학원 교육학연구과 박사후기과정 수료. 전공은 트레이닝 과학, 컨디셔닝 과학. 스트레칭에 관한 연구를 다수 진행하고 있다.

나가하타 요시히토씨
NPO법인
일본스트레칭협회 이사장
테이쿄대학 의료기술학부 유도테라피과 전임강사

와세다대학 교육학부 졸업, 순천당대학 대학원 체육학전공 수료. 「스트레칭 학원 토탈공원점」에서 지도를 하고 있다. 저서로 『스트레칭 통째로 이해 하는 대사전』(베이스볼매거진 사).

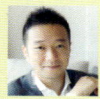

이와이 료쇼씨
지르 대표이사

유도테라피스트. 국내외의 많은 스포츠 현장에서 메디컬 트레이너로서 활약. 성산중형원 원장. 저서로 『몸이 굳어 있는 사람일수록 살이 빠지는 스트레칭』(마이내비), 『몸이 굳어 있는 사람에게 효과적인 근육 스트레칭』(학연플러스) 등.

취재·글/하네다 히카루(편집부) 사진/오카자키 켄지 스타일링/시이노 이토코 헤어&메이크/요다 요코 모델/이노우에 타카미 디자인/비웍스

「누워서 5초! 기지개 체조」의 3대 효과

1. 5초간 기지개를 3회 반복함으로써 틀어진 골반과 견갑골을 바로 잡는다

등이 굽은 사람은 척추 근육이 늘어진 채 수축하지 못하며, 반대로 배나 가슴의 근육은 수축되어 굳어 있다. 이것이 뒤틀림이다. 만세를 부르는 자세로 기지개를 켜면 등 쪽의 근육과 복부 근육의 원래의 위치가 동시에 전달되어 뒤틀림이 개선된다.

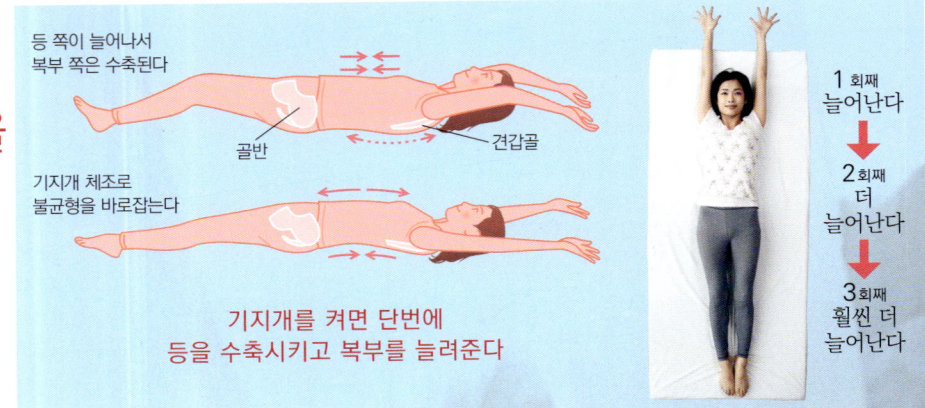

2. 4가지의 포즈 모두 누운 채로 가능하고 부기를 개선하는 효과가 높다

누운 상태로 운동하기 때문에 하반신의 림프액이 상반신으로 되돌아 올 때 중력의 방해를 받지않으며, 그 결과 부기 개선효과를 곧바로 느낄 수 있다. 기지개 체조는 근육의 수축과 이완을 반복하기 때문에 림프액 펌핑 작용이 좋아진다.

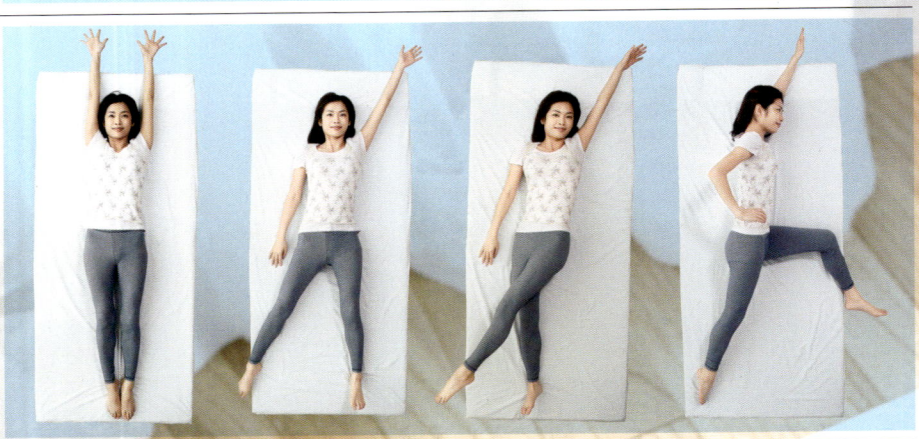

3. 슬로우 트레이닝과 동일한 작용으로 근육량을 늘리는 효과가 있다

최대한 기지개를 켰을 때는 손발 등의 혈류가 일시적으로 저해되며, 힘을 빼면 일순간 모세혈관까지 혈액이 흘러들어간다. 그것을 반복한 결과 슬로우 트레이닝과 동일한 효과가 있으며 근육량이 늘어난다. 혈류가 좋아지며 냉증도 개선

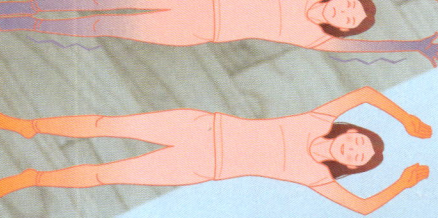
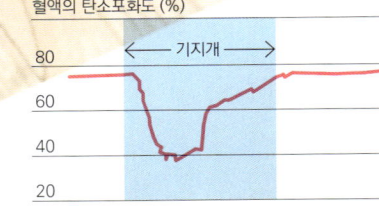

기지개 체조는 혈류가 저해되어 슬로우트레이닝과 비슷한 운동효과

양손을 펴는 기지개 체조를 했더니, 상완삼두근이 수축하여 혈류 제한이 일어나 혈액의 탄소 포화도가 내려갔다. 슬로우 트레이닝과 동일한 효과이며, 기지개 체조에 근육 트레이닝 요소가 있다는 것을 나타낸다. (데이터: 사에키씨)

방법론 고안은

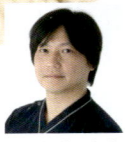
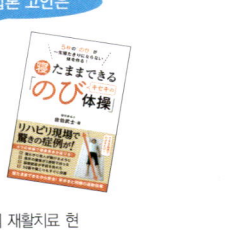

사에키 타케시씨
이학요법사

ELT건강증진연구소 소장. 병원의 재활치료 현장에서 일한 후, 독일에서 도수이학요법을 배웠다. 리츠메이칸 대학 스포츠 건강과학 연구과에서 고령자의 건강증진에 대하여 연구. 현재는 요양시설이나 시민교실에서 기지개 체조를 지도한다. 저서로 「5초의 「기지개」가 평생 침대 신세가 되지 않는 몸을 만든다! 누운 채로 할 수 있는 기적의 「기지개 체조」」(와니북스).

「뒤틀림」도 「부기」도 한꺼번에 해소!
재활치료 현장에서 탄생한 효과만점의 체조

누워서 5초! 기지개 체조

부기나 냉증, 오십견에 즉효!

요통환자도 OK! 통증이 사라진다

아침에 눈을 뜨면 전신을 쭉 늘려준다. 기분이 좋아지기 때문에 자연스럽게 매일 하고 있는 사람도 많을 것이다.
그 「기지개」를 여기에서 소개하는 4가지의 포즈로 하면 효과만점의 체조가 된다.
근육 트레이닝과 대사 UP 효과도 동시에. 뒤틀림이나 부기, 관절 통증도 해소되고 뱃살도 쏙 빠진다고 한다.
간단하며 유용한 「누워서 5초 기지개 체조」. 운동을 싫어하는 사람에게 추천합니다.

취재·글／오야 나오코(편집부)　　사진／사사키 준　　스타일링／나카노 아즈사(biswa.)
헤어&메이크／요다 요코　모델／쓰야마 사치코　일러스트／미유미 모토세　디자인／디쉬　촬영협력／마이하우스

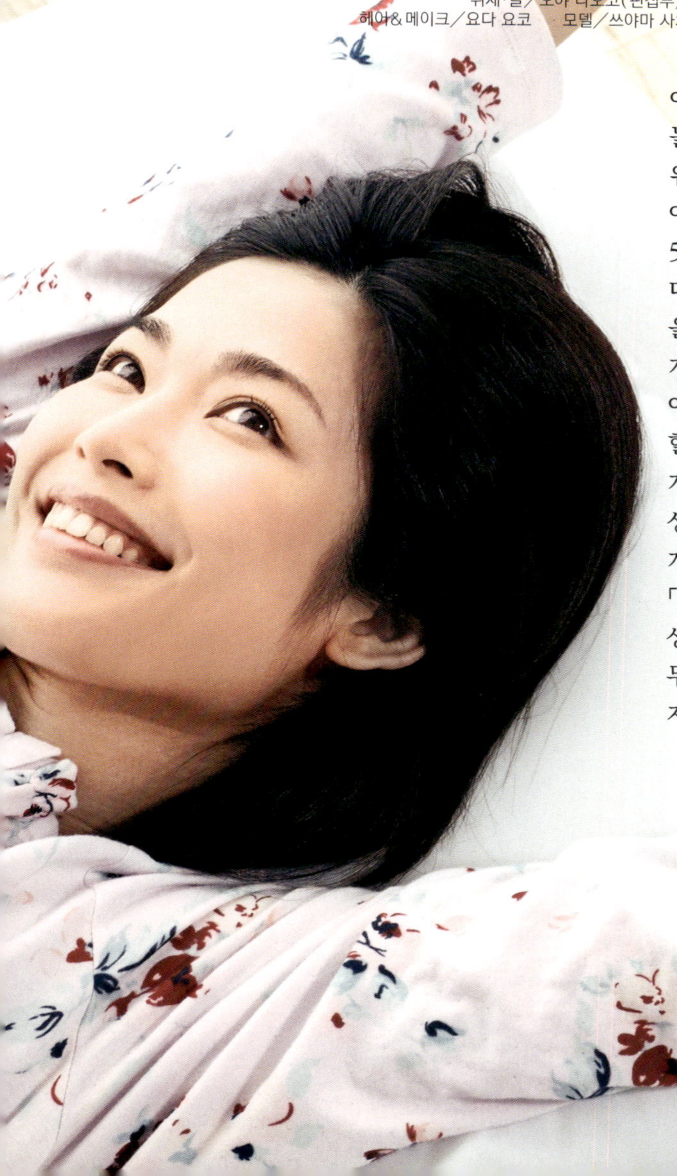

아침에 이부자리 위에서 누운 채로 전신을 최대한 늘려주기만 하면 된다.
놀랄 만큼 간단한 「기지개 체조」. 여기에 뒤틀림을 풀어주거나 전신 근육을 키워주는 등 복합적인 효과가 있다고 한다(왼쪽 페이지).
아주 간단한데도 효과가 있는 이유는 전신을 사용한 기지개를 반복하기 때문.
5초간 기지개를 켠 후 5초간 힘을 빼주는 것을 3회 반복함으로써 한 번 할 때마다 기지개의 크기가 커지고 효과도 올라가는 전신운동이 된다. 「신진대사 상승을 조사했더니 빨리걷기나 배구에 맞먹는 정도의 운동이었다」고 기지개 체조를 개발한 이학요법사인 사에키 타케시(佐伯)씨는 말한다.
아무리 그렇다고 하더라도 기지개 시간 5초는 너무 짧은 것은 아닌가 하고 생각할 수도 있지만 실은 5초가 가장 적당하다. 「전신 근육을 사용하여 최대한 기지개를 켜면 20대인 사람도 최고혈압이 5초간에 단숨에 160~180mmHG까지 상승」(사에키씨). 고령자를 포함하여 누구나 안전하게 할 수 있도록 5초 기지개를 켜고 나서 힘을 빼 준다.
「기지개는 연골과 연골이 이어지는 관절을 이「완시켜 주는 작용」으로 관절을 정상적인 위치로 되돌린다. 그 때문에 40대 이후에 급증하는 고관절, 견관절, 무릎관절의 통증 해소에 효과적이다. 아랫배도 쏙 들어간다.
지금 당장 시작해 보자.

누워서 5초! 기지개 체조 첫 번째

상하로 늘려주면 복부가 줄어든다
전신 기지개 체조

먼저 가장 간단한 「전신 기지개 체조」부터 시작하자. 만세를 부르는 자세로 5초간, 두 손가락 끝에서 발가락 끝까지 일직선이 되도록 최대한 늘려준다. 호흡을 멈추지 않도록 1, 2, 3, 4, 5하고 숫자를 세어도 좋다. 쭉 편 후에는 온몸의 힘을 빼고 5초, 이것을 3세트 반복한다.

「상반신에서는 주로 등 쪽의 근육(능형근, 후거근, 다열근, 척추기립근 등)이 수축하는 것이 MRI로 드러났다」(사에키씨). 데스크웍을 하는 사람들에게 자주 나타나는 웅크린 자세나 어깨 결림을 개선하는 효과가 크다. 또 몸통 부분을 중심으로 상반신은 위로, 하반신은 아래로 늘려주기 때문에 복부나 가슴의 근육이 당겨져 허리가 날씬해 진다(사에키씨).

허리가 젖혀지는 사람은 엎드린 자세부터 시작해도 좋다.

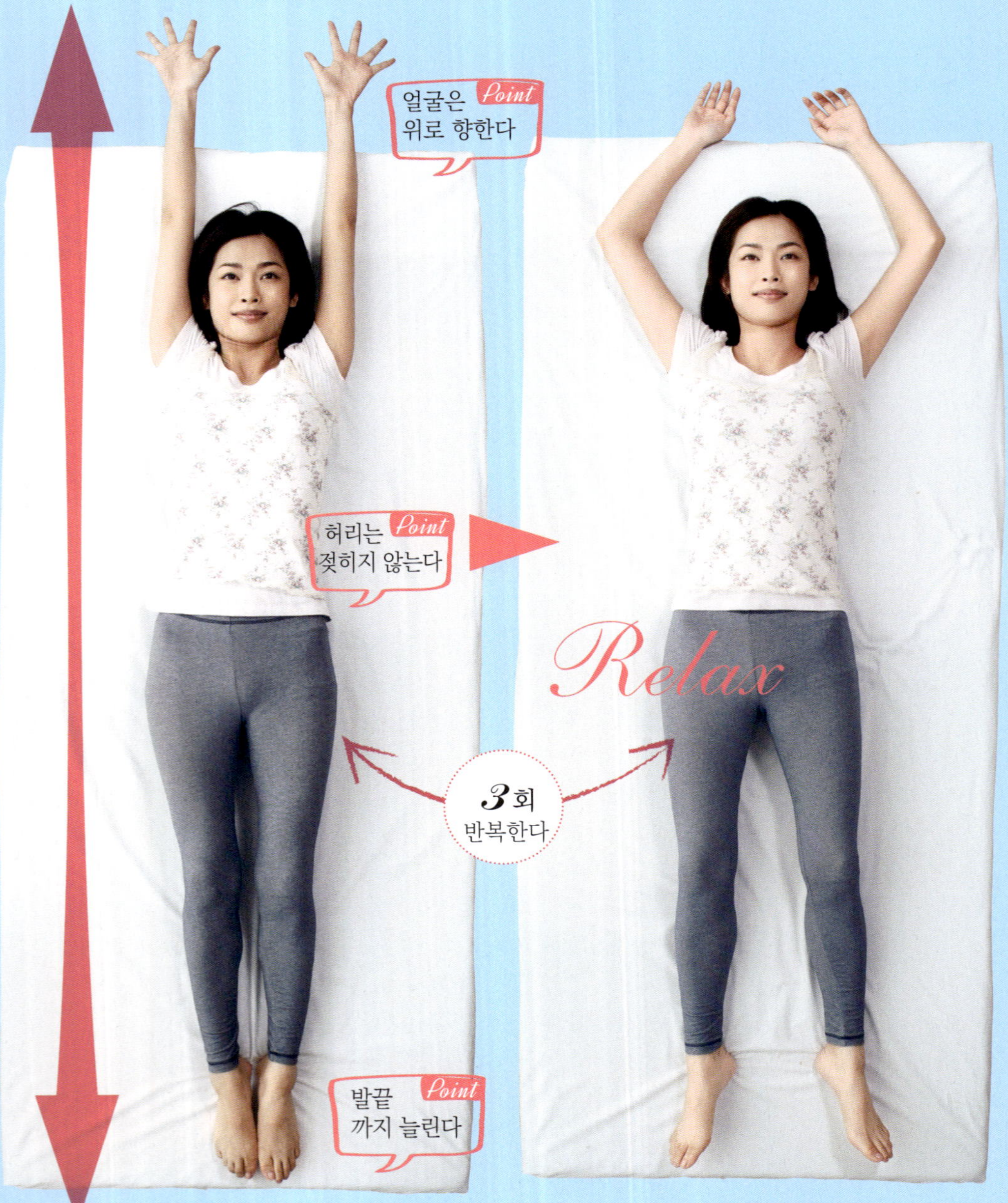

- 얼굴은 위로 향한다 **Point**
- 허리는 젖히지 않는다 **Point**
- 발끝 까지 늘린다 **Point**
- *Relax*
- 3회 반복한다

늘려서 5초
하늘을 보는 자세로 만세 자세를 취한다. 두 손의 끝과 발끝을 가능한 최대한 멀어질 수 있도록 온몸에 힘을 넣어 쭉 기지개를 켜고 5초간 유지. 호흡은 멈추지 말고 자연스럽게 한다.

힘을 빼고 5초
온몸에서 단숨에 힘을 빼고 5초간 쉰다. 이것으로 1회. 다시 기지개 자세를 취하고 처음보다 더 길게 늘린 후 5초간 유지하고 다시 힘을 뺀 상태로 5초. 총 3회를 반복한다.

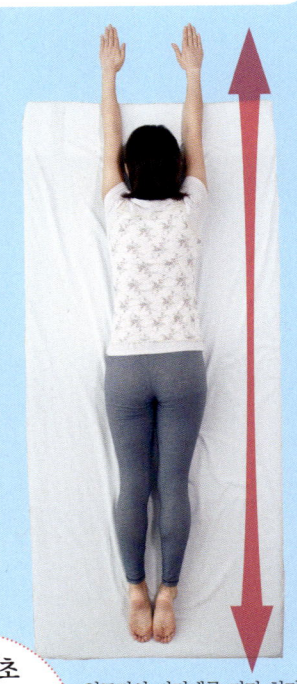

허리가 젖혀지는 사람은 엎드린 상태부터 시작하자

늘려서 5초 힘빼고 5초 × 3회 반복 반대쪽도 한다

엎드려서 기지개를 켜면 허리가 젖혀지지 않아서 허리가 아프지 않다. 호흡이 어려우면 머리를 옆으로 돌리고 해도 좋다. 단 엎드려서 하면 「복부가 쭉 펴지지 않아서 운동효과가 적다.」(사에 키씨). 허리가 젖혀지지 않게 되면 다시 위를 보고 시작한다.

누워서 **5**초! 기지개 체조 **두 번째**

대각선으로 쭉 늘려주면 옆구리도 날씬하게
비스듬히 기지개 체조

이번에는 왼손과 오른쪽 다리로 대각선을 만든다고 의식하면서 비스듬히 늘려보자. 등 쪽의 근육을 수축 시키면서 복부나 가슴의 근육이 늘어난다는 점에서는 오른쪽 페이지의 「전신의 기지개 체조」와 동일하다. 그러나 대각선으로 늘려주는 만큼 근육에 가해지는 자극은 조금 다르다. 「근육은 원래 여러 방향으로 사용할 수 있는 것. 이 체조에서도 다리를 훨씬 넓히고 손을 그에 맞추어 늘리려고 의식해서 실시하면 효과가 더 좋아진다」(사에키씨).

비스듬한 방향으로 늘려주기 때문에 몸의 측면 근육이 사용된다. 복부를 코르셋처럼 통모양으로 감싸는 복횡근이 자극되기 때문에 옆구리를 날씬하게 하는 효과도 기대할 수 있다고 한다.

왼손을 위로 하는 「비스듬히 기지개」가 끝나면 이번에는 오른손을 위로 하여 동일한 방법으로. 허리가 젖혀지는 사람은 엎드린 자세부터 시작 하자.

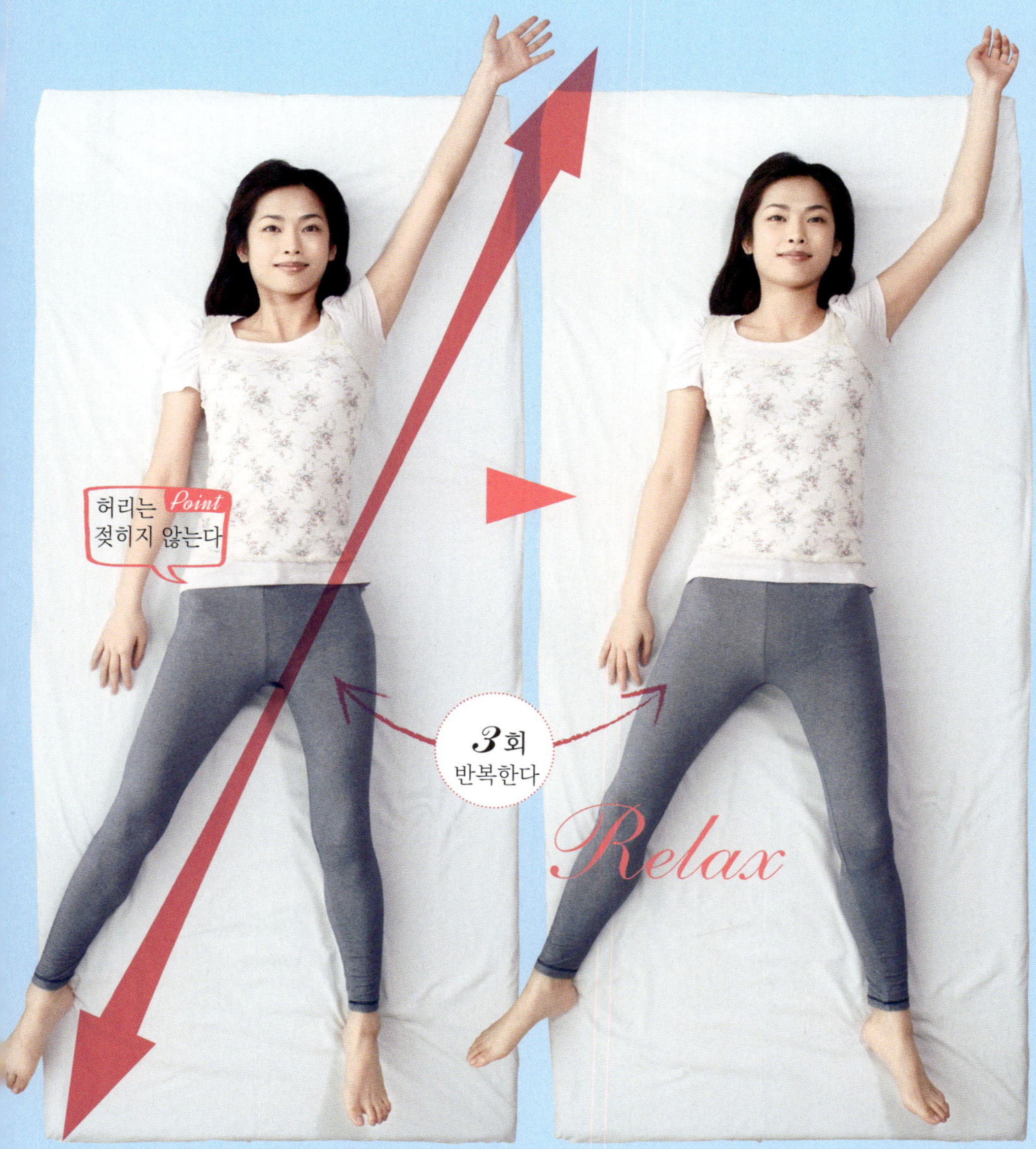

Point 허리는 젖히지 않는다

3회 반복한다

Relax

허리가 젖혀지는 사람은 엎드린 상태부터 시작하자

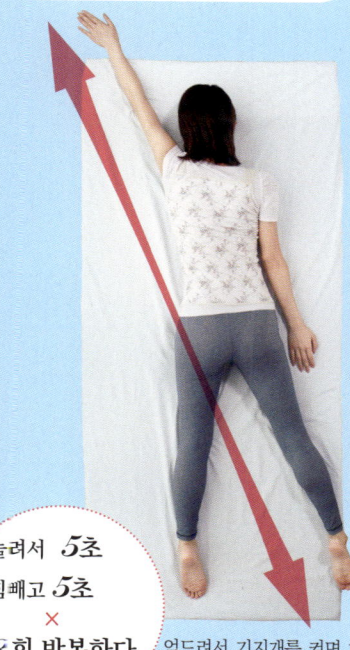

늘려서 5초
천정을 보는 자세로 왼손을 비스듬히 위로, 오른쪽 다리를 비스듬히 아래로 두고, 대각선을 만든다. 왼손 끝과 오른발 끝을 최대한 멀리 하여 늘린 후 5초간 유지.

힘을 빼고 5초
온몸에서 힘을 빼고 5초간 쉰다. 이것으로 1회. 총 3회를 반복한다. 다음은 오른 손을 비스듬히 위쪽으로, 왼쪽 다리를 비스듬히 아래로 하고 반대쪽 대각선으로 마찬가지로 늘렸다가 힘을 빼는 것을 3회 반복한다.

반대쪽도 마찬가지로

늘려서 5초 힘빼고 5초 × 3회 반복한다
엎드려서 기지개를 켜면 허리가 젖혀지지 않는다. 호흡이 어려우면 머리를 옆으로 돌리고 해도 좋다. 단 엎드려서 하면 운동효과가 낮기 때문에 허리가 젖혀지지 않게 되면 다시 위를 보고 시작한다.

누워서 5초! 기지개 체조 세 번째

앉아서 일하느라 움직이기 힘들어진 고관절을 조정

교차 기지개 체조

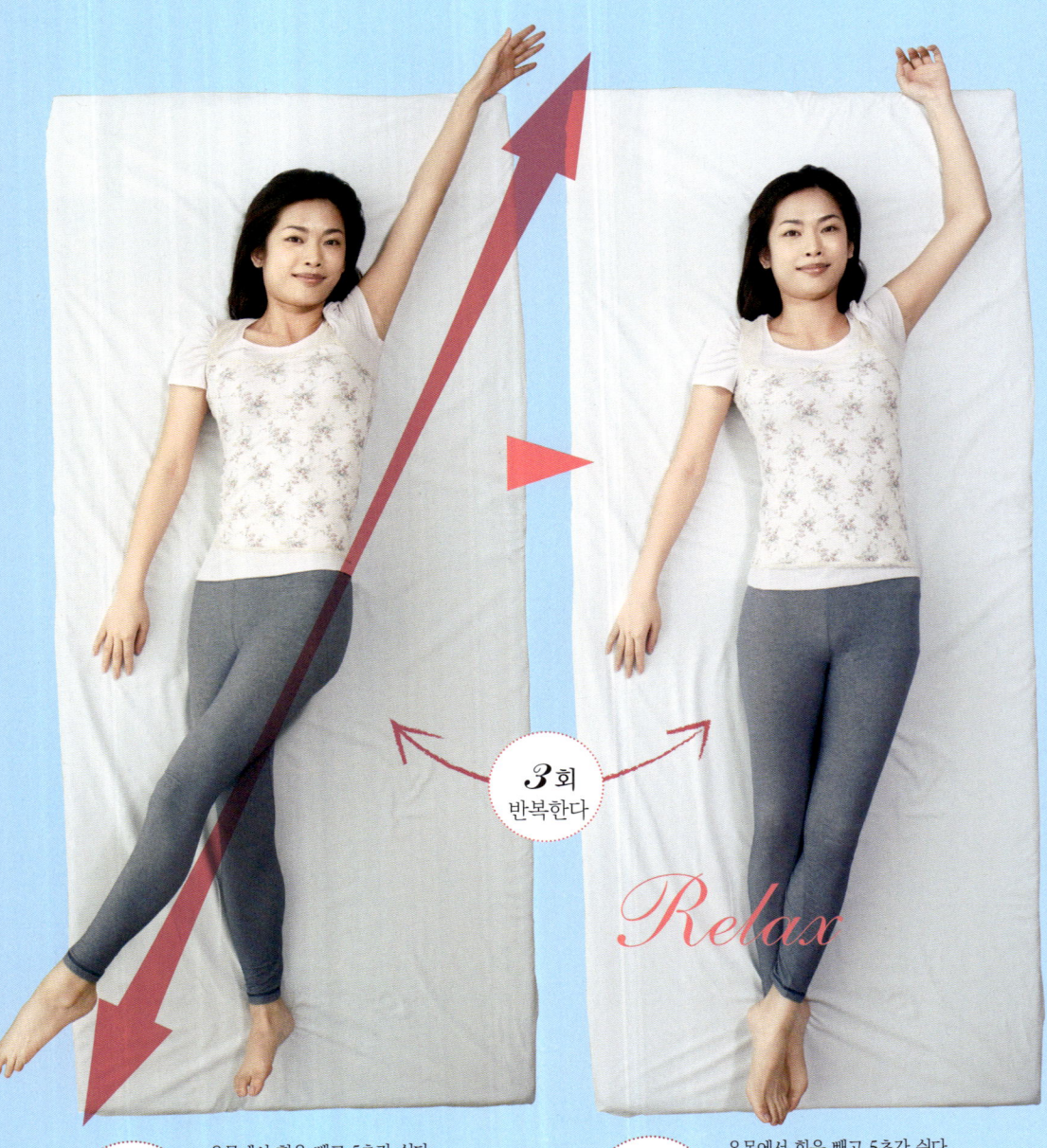

3회 반복한다

Relax

힘을 빼고 5초

온몸에서 힘을 빼고 5초간 쉰다. 이것으로 1회. 총 3회를 반복한다. 다음은 오른손을 비스듬히 위로, 오른쪽 다리를 크로스 시켜 반대쪽의 대각선 방향으로, 마찬가지로 늘려주는 것과 힘을 빼는 동작을 3회 반복한다.

반대쪽도 마찬가지로

늘려서 5초

온몸에서 힘을 빼고 5초간 쉰다. 이것으로 1회. 총 3회를 반복 한다. 다음은 오른손을 비스듬히 위로, 오른쪽 다리를 크로스 시켜 반대쪽의 대각선 방향으로, 마찬가지로 늘려주는 것과 힘을 빼는 동작을 3회 반복한다.

다음으로 소개하는 기지개 체조도 왼손을 비스듬히 위로 하여 대각선을 만들지만 이번에는 몸 앞에서 교차시킨 왼쪽 다리와 대각선이 되도록 한다. 간단하게 보이지만 해보면 골반 주변의 근육이 긴장되는 것을 느낄 수 있어서 그림처럼 자세를 잡는 것이 의외로 힘들다.

「다리를 교차시키면 왼쪽 엉덩이에서 무릎까지의 대퇴부 측면 근육과 인대(대퇴부막장근과 장 경인대)가 스트레칭 되며, 평소 책상 업무만을 하느라 고관절을 굽히고 있는 시간이 긴 사람에게는 특히 추천. 또 고관절의 움직임이 좋아지기 때문에 고관절이 좋지 않아 고관절 주변이나 무릎에 통증이 있는 사람에게도 추천할 수 있다」(사에키씨). 무릎에 힘이 없는 사람은 무리하지 말고 앞 페이지의 「비스듬히 기지개 체조」부터 서서히 익숙해 지도록 하자.

누워서 **5**초! 기지개 체조 **네 번째**

1가지만 한다면 이것!

골반의 뒤틀림을 해소하여 보폭을 크게 하는
옆으로 기지개 체조

1가지의 포즈로 7가지 효과

- 광배근, 삼각근·견갑대 주위 근육의 구심성 수축 트레이닝
  ▶ 어깨관절 굴곡근력의 개선
- 척추기립근의 구심성 수축 트레이닝
  ▶ 배근력 UP
- 장요근의 앤태고니스트 스트레칭
  ▶ 고관절 신전 운동범위 개선
- 대전근의 구심성 수축 트레이닝 (근수축하여 단련)
  ▶ 고관절신전근력의 개선
- 대흉근, 대원근의 앤태고니스트(길항근) 스트레칭
  ▶ 어깨관절 굴곡운동 범위의 개선
- 엘론게이션(신장)에 의한 복횡근의 강제수축 트레이닝
  ▶ 복부 복원력 향상 (안정성)
- 엘론게이션(신장)에 의한 대퇴사두근의 근수축
  ▶ 무릎신전근력의 개선

마지막으로 소개하는 것은 4가지의 「기지개 체조」중 가장 많은 부위를 자극하여 효과가 큰 자세이다. 「시간이 없어서 4가지의 체조를 모두 다 할 수 없는 사람은 일단 이것만이라도 하는 것이 좋다」(사에키 씨).

3단계로 늘려주는 포즈를 취한다. 아래의 사진 준비2에서, 왼쪽 다리를 앞으로 차는 듯한 기분으로 무릎을 뻗는 것이 포인트이다. 「왼쪽 허벅지 뒤의 근육이 골반을 뒤로 기울어지게 하기 때문에 허리가 젖혀지지 않아서 허리 통증은 걱정할 필요가 없다」(사에키 씨).

쭉 뻗은 포즈에서는 오른쪽 골반 내에 있는 대요근이 늘어나며 동시에 오른쪽 엉덩이 근육인 대전근이 확실히 수축한다. 「앉아 있는 시간이 많은 여성이나 고령자는 대요근이 수축되어 있어서 고관절 운동이 어렵다. 무리해서 허리를 무리하게 움직이려고 하다보면 요통이 생긴다. 이 체조를 아침에 하게 되면 요통예방 효과가 높다」(사에키 씨).

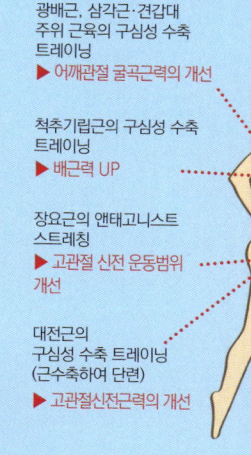

준비 1
좌반신이 아래로 오도록 옆으로 눕는다. 허벅지가 등 뼈에 대하여 직각이 되도록 허리와 무릎을 굽힌다. 허리는 젖혀지지 않도록 한다.

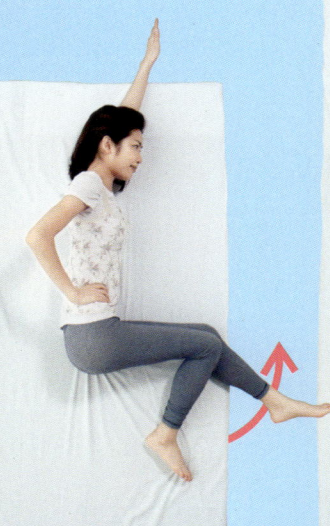

2
몸의 아래쪽에 있는 왼손을 위로 펴준다. 오른손은 허리에 가볍게 댄다. 몸 아래쪽에 있는 왼쪽 다리를 앞으로 차는 기분으로 왼쪽 무릎을 가능한 쭉 뻗는다.

늘려서 5초

온몸에서 힘을 빼고 5초간 쉰다. 이것으로 1회. 총 3회 반복한다. 다음은 우반신을 아래로 한 자세를 취하고 오른손과 왼쪽 다리로 일직선을 만들고 늘려주는 동작과 힘을 빼는 동작을 3회 반복한다.

3회 반복한다.

힘을 빼고 5초 / **반대쪽도 마찬가지로**

Relax

온몸에서 힘을 빼고 5초간 쉰다. 이것으로 1회. 총 3회 반복한다. 다음은 우반신을 아래로 한 자세를 취하고 오른손과 왼쪽 다리로 일직선을 만들고 늘려주는 동작과 힘을 빼는 동작을 3회 반복한다.

화제의 『자중근 트레이닝 100의 기본』 저자가 고안한 "새로운" 스트레칭

스트레칭 × 근육트레이닝
살이 빠지는 아침

「스트레칭은 반동을 주지 않고 하는 것」이라고 생각하는 사람들이 많을지도 모릅니다. 하지만 반동을 이용한 새로운 스트레칭을 하게 되면, 스트레칭, 근육 트레이닝, 유산소운동의 효과를 한꺼번에 얻을 수 있다는 것이 밝혀졌습니다! 최신 방법을 소개합니다.

취재·글／히라노 아야 촬영／스즈키 히로시
스타일링／시이노 이토코 헤어&메이크／요다 요코
모델／TOMOMI 일러스트／미유미 모토세 디자인／비웍스

이미지는 승마
말을 타는 것처럼, 등과 허리를 곧게 세운 상태에서 상하로 튕기듯이 움직인다.

하반신을 강화하여 사이즈 다운
런지 반동스트레칭
＊＊＊＊＊＊

다리를 앞뒤로 벌린 상태에서 튕기듯이 몸을 상하로 움직이는 스트레칭. 「다리를 많이 벌릴 수록 효과가 높다」(히가 씨). 뒤로 뺀 다리의 앞 측이 쭉 뻗어있는 것을 느끼면서 대퇴 사두근과 장요근을 단련시킬 수 있다.

여기를 늘려준다
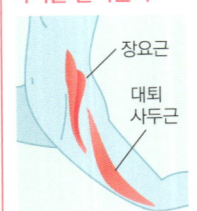
장요근
대퇴 사두근

최소 좌우 10회씩 목표는 30초!

스트레칭 × 근육 트레이닝 × 유산소운동
반동 스트레칭으로 얻는 3대 효과

반동을 주어 빠른 속도로 근육을 뻗어주면 근육 내의 근방추가 감지

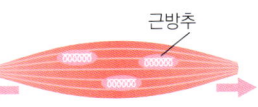
근방추

▼

근방추의 작용으로 근섬유(속도근)가 빠르고 강하게 작용해서 근육 트레이닝 효과를 얻는다

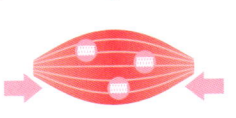

30초 이상만 지속하면 산소 운동 효과로 지방이 연소 된다

일반적인 스트레칭에 근육 트레이닝 효과가 더해진다

반동 스트레칭 　　 통상의 스트레칭
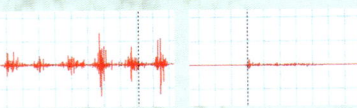

상반신을 옆으로 굽히는 통상적인 측굴 스트레칭(오른쪽 그림)과 왼쪽 페이지의 「협근을 늘리는 반동스트레칭」(왼쪽 그림)을 했을 때의 복사근의 근전도. 일반적인 스트레칭보다 반동 스트레칭 쪽이 근육이 활성화되어 있다. (데이터 제공: 히가 씨)

유산소 운동의 트리플 효과
반동 스트레칭

아침운동법 스트레칭으로 대사 UP! 다이어트

아침, 대사를 올려주는 스트레칭으로 가장 적합한 새로운 스트레칭법을 발견! 그것이 개인 트레이너인 히가 카즈오(比嘉一雄) 씨가 고안한 「반동 스트레칭」이다.

특징은 근육을 늘려준 상태에서 반동을 주어 튕기듯이 움직이는 것. 히가 씨에 따르면 「근육 속에는 『근방추』라고 하는 센서가 있어서, 근육이 펴지는 것을 감지하면 강하고 빠르게 근육을 수축시키려고 작동한다. 이 때 근육이 단련된다. 이 동작은 통상 과부하가 걸리지 않으면 일어나지 않지만, 재빨리 근육을 늘려주는 반동 스트레칭이라면 이 작용을 일으킬 수 있다」. 즉 전혀 무리하지 않고 효율적으로 근육을 단련시킬 수 있다는 것. 근육 트레이닝을 싫어하는 여성에게 안성맞춤이다.

또한, 「하나의 동작을 30초 이상 지속하면 유산소운동도 된다」(히가 씨). "일석이조"인 스트레칭법을 경험해 보자!

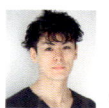

히가 카즈오 씨
CALADA LAB. 대표

개인트레이너. 여배우나 프로스포츠 선수를 지도하는 한편 도쿄대학대학원의 이시이 나오카타 연구실 박사 과정에서 근육트레이닝의 과학적 효과 등을 연구. 「자중근 트레이닝 100의 기본」 (에이출판사)

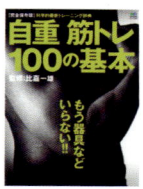

이 자세로 시작

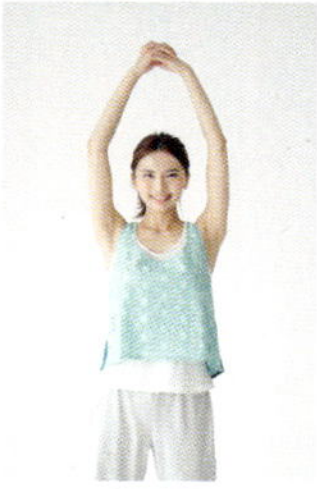

깍지를 끼고 두 손을 올린다

어깨 넓이로 다리를 벌리고 선다. 양손을 끼고 가볍게 팔꿈치를 굽혀 들어올린다. 몸이 앞으로 넘어지지 않도록 주의하면서 상반신을 오른쪽으로 기울인다.

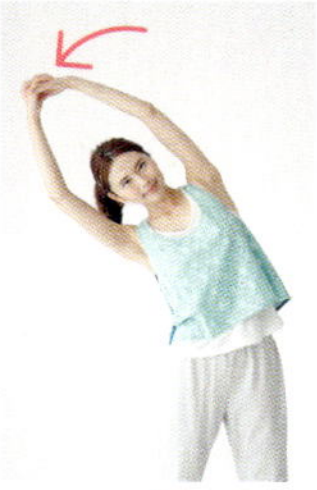

오른쪽으로 기울인 후 반동을 이용해 왼쪽으로

오른쪽으로 최대한 기울여 왼쪽 옆구리를 확실히 늘려 준 후에, 반동을 이용하여 왼쪽으로 몸을 넘긴다. 이때 양 다리의 뒤꿈치가 들리지 않도록 주의.

1초 동안 1회 왕복의 페이스로 반복

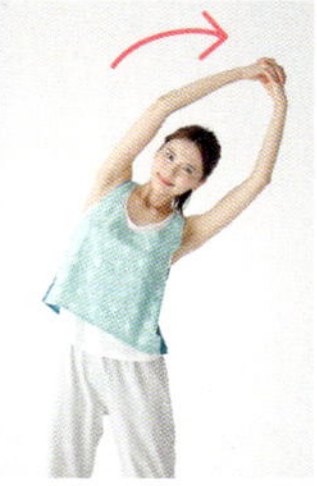

좌우로 기울이는 동작을 반복한다.

왼쪽으로 최대한 기울여 오른쪽 옆구리를 확실히 늘려준 후에 다시 반동을 이용하여 오른쪽으로 기울인다. 처음에는 서서히 움직이다가 서서히 속도를 올려 반복한다.

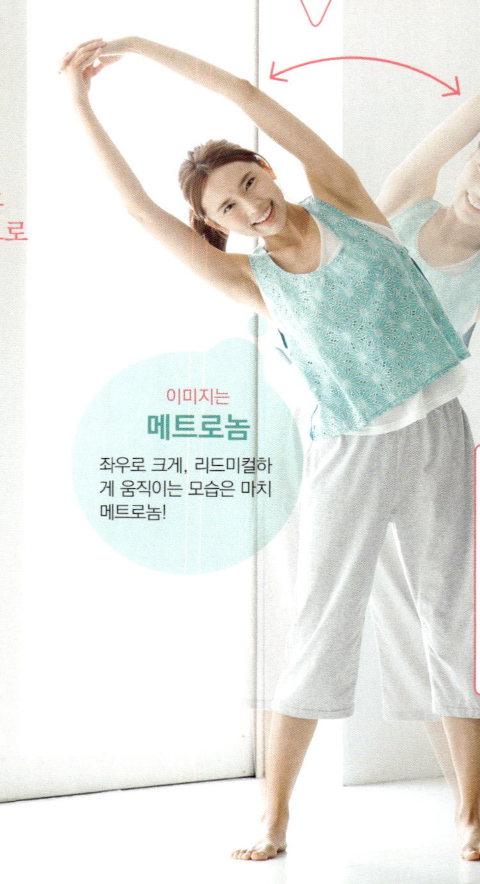

허리를 당겨주는!
옆구리 늘리기
반동 스트레칭

팔을 쭉 뻗은 상태로 상반신을 좌우로 기울여서 옆구리를 늘려주는 스트레칭. 「반동을 주어 좌우로 움직임으로써 복사근이 단련되기 때문에 허리가 수축된다」 (히가 씨)

이미지는 메트로놈

좌우로 크게, 리드미컬하게 움직이는 모습은 마치 메트로놈!

최소 10회 왕복 목표는 30초!

여기를 늘린다

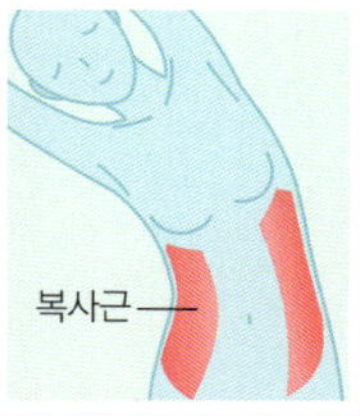

복사근

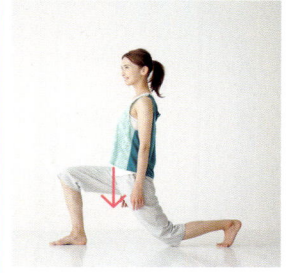

이 자세로 시작

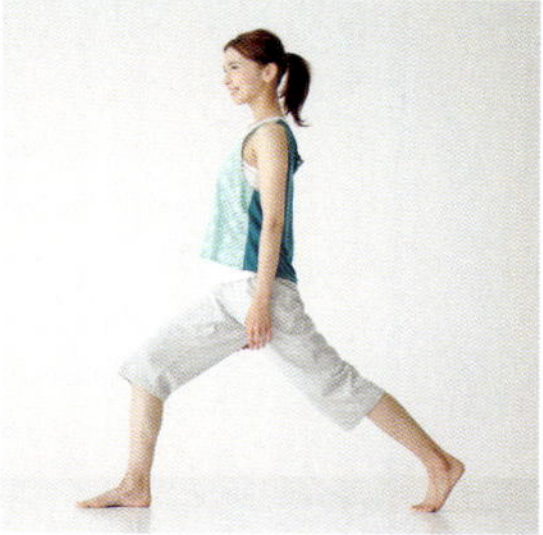

한쪽 다리를 크게 뒤로 뺀다

한쪽 다리를 뒤로 크게 빼고 선다. 두 팔은 자연스럽게 아래로 내린다. 척추를 쭉 뻗고 시선이 전방을 향하면 신체가 흔들리지 않는다.

1초 동안 2번의 페이스로 반복

허리를 곧장 아래로 내린다

허리를 곧장 아래로 내리고, 반동을 이용하여 원래 자세로 되돌아온다. 처음에는 작은 상하운동에서 시작하여 서서히 뒤로 뻗은 다리의 무릎이 바닥에 닿을 정도까지 움직여 주자.

두 팔이 점점 얇아진다!
팔 벌리기 반동 스트레칭

양팔을 비틀면서 크게 벌리고 팔 위쪽을 늘려 주는 스트레칭. 반동을 이용해 빠르게 움직여서 팔 위쪽의 이두박근을 단련하면 두 팔이 얇아진다.

이 자세로 시작

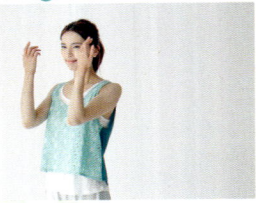

몸 앞을 팔로 가린다
어깨너비로 다리를 벌리고 선다. 팔꿈치를 구부리고 손바닥을 얼굴을 향해 얼굴 높이까지 들어 올린다. 뒤로 당겨 팔을 뻗어 준다.

↓ 1초 동안 1회의 페이스로 반복

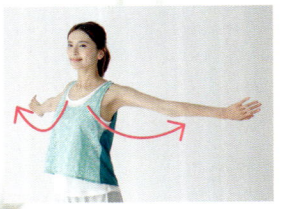

팔을 비틀면서 벌린다
엄지 손가락을 아래로 향하게 팔을 비틀어서 뻗으며 벌린다. 완전히 펴지면 반동으로 원래 자세로 돌아온다. 처음에는 천천히, 서서히 속도를 높여 반복한다.

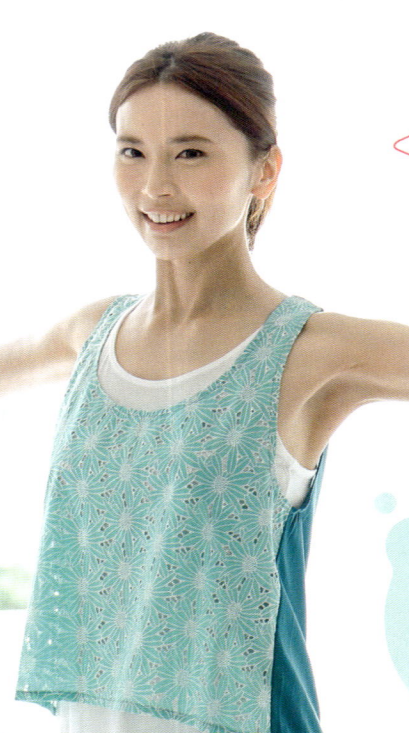

이미지는 지휘자
지휘자가 지휘봉을 흔드는 것처럼 리듬 있게 팔을 크게 벌리자

최소 10회 목표는 30초!

여기를 늘려준다
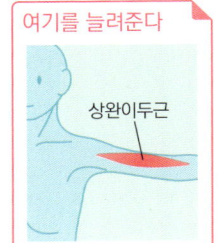
상완이두근

등의 처짐을 해소!
등 늘리기 반동 스트레칭

팔을 비틀면서 앞으로 뻗어줌으로써 견갑골 주변의 근육을 풀어주고 단련 시킨다. 「마지막으로 팔을 5cm 정도 앞으로 내미는 듯한 기분으로 뻗어주면 등 부분을 확실히 늘릴 수 있다(히가씨).」

이 자세로 시작

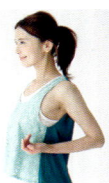

팔을 굽혀 옆구리에 둔다
어깨너비로 다리를 벌려 선다. 팔꿈치를 구부리고 손바닥이 위를 향하도록 하여 옆구리에 둔다. 여기에서 팔이 안쪽을 향하게 비틀면서 뻗어준다.

↓ 1초 동안 1회의 페이스로 반복

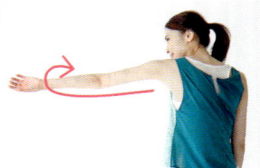

팔을 비틀면서 뻗어준다
팔이 완전히 펴진 위치에서 5cm를 더 미는 기분으로 스트레칭. 동시에 손이 밖으로 향하도록 팔을 비튼다. 어깨 전체를 앞으로 내미는 느낌으로. 반동을 이용해 원래 자세로 돌아온다

이미지는 셰도우 복서
팔을 앞으로 던지듯이 뻗어주는 것이 요령. 복서가 된 기분으로!

최소 좌우 10회씩 목표는 30초!

여기를 늘려준다
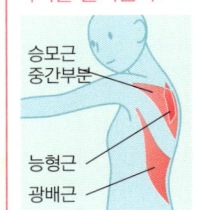
승모근 중간부분
능형근
광배근

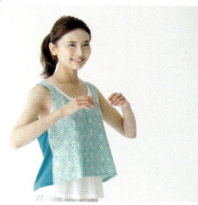

이 자세로 시작

팔꿈치를 가볍게 굽힌 자세
어깨너비로 다리를 벌리고 선다. 팔꿈치를 구부려 몸 앞에 둔다. 여기에서 물을 젓는 것처럼 팔꿈치를 뒤로 당기고 가슴을 열어준다.

1초 동안 1회의 페이스로 반복

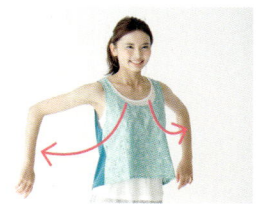

팔꿈치를 당겨 가슴을 연다
견갑골을 모으듯이 하여 팔꿈치를 최대한 당기면 반동으로 원래 자세로 돌아온다. 처음에는 천천히, 서서히 속도를 높여 반복한다.

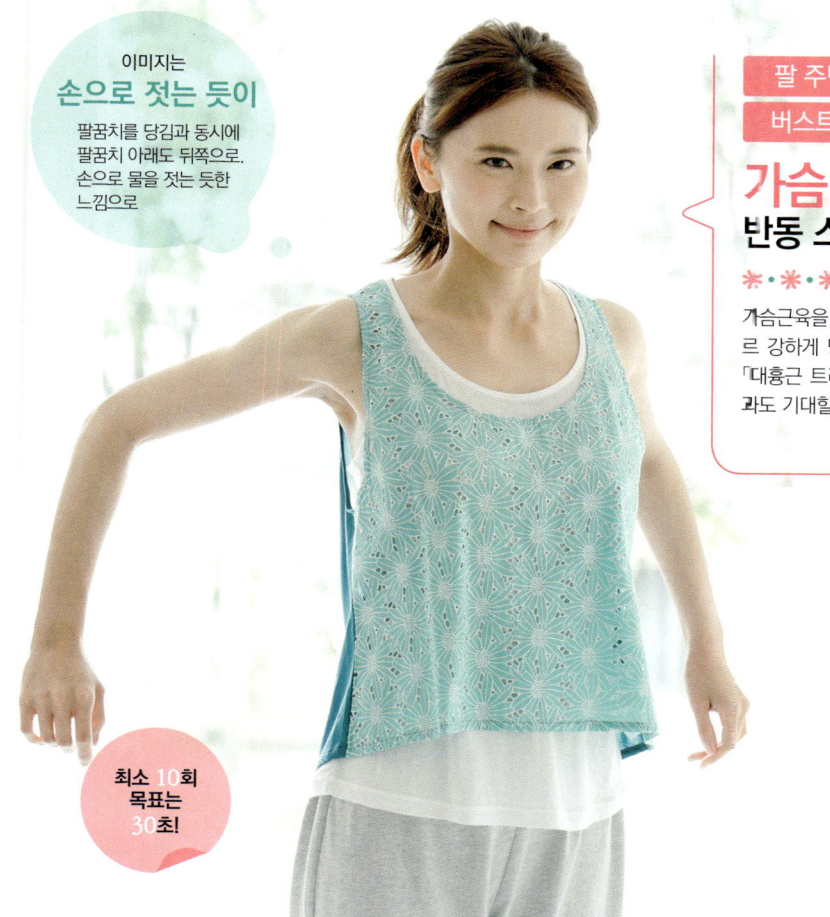

이미지는 손으로 젓는 듯이
팔꿈치를 당김과 동시에 팔꿈치 아래도 뒤쪽으로. 손으로 물을 젓는 듯한 느낌으로

팔 주변을 풀어주어 버스트 Up

가슴 열기
반동 스트레칭

가슴근육을 풀어주는 스트레칭. 팔을 뒤로 강하게 당겨 팔 근육을 늘려줌으로써 「대흉근 트레이닝도 된다. 버스트Up 효과도 기대할 수 있다」(히가 씨).

여기를 늘려준다 — 대흉근

최소 10회 목표는 30초!

앞 구부리기 반동 스트레칭

다리 뒷부분을 늘려 허벅지를 얇게!

엉덩이에서 허벅지의 뒷부분까지 늘려주는 스트레칭. 「무릎을 가볍게 구부림으로써 허리에 부담을 주지 않고 유연성도 높일 수 있다」(히가 씨). 대전근, 허벅지 뒷부분의 근육을 단련하고 허벅지를 수축시켜 힙업!

이미지는 요요
위아래로 튕기듯이 운동. 요요가 된 듯한 기분으로!

최소 10회 목표는 30초!

이 자세로 시작

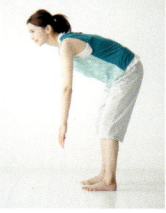

무릎을 가볍게 구부린 앞 구부리기 포즈로
어깨너비로 다리를 벌리고 서서 무릎을 가볍게 구부리고 상체를 앞으로 기울인다. 무릎의 위치는 고정하고 척추는 똑바로 하면서 손을 바닥에 접근시킨다.

1초 동안 2회의 페이스로 반복

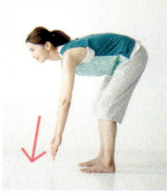

튕기듯이 위아래로
손을 바닥에 접근시키면서 반동을 이용해 튕기듯이 원래의 자세로 돌아간 후 다시 앞구부리기 동작을 반복한다. 허벅지 뒤쪽이 펴진다는 것을 의식하면서.

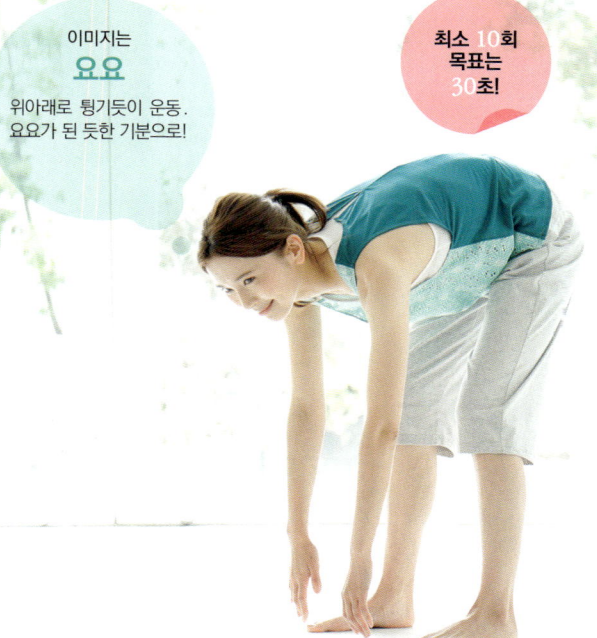

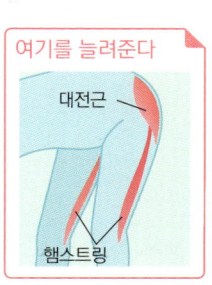

여기를 늘려준다 — 대전근, 햄스트링

골반의 뒤틀림이 해소되고, 요통도 개선!
누워서 하는 「스윙체조」

> 최고의 인기 스트레칭!

위를 보고 누워서 기분 좋게 몸을 흔들흔들 하는 것뿐. 그런데도 목이나 어깨의 긴장이 풀리고 골반이 제자리로. 그대로 잠이 들 정도로 기분 좋은 「스윙체조」 수강 희망자가 쇄도하는 체조방법을 지면으로 소개!

- 불면증이 개선되었다 (46세·남성)
- 요통이 가벼워졌다 (43세·여성)
- 어깨결림·생리통이 개선되었다 (38세·여성)

「흔들고」「돌리고」 OK!

「스윙 체조」는 **3단계로 전신을 풀어준다**

- 목·어깨·등을 흔들어주는 「스윙체조1」
- 골반의 뒤틀림을 해소하는 「스윙체조2」
- 고관절을 제자리로 「스윙체조3」

정해진 횟수는 없지만 기분이 좋아질 때까지 계속하면 ok. 기재한 시간은 기준.

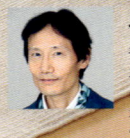

모리 아키히코씨
스윙체조 고안자 정체(整体)지도자

관서학원대학졸업. 어렸을 때부터 병약했던 몸을 동양의학이나 요가를 실천함으로써 극복. 요가 지도원으로서 8년간 활동한 후 약 10년에 걸쳐 「스윙체조」를 개발. 개업한지 22년, 현재 스윙체조 지도와 함께 재즈피아니스트로서도 활동. 체조교실이나 강좌 외에 개인지도도 하고 있다.

「요통이나 목, 어깨 결림이 가벼워진다」「골반의 뒤틀림이 해소」된다고 평판이 자자하며, 정원 70명 클래스가 13년간 연속 입장 순서를 기다리는 행렬로 인산인해를 이루는 인기강좌가 오사카에 있다. 모리 아키히코(森明彦) 씨에 따르면 「스윙체조」가 바로 그것인데, 연 4만명 이상이 강좌를 수강했다. 제1, 제2, 제3의 3종류의 체조를 기본으로 하며 모두 하늘을 보고 누운 채로 몸을 좌우로 넘기거나 팔이나 무릎을 돌리거나 하면서 기분 좋게 흔드는 것뿐. 「중력과 싸우지 않고 자신의 신체의 무게를 느끼면서 흔들흔들 흔들림으로써 신체가 자연스럽게 풀리기 시작한다」(모리씨).

우선은 제1~제3까지 전체적으로 따라해 보자. 몸이 가벼워졌다는 느낌이 들기 시작할 것이다.

취재·글/야마모토 미사오 사진/스즈키 히로시 스타일링/시이노 이토코
헤어&메이크/요다 요코 모델/도노가키 카나
디자인/비웍스 구성/하네다 히카리(편집부)

목·어깨·등의 긴장을 풀어주는
「스윙체조 제1」

매일 데스크웍으로 굳어있는, 견갑골에서 목, 등을 풀어주는 효과가 높은 것이 「제1」동작. 팔짱 낀팔을 돌리는 동작과 신체를 좌우로 흔드는 동작에 의해 결림이 깊숙한 뿌리부터 풀린다.

위를 보는 자세로 팔짱낀 팔을 돌리거나 몸을 좌우로 넘기거나 하면서 흔들어 견갑골 주변이나 등을 풀어주는 것이 「제1」동작. 「데스크웍으로 어깨나 등이 딱딱하게 굳어지면 평소의 스트레칭을 하더라도 몸이 좀처럼 풀리지 않는 경우가 많다」고 모리 씨는 말한다. 그렇기 때문에 스윙체조에서는 특정 포즈나 형식을 일부러 만들지 않고, 스스로 기분 좋다고 느끼는 동작을 자유롭게 실시한다. 「팔을 돌릴 때도 크게 돌리거나 작게 돌리거나, 또 기분이 좋은 부분을 찾으면서 반복하다 보면 자연스럽게 긴장이 풀린다. 돌리고 흔드는 동작에 의해 몸 깊은 부분의 결리거나 뭉친 부분이 풀리기 시작한다」(모리씨).

견갑골 주변, 목의 긴장을 푸는
팔돌리기

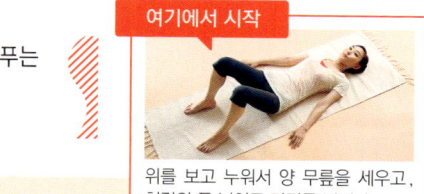

여기에서 시작
위를 보고 누워서 양 무릎을 세우고, 허리의 폭 넓이로 다리를 벌린다.

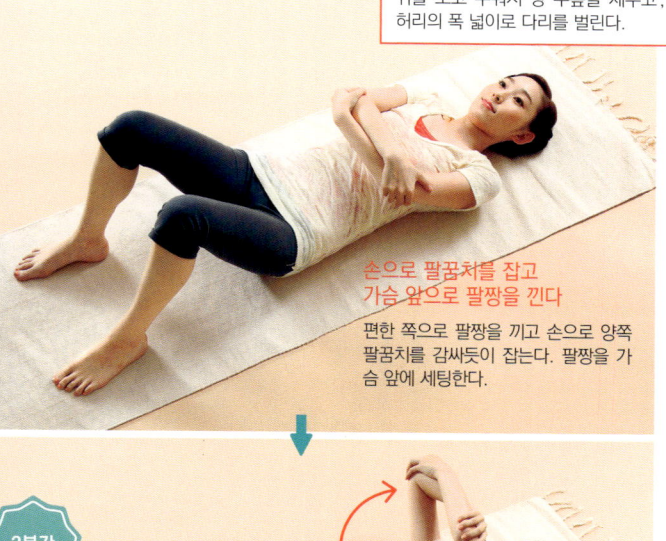

손으로 팔꿈치를 잡고 가슴 앞으로 팔짱을 낀다
편한 쪽으로 팔짱을 끼고 손으로 양쪽 팔꿈치를 감싸듯이 잡는다. 팔짱을 가슴 앞에 세팅한다.

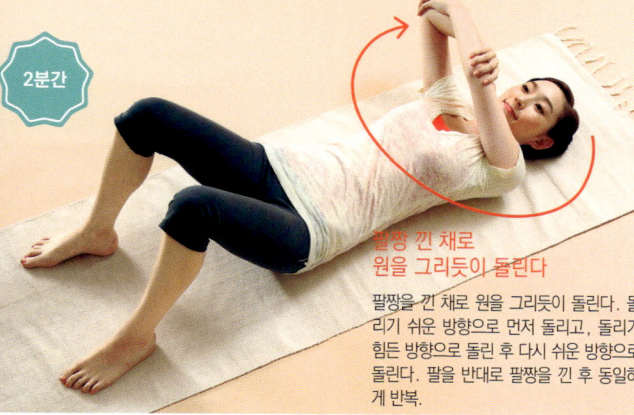

2분간

팔짱 낀 채로 원을 그리듯이 돌린다
팔짱을 낀 채로 원을 그리듯이 돌린다. 돌리기 쉬운 방향으로 먼저 돌리고, 돌리기 힘든 방향으로 돌린 후 다시 쉬운 방향으로 돌린다. 팔을 반대로 팔짱을 낀 후 동일하게 반복.

등과 목을 뿌리부터 풀어주는
몸넘기기

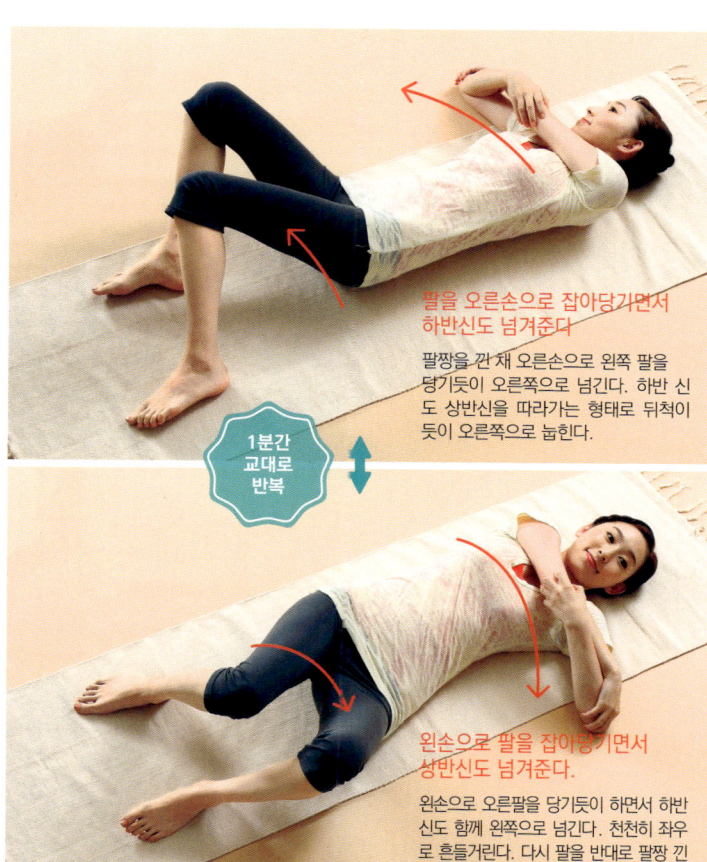

팔을 오른손으로 잡아당기면서 하반신도 넘겨준다
팔짱을 낀 채 오른손으로 왼쪽 팔을 당기듯이 오른쪽으로 넘긴다. 하반신도 상반신을 따라가는 형태로 뒤척이듯이 오른쪽으로 눕힌다.

1분간 교대로 반복

왼손으로 팔을 잡아당기면서 상반신도 넘겨준다
왼손으로 오른팔을 당기듯이 하면서 하반신도 함께 왼쪽으로 넘긴다. 천천히 좌우로 흔들거린다. 다시 팔을 반대로 팔짱 낀 후 동일한 방법으로 반복한다.

머리·발목·팔을 흔들면서 릴렉스

「제1」「제2」「제3」 각각을 실시한 후에
공통의 가벼운 정리운동

머리를 좌우로, 다리부터 발목까지, 그리고 팔도 손바닥을 위로 향하여 흔들어준다. 마지막으로 위를 보고 누운 자세로 릴렉스.

머리를 흔들흔들 · 다리를 흔들흔들 · 팔을 흔들흔들

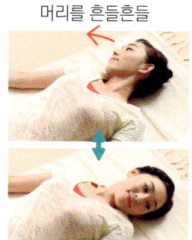 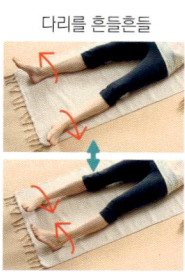 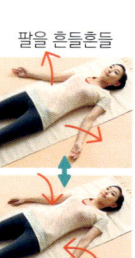

릴렉스

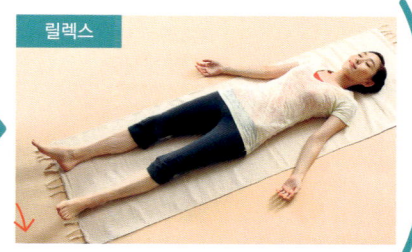

골반의 뒤틀림을 해소하는
「스윙체조 제2」

흔드는 동작이 익숙해지면 계속해서 「제2」로. 골반을 좌우로 작게, 점차로 크게 흔든다. 골반과 등뼈, 고관절 주위의 근육 밸런스가 잡히며 체조 후에는 척추가 똑바로 기분좋게 펴진다.

좌우의 골반의 움직임을 느껴보는
작게 흔들기

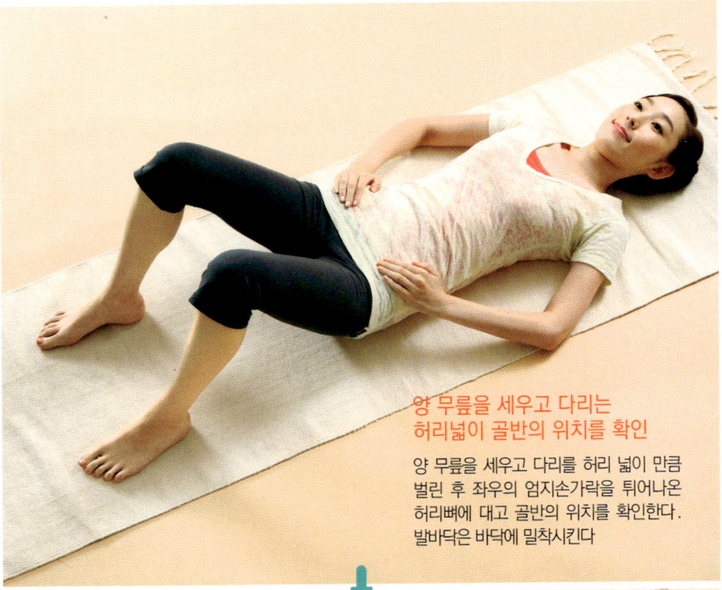

「제2」동작은 골반 주변. 「요통이나 생리통이 있는 사람은 거의 대부분의 경우 골반 뒤쪽에 있는 선장관절이 뒤틀리거나 어긋나 있다」고 모리 씨는 지적한다. 그러나 「뒤틀리거나 어긋나 있는 골반이더라도 좌우로 스스로 기분이 좋다고 느끼는 리듬으로 계속 흔들다 보면 주위의 근육이 풀리면서 밸런스가 잡히게 된다」(모리 씨). 실제로 스윙체조에 의해서 오랫동안 고민했던 요통이나 신경통이 나았다고 하는 여성들도 많다고 한다.

핵심은 좌우교대하면서 발바닥으로 바닥을 밟아 밀어내는 동작(왼쪽 페이지). 「이 동작으로 골반과 등뼈의 뒤틀림이 풀리며 좌우의 중심이 잡힌다. 그 결과 서 있는 자세가 아름다워지며 몸매도 눈에 띄게 좋아진다」(모리 씨).

위를 보고 누웠을 때 허리가 아프거나 미저골이 바닥과 맞닿아 아픈 경우에는 타월 등을 접어 골반 아래에 깔아두어도 좋다.
「타월의 두께로 약간 골반의 위치가 올라가면 요통이나 생리통의 개선효과도 더 좋아진다」고 모리 씨는 말한다.

양 무릎을 세우고 다리는 허리넓이 골반의 위치를 확인

양 무릎을 세우고 다리를 허리 넓이 만큼 벌린 후 좌우의 엄지손가락을 튀어나온 허리뼈에 대고 골반의 위치를 확인한다. 발바닥은 바닥에 밀착시킨다

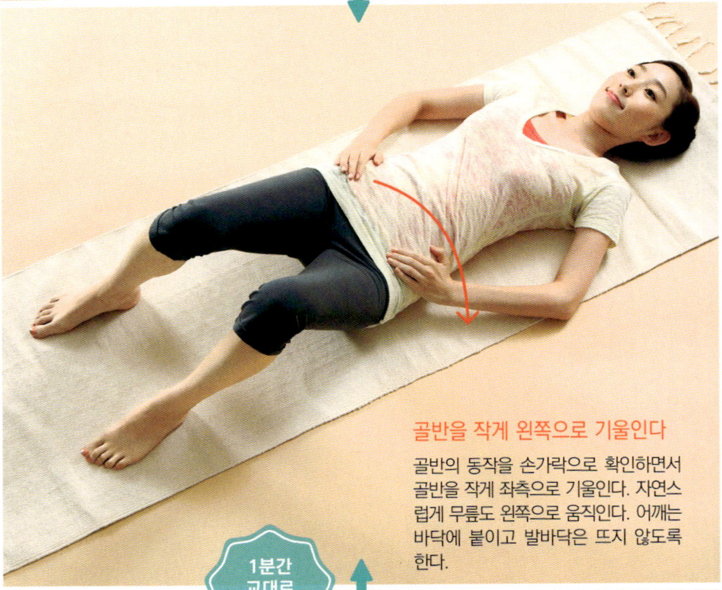

골반을 작게 왼쪽으로 기울인다

골반의 동작을 손가락으로 확인하면서 골반을 작게 좌측으로 기울인다. 자연스럽게 무릎도 왼쪽으로 움직인다. 어깨는 바닥에 붙이고 발바닥은 뜨지 않도록 한다.

1분간 교대로 반복

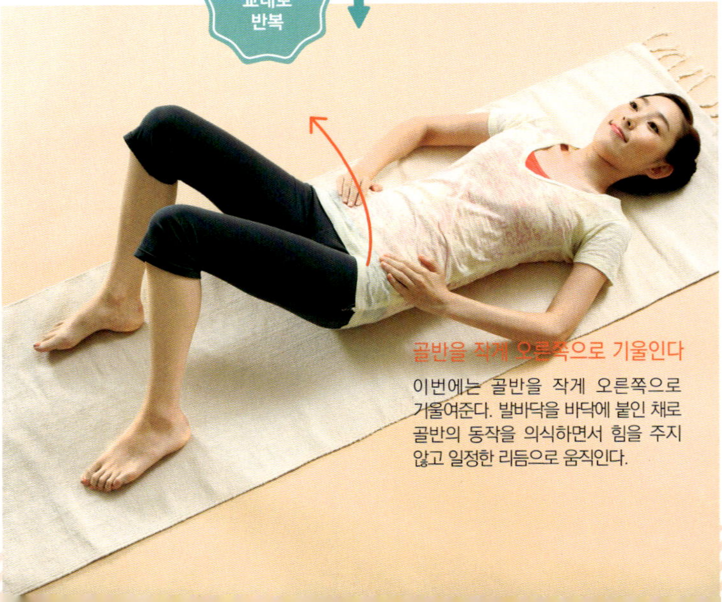

골반을 작게 오른쪽으로 기울인다

이번에는 골반을 작게 오른쪽으로 기울여준다. 발바닥을 바닥에 붙인 채로 골반의 동작을 의식하면서 힘을 주지 않고 일정한 리듬으로 움직인다.

골반의 좌우 밸런스를 잡아주는
크게 흔들기

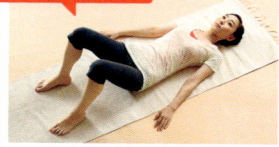
여기에서 시작
위를 보고 눕고 다리는 허리 넓이만큼.

기본동작
골반을 좌우로 기울이면서 일정한 리듬으로 흔들어준다. 가능한 동작을 조금씩 크게 한다.

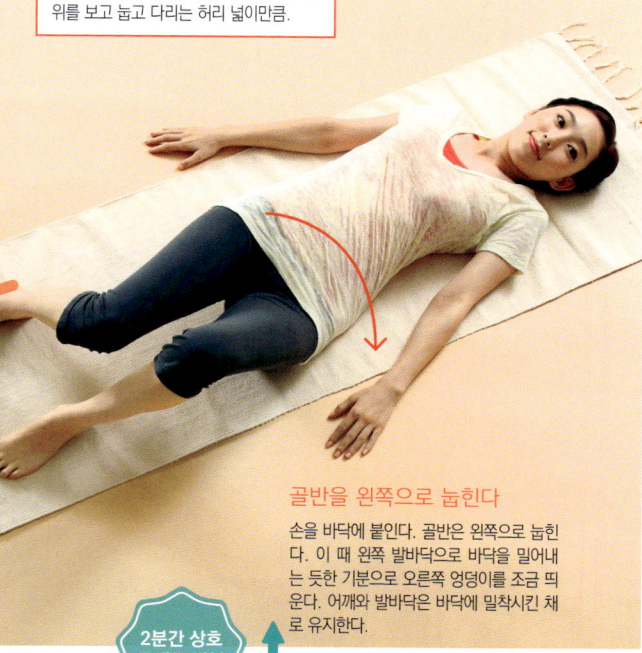

골반을 왼쪽으로 눕힌다
손을 바닥에 붙인다. 골반은 왼쪽으로 눕힌다. 이 때 왼쪽 발바닥으로 바닥을 밀어내는 듯한 기분으로 오른쪽 엉덩이를 조금 띄운다. 어깨와 발바닥은 바닥에 밀착시킨 채로 유지한다.

2분간 상호 교대로 반복

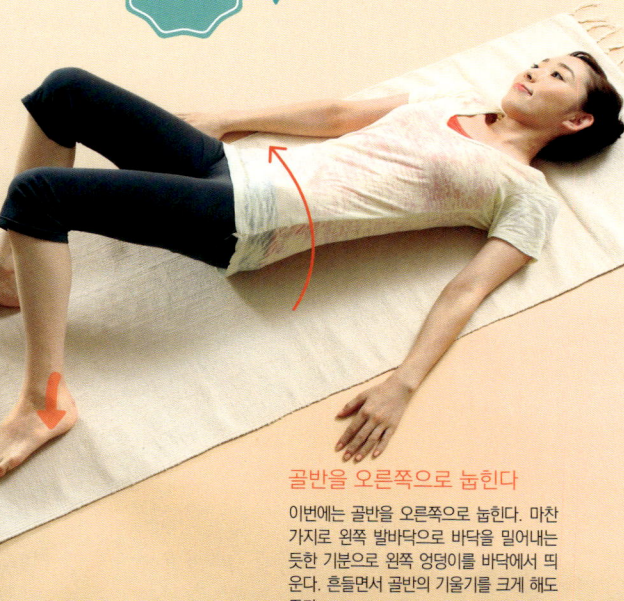

골반을 오른쪽으로 눕힌다
이번에는 골반을 오른쪽으로 눕힌다. 마찬가지로 왼쪽 발바닥으로 바닥을 밀어내는 듯한 기분으로 왼쪽 엉덩이를 바닥에서 띄운다. 흔들면서 골반의 기울기를 크게 해도 좋다.

쿨다운(정리운동)
61페이지에서 소개

「크게 흔들기」동작에서 여유가 있는 사람은
다리의 폭이나 팔의 위치를 바꾸어
온몸을 더 크게 흔든다

다리 폭을 벌린다
다리 폭을 좌우로 조금 더 벌린 상태로 골반을 좌우로 흔들면 효과가 있는 곳이 변한다.

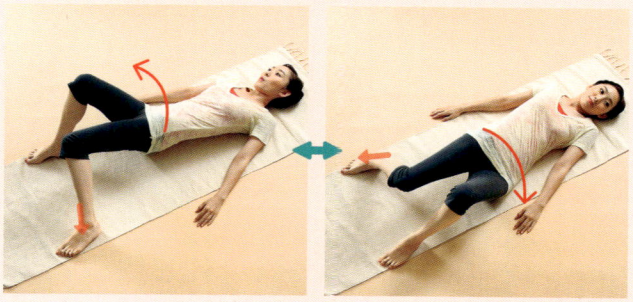

다리 폭을 좁힌다
이번에는 다리 폭을 좁혀서 마찬가지로 골반을 좌우로 흔든다. 기분 좋다고 느끼는 다리 폭을 찾아내자.

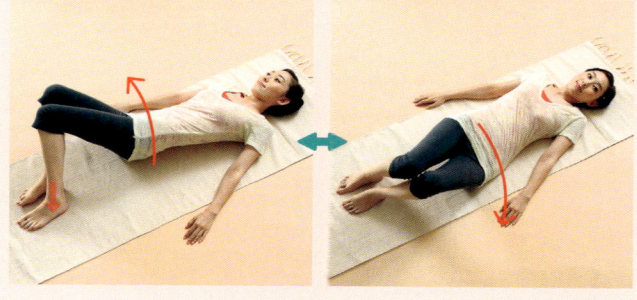

팔을 직각으로
팔을 두는 위치를 바꿔도 좋다.「이 위치로 했을 때 기분이 좋다」고 느끼는 곳을 찾아보자.

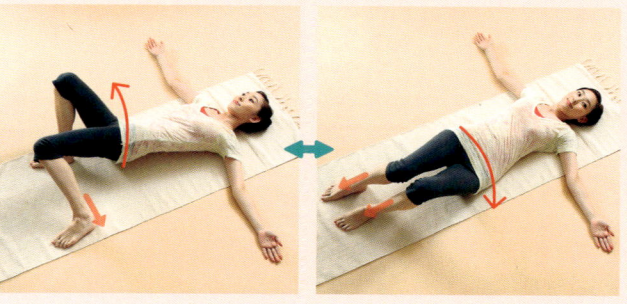

팔을 올리고 다리 폭을 넓힌다.
팔의 높이, 다리 폭의 넓이 외에 뒤꿈치의 위치를 엉덩이 쪽으로 붙이거나 멀리 떼거나 해보는 것도 좋다.

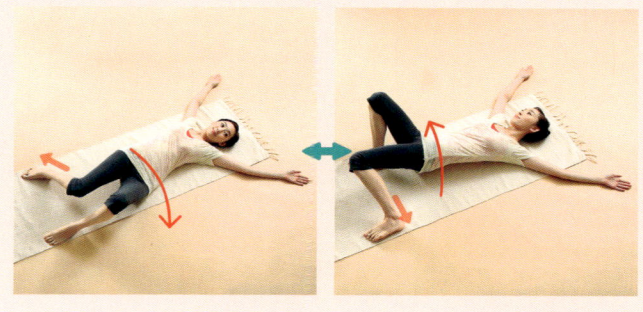

여유가 있는 사람

고관절 주변을 잡아준다
「스윙체조 제3」

마무리는 한쪽 무릎, 양 무릎을 감싸고 돌리는 「제3」동작. 고관절 주변의 막힌 것이 풀려 다리 전체의 혈류가 좋아지며, 냉증이나 부기도 개선. 요통이나 고관절통, 무릎통증 등의 통증대책으로도 좋다.

제1동작인 「목·어깨·등」, 제2동작인 「골반」 다음으로 마무리 동작인 제3동작은 「다리와 허리를 풀어 하반신을 바로잡는」 동작.

무릎을 잡고 전후좌우로 흔들거나 돌림으로써 고관절 주변이 풀려서 다리 전체의 혈액이나 림프의 흐름이 좋아진다. 돌리는 원의 크기나 흔드는 정도는 그날의 상태에 맞추어 통증이 없고 기분이 좋을 만큼.

「앉아 있기만 하는 사람은 서혜부 주위가 막혀서 발끝까지 냉증이 생기거나 붓기 때문에 꼭 이 동작을 추천한다. 고관절이 풀리고 허리도 기분 좋게 펴지기 때문에 고관절의 불편함 해소나 요통개선에도 좋다」(모리 씨).

통증이 해소되는 효과 외에도 「목욕하고 나온 것처럼 상쾌한 기분」, 「몸이 가벼워졌다」, 「기분이 편해졌다」등 릴렉스 효과가 큰 것도 스윙체조의 특징. 「우리들은 평소 자신의 외부에 대해서만 의식하기 쉬운데 이 체조로 스스로의 내면의 감각을 받아들임으로써 마음의 긴장도 풀어줄 수 있다」고 모리 씨는 말한다. 잠자리에 들기 전에 이 체조를 하면 편안하게 깊이 잠들어 다음날 아침도 활기차게 시작할 수 있다!

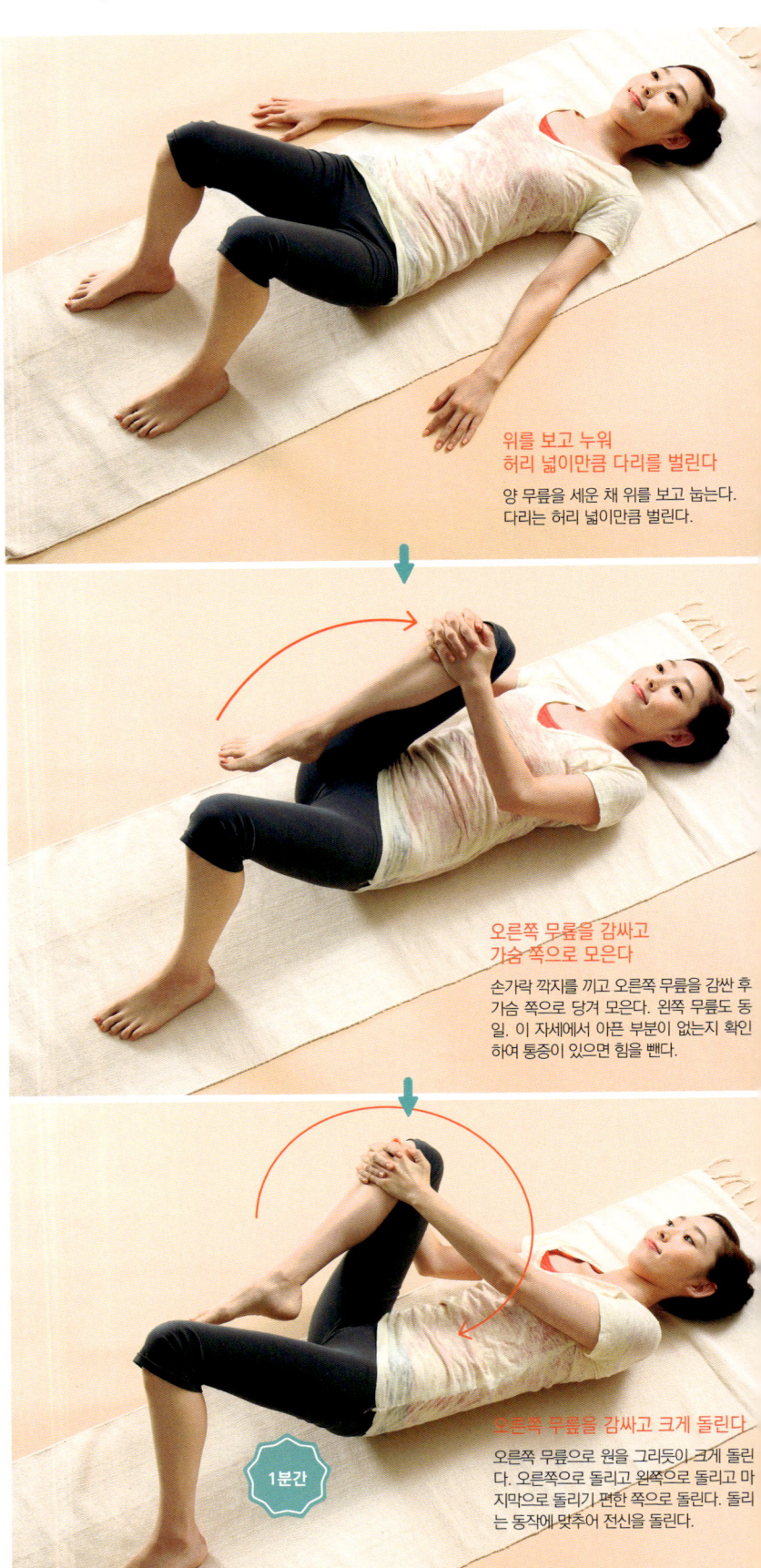

골반 아래의 「서혜부」를 풀어주어 냉증 개선
한쪽 무릎을 감싸고 돌린다

위를 보고 누워 허리 넓이만큼 다리를 벌린다
양 무릎을 세운 채 위를 보고 눕는다. 다리는 허리 넓이만큼 벌린다.

오른쪽 무릎을 감싸고 가슴 쪽으로 모은다
손가락 깍지를 끼고 오른쪽 무릎을 감싼 후 가슴 쪽으로 당겨 모은다. 왼쪽 무릎도 동일. 이 자세에서 아픈 부분이 없는지 확인하여 통증이 있으면 힘을 뺀다.

오른쪽 무릎을 감싸고 크게 돌린다
오른쪽 무릎으로 원을 그리듯이 크게 돌린다. 오른쪽으로 돌리고 왼쪽으로 돌리고 마지막으로 돌리기 편한 쪽으로 돌린다. 돌리는 동작에 맞추어 전신을 돌린다.

1분간

고관절, 허리 전체를 풀어주는
양다리를 감싸고 돌리기

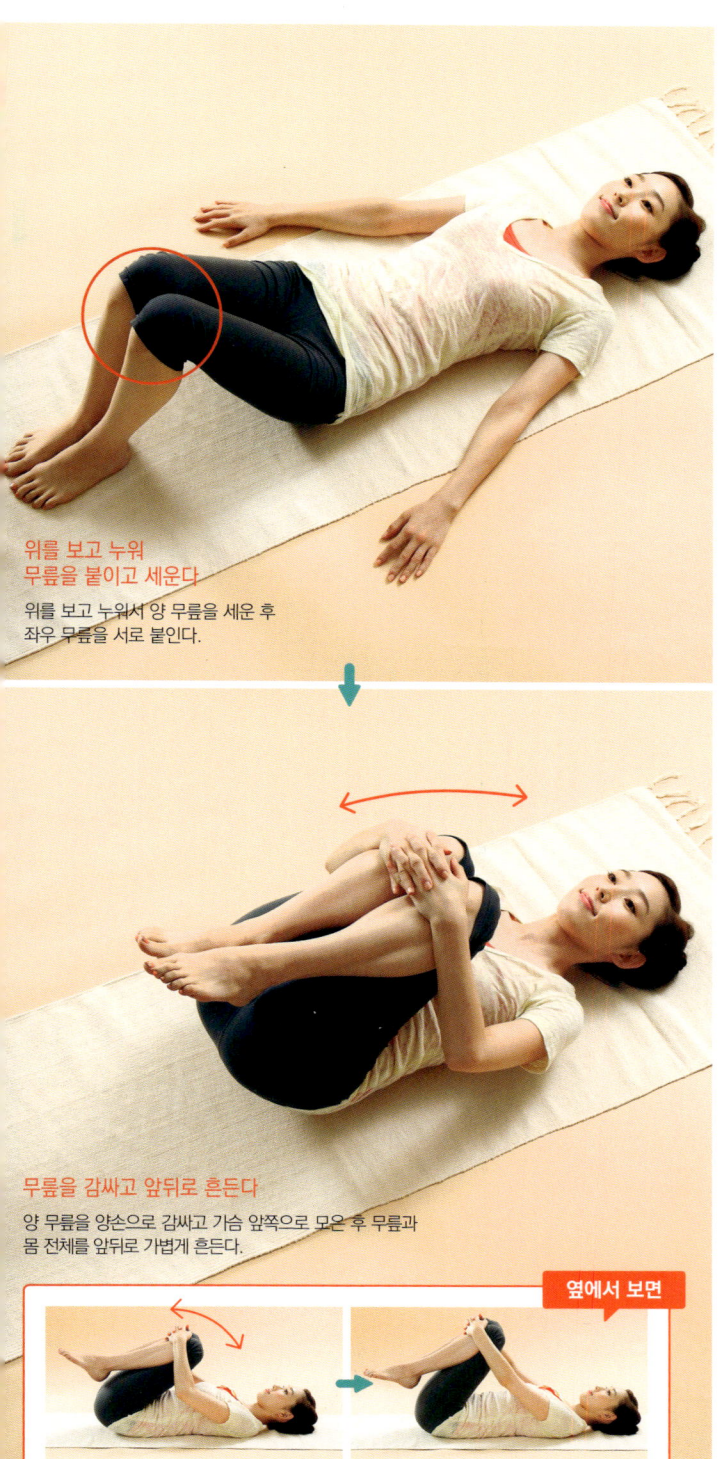

위를 보고 누워 무릎을 붙이고 세운다

위를 보고 누워서 양 무릎을 세운 후 좌우 무릎을 서로 붙인다.

무릎을 감싸고 앞뒤로 흔든다

양 무릎을 양손으로 감싸고 가슴 앞쪽으로 모은 후 무릎과 몸 전체를 앞뒤로 가볍게 흔든다.

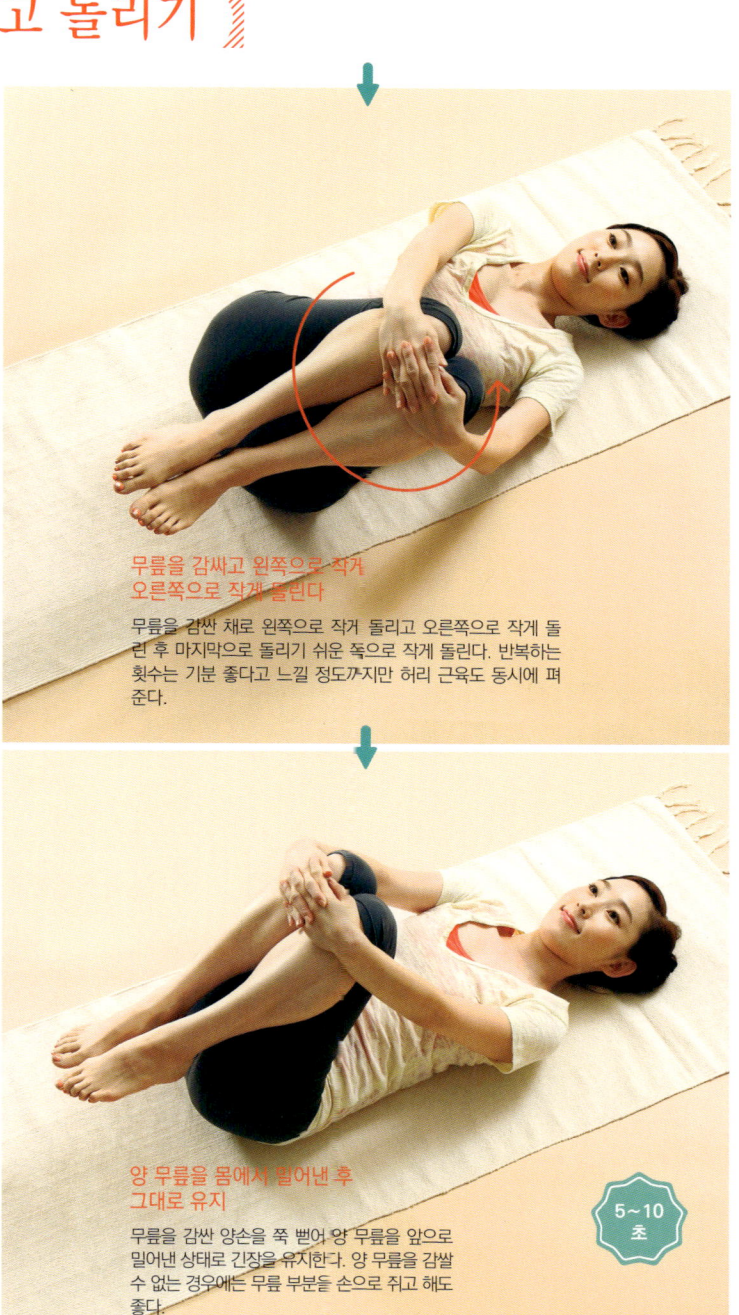

무릎을 감싸고 왼쪽으로 작게 오른쪽으로 작게 돌린다

무릎을 감싼 채로 왼쪽으로 작게 돌리고 오른쪽으로 작게 돌린 후 마지막으로 돌리기 쉬운 쪽으로 작게 돌린다. 반복하는 횟수는 기분 좋다고 느낄 정도까지만 허리 근육도 동시에 펴 준다.

양 무릎을 몸에서 밀어낸 후 그대로 유지

무릎을 감싼 양손을 쭉 뻗어 양 무릎을 앞으로 밀어낸 상태로 긴장을 유지한다. 양 무릎을 감쌀 수 없는 경우에는 무릎 부분을 손으로 쥐고 해도 좋다.

5~10초

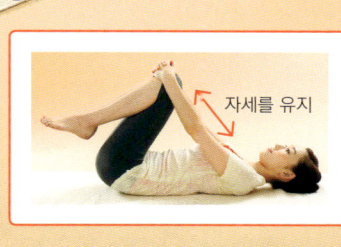
자세를 유지

앞으로 밀려나가려고 하는 무릎과 잡아당기려고 하는 양손의 긴장을 유지한 상태. 무릎을 쥔 양손은 쭉 편 상태가 된다.

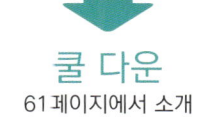
쿨 다운
61페이지에서 소개

65

누워서 하는 림프 스트레칭 발레식

부기를 한꺼번에 해소한다.
림프가 힘차게 흐르면서 다리의 무기력함과

발꿈치를 밀어내면서 다리를 올리면 OK!

마사지가 불편한 사람은 누운 상태로 다리를 올리는 간단한 스트레칭으로 림프 흐름을 원활하게 합시다. 원래는 발레리나를 위한 스트레칭. 전체 체조시간을 모두 합해도 3분! 이 동작을 계속하면 부기가 없는 날씬하게 쭉 뻗은 아름다운 다리도 꿈만은 아니다!

림프 스트레칭으로 림프 흐름이 좋아진다

중력의 영향을 쉽게 받는 림프나 정맥은 다리를 올리면 쉽게 흐름이 좋아진다. 또 뒤꿈치를 위로 밀어 올려서 장딴지 근육을 스트레칭하면 흘러가는 힘도 Up!

오랜 시간 앉아 있기만 하다가 귀가 후에 최대한 빨리 다리의 부기를 빼고 싶은 사람은, 바로 그 앉아 있는 자세를 역으로 이용해서 누운 채 다리를 올리는 것만으로 할 수 있는 「림프 스트레칭」을 추천한다.

전 프로댄서인 마에아라 마미(前新マミ)씨가 현역시절의 경험을 살려 고안한 것. 포인트는 뒤꿈치를 치켜 올리면서 무릎을 펴주는 것. 다리가 상체보다도 높은 위치가 되어 림프나 정맥의 혈액이 흐르기 쉬워진다. 또 「장딴지의 굳어진 비복근도 스트레칭 효과로 부드럽게 풀리기 때문에 다리의 피로도 완전히 해소됩니다」(마에아라 씨). 「매일 잠들기 전, 지속적으로 하다 보면 다리도 예뻐지며 나이가 들면서 무릎이 잘 펴지지 않게 되는데 그것도 예방할 수 있습니다」라고 마에아라 씨는 말한다. 일단 기본 림프스트레칭부터 배워봅시다.

마에아라 마미씨
림파틱 스트레칭 주재

1950년 태생. 19세에 프로댄서. 니치게키 뮤직홀 등에서의 댄서를 거쳐 발레리나를 위한 스트레칭을 독자적으로 어레인지 한 「림파틱 스트레칭」을 고안. 교실에서 렛슨을 하면서 요양예방으로써 고령자의 지도도 병행하고 있다.

취재·글／스가와라 유이코
사진／스가키 히로시 스타일링／시이노 이토코
모델／시즈에 아이 헤어&메이크／요다 요코
일러스트／미유미 모토세 디자인／비웍스

· BASIC STRETCH ·

우선은 이것만으로도 OK! 놀랄만큼 다리 피로가 풀리는
기본 림프 스트레칭

뒤꿈치를 밀어올려 무릎을 펴주는 것이 포인트. 대퇴부의 햄스트링, 엉덩이의
대전근까지 하반신의 뒷면 전체를 늘려주고 풀어준다.
한쪽 다리를 올리는 것이 편해지면 양다리를 동시에 올려도 OK.

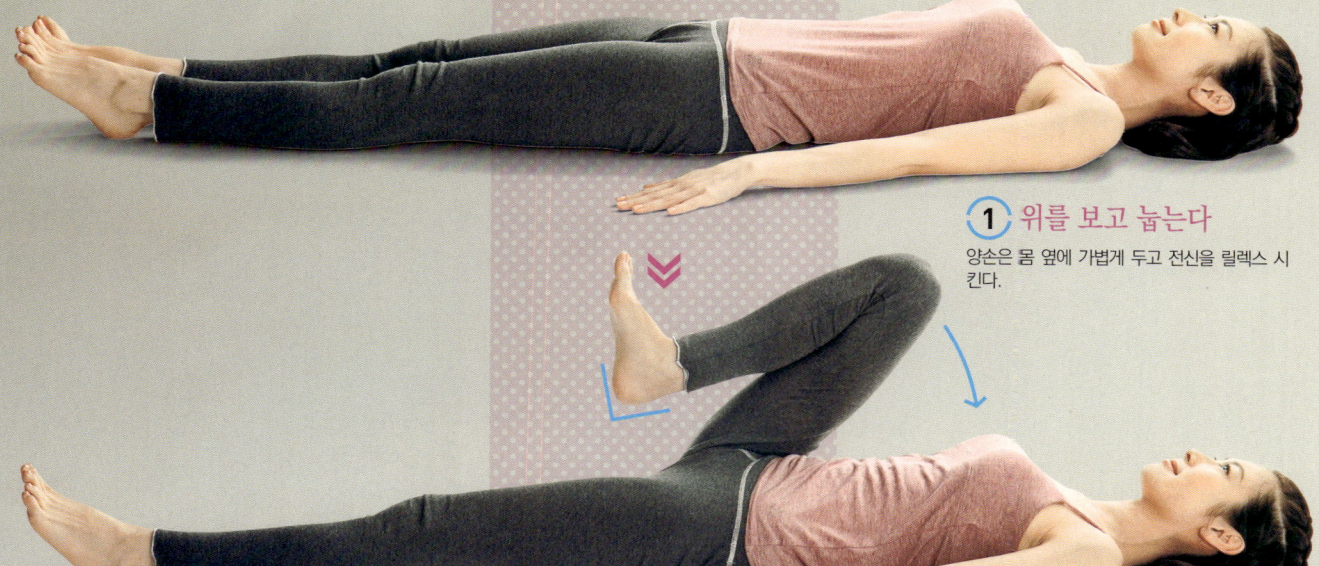

① **위를 보고 눕는다**
양손은 몸 옆에 가볍게 두고 전신을 릴렉스 시킨다.

② **한쪽 무릎을 굽혀서 모아 뒤꿈치를 밀어올린다**
오른쪽 다리 무릎을 굽혀서 몸 쪽으로 잡아당긴다. 동시에 발목을 직각으로 굽혀 뒤꿈치를 밀어올린다. 서혜부를 대퇴부로 압박하는 듯한 이미지.

뒤꿈치를 밀어올린다

③ **뒤꿈치를 밀어올린 채로 무릎을 천천히 펴준다**
뒤꿈치를 밀어올린 채로 무릎을 최대한 쭉 펴서 8초간 유지. 호흡을 멈추지 않도록 의식하면서. 다시 무릎을 굽혀서 잡아당긴 후 위를 보고 누운 자세로 되돌아가 릴렉스. 왼쪽 다리도 마찬가지 방법으로 실시한다. 양다리 동시에 실시하는 경우에는 무릎과 무릎 사이를 주먹 하나 정도가 들어갈 만큼 벌린다.

무릎은 최대한 뻗어준다

POINT 직각으로 다리가 올라가지 않는 사람은

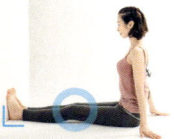
벽을 이용해 연습!
다리를 직각으로 올리는 것이 힘든 사람은 다리의 높이를 낮추어도 좋다. 높이보다도 무릎을 똑바로 펴주는 것이 중요하다.

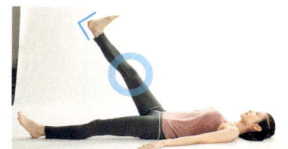
처음에는 이 정도로 OK
벽과 바닥을 이용해 앉아 있는 자세를 취하고 무릎을 펴는 연습을 한 후 실시하면 쉽다.

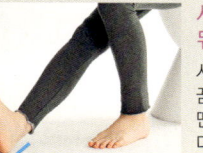
사무실에서는 책상 아래로 뒤꿈치 밀어내기!
사무실에서도 책상 아래로 뒤꿈치를 뻗어주는 것만으로 장딴지를 스트레칭 할 수 있다. 다리를 수평으로 올릴 수 있으면 가장 좋다.

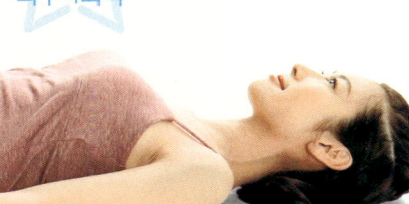
8초간 유지 × 좌우 4회씩

ANTIAGING STRETCH

더욱 효과 UP!
아랫배가 들어가고 뒤틀림도 해소!
3가지 안티에이징 림프 스트레칭

다음은 「기본의 림프 스트레칭」에 동작을 추가하여 안티에이징 효과를 노린 3가지 스트레칭을 소개하도록 하자.

첫 번째는 머리를 들어올림으로써 복근을 자극하여 볼록 나온 아랫배를 수축시키는 동작. 두 번째는 좌우의 다리를 교차해서 뻗어줌으로써 골반의 뒤틀림을 해소하는 동작. 마지막이 양다리를 벌리고 고관절을 유연하게 하는 동작이다.
모두 처음에 한 번 무릎을 굽힌 후에 다리를 위로 뻗는다. 다리 뒤쪽의 근육을 확실히 스트레칭하기 때문에 뭉쳐있던 림프나 혈액이 흐르기 쉬워진다.

「스트레칭을 가르치다보면 30대 여성 중에도 운동부족으로 하반신의 근육이 허약해져 있는 사람이 있습니다. 게다가 발등이나 아킬레스건, 장딴지가 굳어 있어서 무릎을 곧게 펴지 못하는 사람도 있어요.」(마에아라 씨). 그 결과 자세가 나빠져서 외견상 나이 들어 보이는 것뿐만 아니라 요통 등의 문제로 이어진다고 한다.

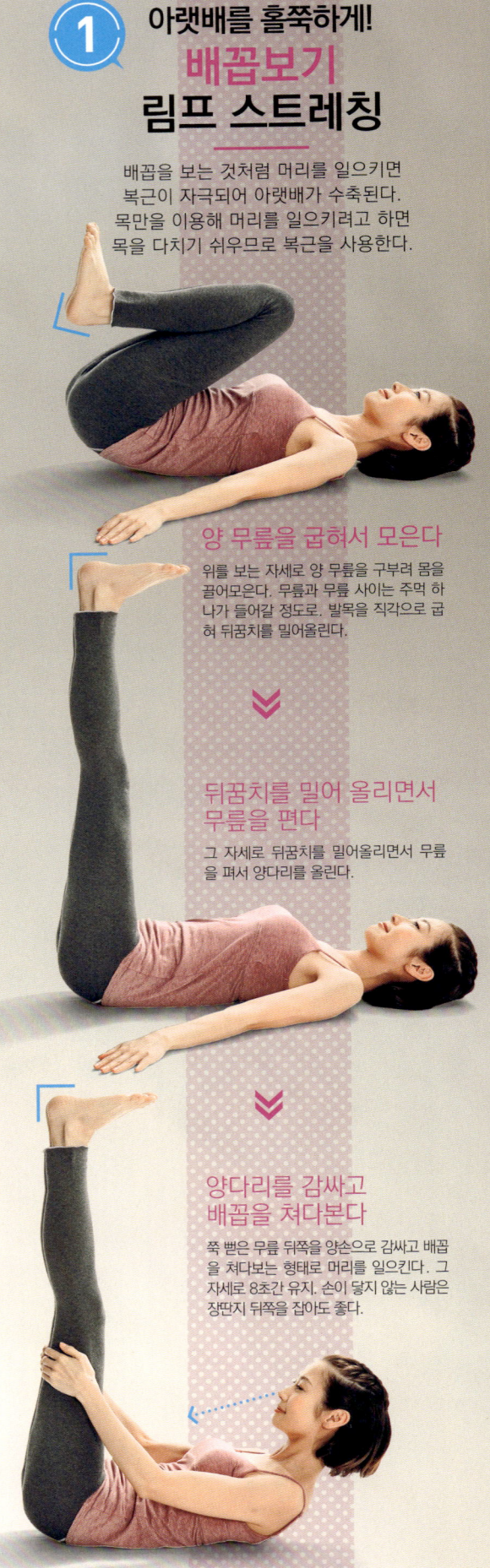

1 아랫배를 홀쭉하게!
배꼽보기 림프 스트레칭

배꼽을 보는 것처럼 머리를 일으키면 복근이 자극되어 아랫배가 수축된다. 목만을 이용해 머리를 일으키려고 하면 목을 다치기 쉬우므로 복근을 사용한다.

양 무릎을 굽혀서 모은다
위를 보는 자세로 양 무릎을 구부려 몸을 끌어모은다. 무릎과 무릎 사이는 주먹 하나가 들어갈 정도로. 발목을 직각으로 굽혀 뒤꿈치를 밀어올린다.

뒤꿈치를 밀어 올리면서 무릎을 편다
그 자세로 뒤꿈치를 밀어올리면서 무릎을 펴서 양다리를 올린다.

양다리를 감싸고 배꼽을 쳐다본다
쭉 뻗은 무릎 뒤쪽을 양손으로 감싸고 배꼽을 쳐다보는 형태로 머리를 일으킨다. 그 자세로 8초간 유지. 손이 닿지 않는 사람은 장딴지 뒤쪽을 잡아도 좋다.

8초간 유지 × 4회

 ## 골반의 뒤틀림 해소!
허공 밟기 림프 스트레칭

좌우의 다리를 교차해서 늘려줌으로써 골반 주변의 근육을 풀어주며 좌우의 나쁜 습관을 리셋. 쭉 뻗은 다리는 바닥에 닿지 않도록 하기 때문에 몸통 부분을 단련하는 데도 좋다

 ## 고관절을 유연하게!
벌리고 콩콩 림프 스트레칭

리드미컬하게 다리 안쪽을 수축시킴으로써 근육이나 내전근을 자극. 바닥에 앉은 자세보다도 다리를 벌리기 쉬워서 고관절 주변을 잘 움직일 수 있다.

머리를 일으켜 양 무릎을 굽힌 후 모은다

위를 보고 누워 머리를 가볍게 올려 양손으로 지탱한다. 목이 아니라 복근을 이용하여 머리를 들어올린다. 양 무릎을 굽혀 몸을 끌어모은 후 뒤꿈치를 낸다. 무릎과 무릎사이는 주먹 하나 들어갈 정도로 벌린다.

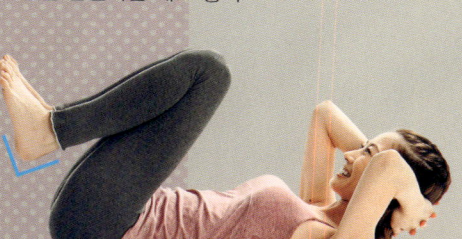

양 무릎을 굽혀서 모은다

위를 보고 누워 양 무릎을 굽혀서 몸을 웅크린다. 발목을 직각으로 굽혀서 뒤꿈치를 밀어낸다. 무릎과 무릎 사이는 주먹 하나가 들어갈 정도로 벌린다.

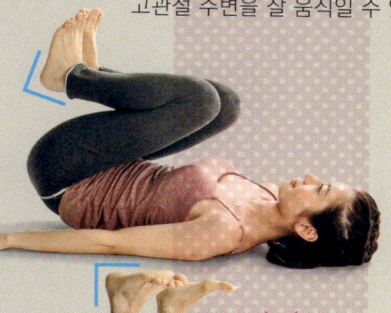

왼쪽 다리를 곧게 뻗어 발뒤꿈치를 밀어낸다

뒤꿈치를 밀어낸 상태로 4초를 유지하면서 천천히 왼쪽 다리를 바닥과 수평하게 뻗는다. 서혜부에서 무릎, 발끝까지가 일직선이 되어 허리에 힘이 생기도록 한다.

💬 4초에 걸쳐서 쭉 뻗는다

뒤꿈치를 밀어올리면서 양 무릎을 쭉 편다

그대로 뒤꿈치를 밀어올리면서 양 다리를 위로 올려 무릎을 편다.

다리를 바꾸어 발뒤꿈치를 밀어낸다

왼쪽 다리를 굽혀서 제자리로 돌아온 후 이번에는 오른쪽 다리를 4초간 유지하면서 뒤꿈치를 밀어내어 천천히 수평으로 뻗는다. 좌우 교대로 4회씩 실시하고 양 무릎을 끌어모아 위를 보는 자세로 되돌아와 릴렉스.

💬 4초에 걸쳐서 쭉 뻗는다

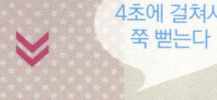 ⭐ 좌우4회씩 ×2세트

양다리를 크게 벌린다

다리의 무게를 이용하면서 양 다리를 좌우대칭으로 크게 벌린다. 무리해서 크게 벌리지 말고 가능한 범위정도로 좋다.

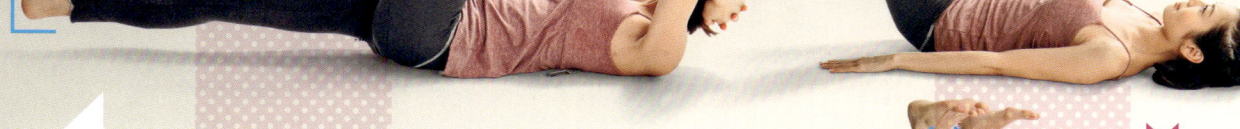

다리 안쪽을 수축시켜 발 끝을 작게 벌려 톡톡

무릎을 편 채로 다리 안쪽을 수축시켜 톡톡 발 끝을 2회 부딪혔다가 다시 크게 벌린다. 이것을 8회 반복한다.

⭐ 톡톡 친 후 벌린다 8회

POINT 이 자세가 힘든 사람은 머리를 들어올리지 말고 스트레칭!

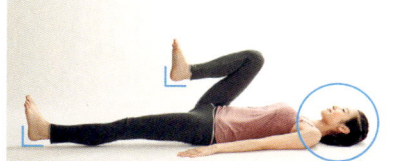

이 자세가 힘든 사람은 머리를 들어올리지 말고 상반신을 눕힌 채로 실시하자.

POINT 어려우면 벽을 사용해도 좋다.

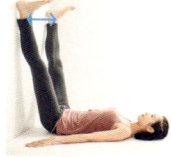

다리를 벌릴 때 다리가 후들거린다면 두 발을 올릴 때 벽을 보조로 이용해도 좋다.

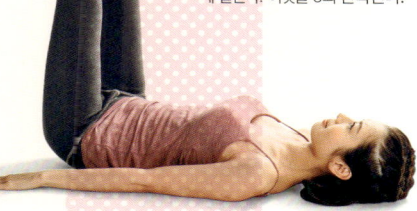

69

뒤틀림해소!

목욕탕이나 어깨 「저녁의 스윙」

평소의 동작 습관이나 운동 부족 등으로 근육이 굳어 지면 생기기 쉬운 견갑골이나 골반 등의 뒤틀림은 저녁 잠들기 전에 풀어주는 것이 Best.
전신을 균형있게 풀어주고 바로 잡아주는 저녁 스트레칭의 결정판이 바로 이것!
생리불순도 개선. 다음날도 상쾌하게 스타트!

취재·글/야마키 히로미
사진/스즈키 히로시
스타일링/시이노 이토코
모델/TOMOMI
헤어&메이크/요다 요코
일러스트/미유미 모토세
디자인/비웍스

저녁의 「스윙스트레칭」으로 뒤틀림 해소, 생리 불순도 해소

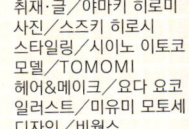
얕은 호흡 / 두통 / 어깨결림 / 굽은 등 / 요통

목욕탕에서 「따뜻하게」하면 근육 내의 혈류가 개선

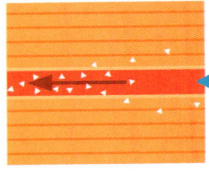 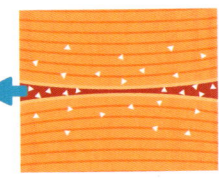

근육이 원래의 위치로 되돌아와 뒤틀림이 해소
근육에 탄력이 생기면 본래의 위치로 되돌아가 뒤틀림이 해소. 전신의 균형이 잡히고 심신의 문제들도 개선.

「기지개와 힘빼기」로 근육에 탄력을
근육이 따뜻해져서 풀리기 시작하면, 「기지개와 힘빼기」를 반복. 침대에서의 「스윙 스트레칭」을 하면 탄력을 회복

침대에서 「기지개와 힘빼기」를 반복 뒤틀림 해소

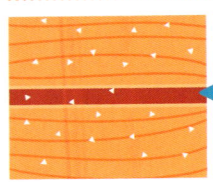 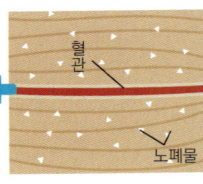

따뜻하게 혈류개선 노폐물 배출
욕탕에 들어가 근육이 따뜻해지면 수축된 근육이 풀려 혈관이 확장. 목욕탕에서의 「스윙 스트레칭」으로 혈류 UP!

근육이 불균형하게 뭉쳐 틀어져 있다
나쁜 자세나 운동부족이 계속되면 근육이 불균형하게 수축되어 굳어짐으로써 뒤틀림이 생긴다. 혈관이 압박되어 혈류가 나빠져 냉증에 걸리기 쉽다

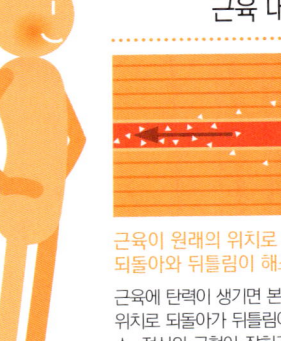

탕 속에서 발가락 스트레칭

「말단부터 풀어주면 전신의 근육이 쉽게 느슨해진다」(이마이 씨). 탕 속에서 먼저 일과동안 하이힐에 움츠러들었던 발가락을 풀어 주자. 몸이 단숨에 따뜻해진다.

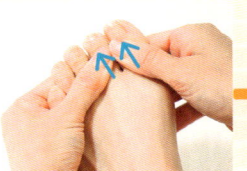 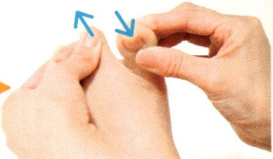

발가락을 하나씩 문지른다
손으로 발가락을 하나씩 잡고 발가락 끝쪽을 향해 밀어주듯 문지른다.

서로 붙어 있는 발가락을 앞뒤로
엄지발가락과 검지발가락을 잡고 앞뒤로 교차시켜 2~3회 젖혀준다. 마찬가지 방법으로 새끼발가락까지.

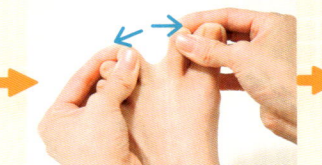 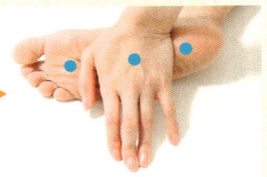

붙어 있는 발가락 사이를 벌려준다
엄지발가락과 검지발가락을 잡고 이번에는 좌우로 잡아당기듯이 2~3회씩 벌려준다. 새끼발가락까지 순서대로 실시한다.

발바닥을 눌러준다
발바닥을 위로 향하게 하고 손바닥으로 강하게 눌러서 압력을 가한다. 뒤꿈치부터 발끝까지 빠짐없이 누른다.

목욕탕에서 「스윙 스트레칭」

몸을 따뜻하게 하면서 풀어주기 때문에 절대적인 효과가 있는, 탕 속에서의 「스윙스트레칭」. 물의 부력으로, 자세를 지탱해주는 항중력근의 긴장이 풀려 필요 없는 근력을 쓰지 않게 된다.

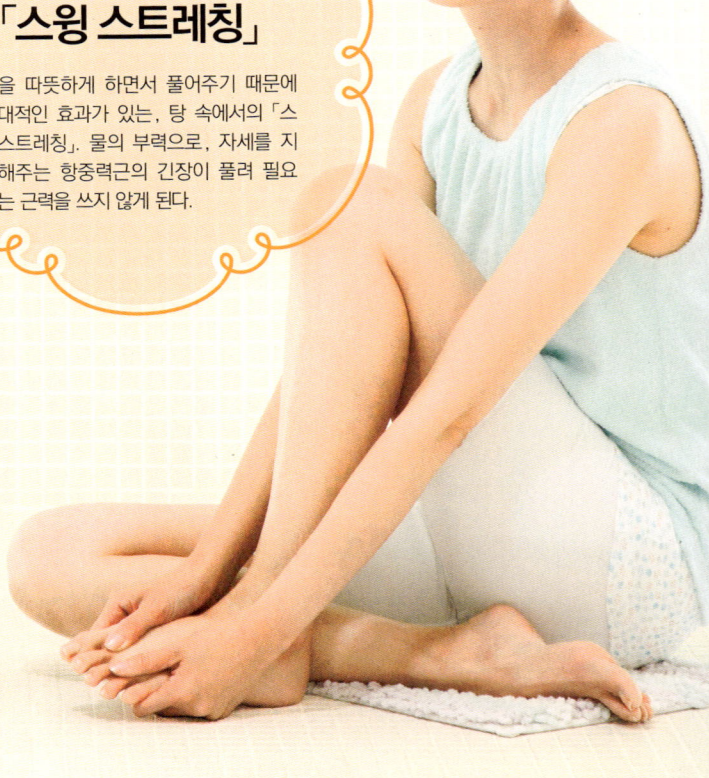

침대에서 간단히!
허리 등이 가벼워진다!
스트레칭

뒤틀림 해소는 저녁에!

어깨결림이나 요통, 불면증 등 심신의 문제를 일으키는 몸의 뒤틀림. 원인은 근육의 밸런스 파괴. 수축되어 딱딱해진 근육을 따뜻하게 하면서 풀어주고 혈류를 원활하게 해 준 후 「늘린 후 힘빼기를 반복함으로써 근육의 탄력을 회복하는 것이 뒤틀림 해소의 핵심」이라고 요가 지도자이자 테크니컬 어드바이저인 이마이마오(今井まお)씨는 말한다. 「저녁의 스윙 스트레칭」은 목욕탕의 탕 속에서 스트레칭을 한 후에 침대에서 릴렉스하면서 실시하는 스트레칭의 2단계로 구성되어 있다. 「이 순서가 뒤틀림 해소에 가장 효과적」(이마 이 씨).

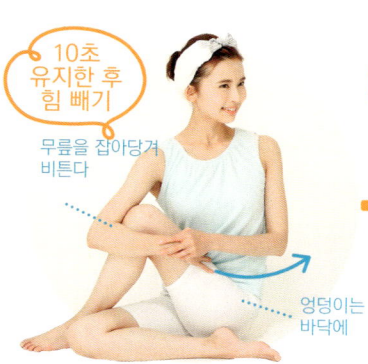

10초 유지한 후 힘 빼기
무릎을 잡아당겨 비튼다
엉덩이는 바닥에

그림과 같이 앉은 후, 세워져 있는 왼쪽 무릎을 양손으로 감싼다. 등 근육을 곧게 펴고 왼쪽으로 비틀어 10초간 유지한 후 원위치 시키면서 힘을 뺀다.

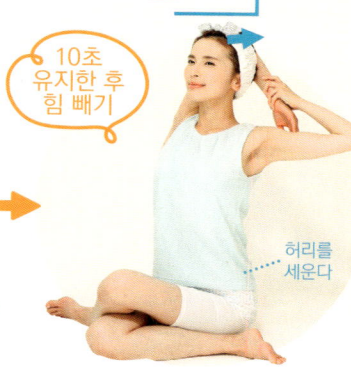

10초 유지한 후 힘 빼기
허리를 세운다

왼쪽 무릎을 오른쪽 무릎 위로 겹쳐지게 앉은 후, 허리를 세운다. 오른손을 후두부로 돌려 오른손 손목을 왼손으로 잡고 머리를 뒤로 밀어준다. 10초간 유지한 후 손목을 놓으면서 힘을 뺀다. 머리는 원위치.

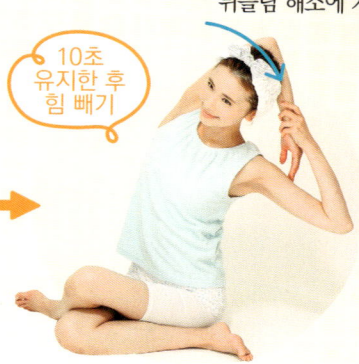

10초 유지한 후 힘 빼기

어깨 주변을 풀어준다
어깨 스트레칭

탕 속에서 허리가 뒤로 넘어지지 않도록 등 근육을 곧게 펴고 실시한다. 손목을 놓은 순간 한번에 혈류가 흘러 들어가 어깨가 가벼워진다!

오른쪽 팔꿈치가 더 안쪽으로 들어가도록 오른손 손목을 왼손으로 잡아당기면서 몸을 늘려준다. 10초간 유지한 후 손을 내리고 힘을 뺀다. 다리 위치를 바꾼 후 비틀면서 동일 한 방법으로 실시.

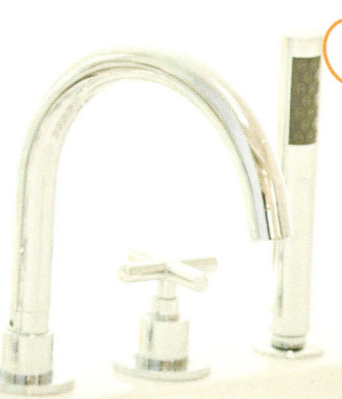

10초 유지한 후 힘 빼기

어깨 스트레칭과 같은 자세로 앉는다. 오른손을 왼쪽 귀 뒤쪽에 대고, 좌우의 손으로 서로 당기듯이 손의 무게를 이용하여 머리를 오른쪽으로 넘긴 상태로 10 초간 유지. 머리를 원위치 시키고 힘빼기.

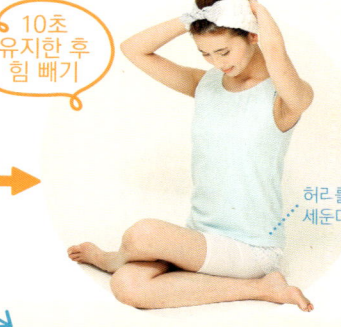

10초 유지한 후 힘 빼기
허리를 세운다

목을 늘려주며 릴렉스
목 스트레칭

손의 무게를 이용하여 목 주위를 기분 좋게 늘려준다. 힘주어 머리를 누르면 목을 다칠 수 있다. 손은 얹어놓는 기분으로.

손깍지를 낀 상태로 후두부에 대고 손의 무게를 이용하여 머리를 앞으로 눌러준다 10초간 유지. 손을 풀고 머리는 원위치. 다리의 상하위치를 바꾸어 옆으로 당기는 자세부터 마찬가지로 실시.

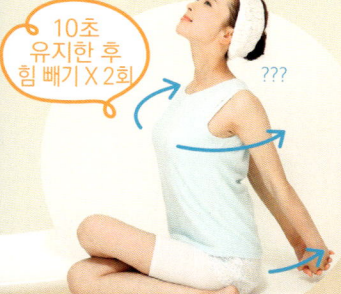

10초 유지한 후 힘 빼기 X 2회
???

견갑골의 결림에도 효과
가슴열기 스트레칭

견갑골을 힘껏 모은 후 단숨에 힘을 뺀다. 혈류나 림프의 흐름을 촉진 시킨다. 턱을 치밀어 올리듯이 얼굴을 위로 올리고 턱 아래쪽을 늘려주자.

어깨 스트레칭과 같은 자세로 앉는다. 몸 뒤에서 깍지를 끼고 견갑골을 모아주면서 얼굴은 서서히 위쪽을 향해서 들어준다. 가슴을 젖혀 10초간 유지. 어깨의 힘을 빼고 목은 원위치 시켜 힘을 뺀다.

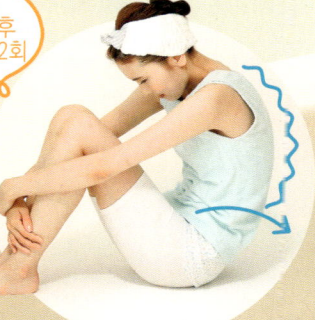

10초 유지한 후 힘 빼기 X 2회

허리와 등의 긴장이 풀리는
요추 스트레칭

어깻죽지나 좌우의 견갑골 사이, 목덜미, 등, 허리가 쭉쭉 펴지는 것을 의식하면서. 다리를 멀리 놓으면 허리를 쉽게 펼 수 있다.

양손으로 양 무릎을 감싼다. 배꼽을 쳐다보는 자세로 등을 구부리고 배를 뒤쪽으로 잡아당겨 10초간 유지한 후 배의 힘을 뺀다.

침대에서 하는 「스윙 스트레칭」

목욕 후에는 침대에서 하는 「스윙 스트레칭」을. 「혈류가 좋아지며, 부교감 신경이 우선적으로 작동하기 때문에 편안한 수면효과도 있다」(이마이 씨). 순서대로 모두 실시하는 것을 추천. 신경 쓰이는 부분만 스트레칭해도 좋다.

"늘린 후 힘빼기"를 반복하면 뒤틀림이 쉽게 해소

호흡으로 흉곽을 부드럽게
흉곽의 뒤틀림 해소

흉곽의 뒤틀림은 호흡을 얕게 해서 근육의 결림이나 내장의 움직임에도 영향을 미친다. 가슴과 배를 크게 움직이는 깊은 호흡으로 흉곽의 뒤틀림을 해소.

무릎을 세우고 위를 보고 누워 오른손으로 가슴, 왼손을 배에 댄다. 10초 동안 코로 숨을 들이쉬고 배와 가슴에 공기를 가득 채워 부풀린다.

계속해서 10초 동안 입으로 숨을 내쉰다. 배가 납작해질 때까지 숨을 완전히 뱉어낸다. 이것을 5회 반복.

골반의 올바른 위치
골반의 뒤틀림 해소

양손의 엄지손가락과 검지손가락으로 삼각형을 만들어 엄지가 배꼽 아래에 오도록 놓는다. 손의 삼각형 안에서 「가공의 구슬」을 굴리듯이 실시한다.

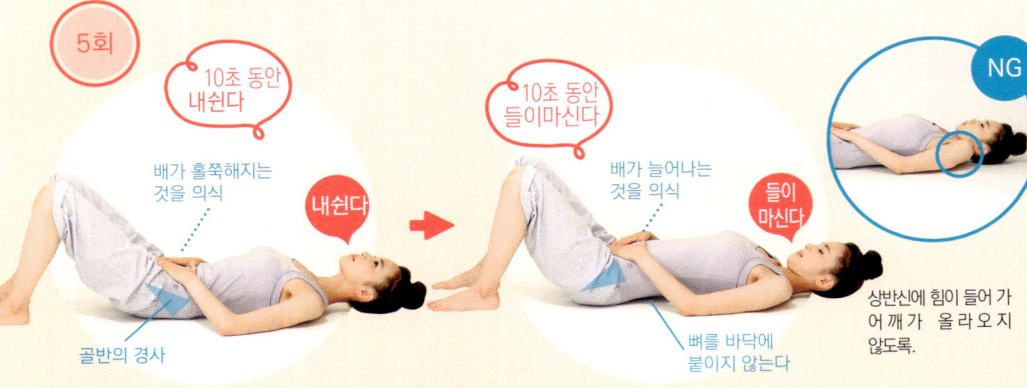

10초 동안 숨을 내쉬면서 「구슬」을 배꼽 쪽으로 굴리듯이 골반을 뒤쪽으로 기울인 후 배를 홀쭉하게 한다.

계속해서 10초 동안 숨을 들이마시면서 이번에는 「구슬」을 검지손가락 쪽으로 굴리듯이 골반을 앞쪽으로 기울인다. 이것을 5회 반복.

NG: 상반신에 힘이 들어가 어깨가 올라오지 않도록.

엉덩이에서 허리 사이의 근육이 늘어나는 것을 의식하면서 실시하는 것이 포인트. 허리, 엉덩이 다리의 연결 부위의 뒤틀림이 잡히고, 힙업 효과도 있다.

고관절을 유연하게
고관절의 뒤틀림 해소

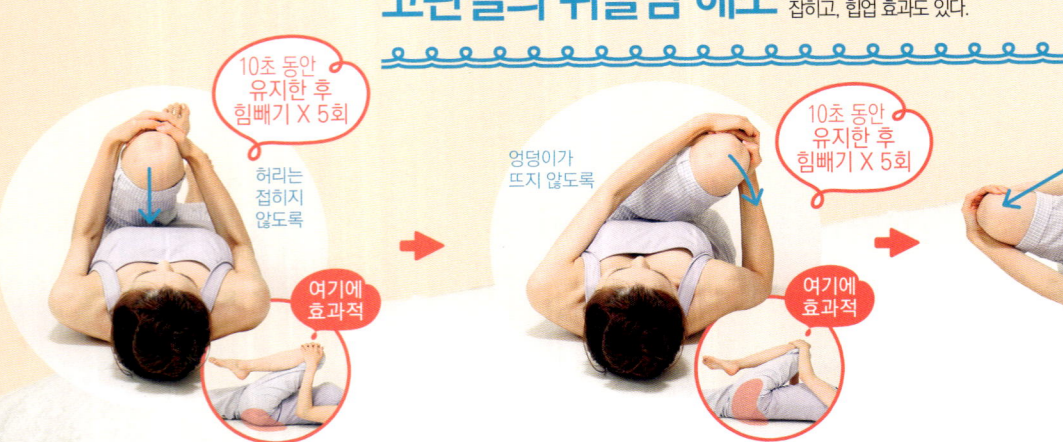

위를 보고 누워서 한쪽 다리를 굽히고 양손으로 무릎을 감싼 후 가슴 쪽으로 잡아당긴다. 10초 유지한 후 무릎을 감싼 손을 풀고 힘을 뺀다. 5회 실시.

다음으로 굽힌 무릎을 반대쪽 가슴에 가까이 가져가면서 조금씩 안쪽으로 넘긴다. 10초간 유지한 후 무릎을 감싼 손의 힘을 뺀다. 5회 실시.

이번에는 굽힌 무릎을 바깥쪽으로 눕힌다. 골반이 바닥에서 뜨지 않도록 반대쪽 손을 골반에 대고 10초간 유지. 손을 떼고 힘을 뺀다. 이것을 5회. 반대쪽 다리도 동일한 방법으로 실시.

목욕탕의 탕 안에서 실시하는 「스윙 스트레칭」으로 전신의 혈류가 좋아져 뭉친 근육이 풀렸을 때가 가장 좋은 타이밍!

「원래 신체에는 잠을 자는 동안 뒤틀림을 조정하려고 하는 작용이 있다. 그러나 하루 동안의 자세나 동작의 버릇 등으로 근육이 굳어진 채로 잠이 들게 되면, 제대로 조정되지 않아서 뒤틀린 근육이 리셋되지 않는다.」(이마이 씨)

따라서 신체를 충분히 따뜻하게 한 후 침대에서 실시하는 「스윙 스트레칭」은 「누운 채로 할 수 있기 때문에 운동 습관이 없는 사람도 편한 기분으로 할 수 있으며 근육이 잘 풀린다. 심호흡하면서 전신의 근육을 균형 있게 풀어주기 때문에 잠들어 있는 동안 뒤틀림이 쉽게 리셋된다」(이마이 씨).

또한 중요한 것은 「스트레칭으로 근육을 풀어주었다면 그 후에 반드시 힘을 빼서 근육이 느슨해지는 것을 느끼는 시간을 가질 것」(이마이씨). 늘려 주고자 하는 근육을 펴 준 채로 수 십초 정도 유지함으로써 근육은 일시적으로 압박된 상태가 된다. 「그 상태에서 힘을 빼게 되면 혈류가 힘차게 흘러 결림이나 부기의 원인이 되는 여분의 수분, 노폐물도 흘려보내게 된다. 이 "긴장과 이완의 반복"이 근육의 리셋 효과를 높인다」(이마이 씨)

엉덩이 아래쪽의 뭉침도 해소
엉덩이의 뒤틀림 해소

엉덩이 안쪽의 근육까지 확실히 늘려 줌으로써 굳어지기 쉬운 다리와의 연결부위 근육도 풀린다. 늘리고 있는 근육을 의식하면서 실시한다.

불편한 사람은 이 정도로 OK

10초 간 지속 후 힘빼기×5회

엉덩이부터 등까지 비트는 것을 의식하면서

10초 간 지속 후 힘빼기×5회

발목은 직각

엉덩이 안쪽과 바깥 쪽이 펴진다

위를 보고 누워 한쪽 무릎을 굽히고 반대쪽 바닥에 닿을 정도로 눕힌다. 무릎은 가능한 멀리 두고 10초간 유지. 무릎을 일단 원위치하여 힘빼기. 5회 실시.

위를 보고 누워 왼쪽 발목을 오른쪽 무릎에 걸친다. 오른쪽 허벅지 뒤쪽을 양 손으로 감싸고 다리를 가슴쪽으로 잡아당긴 채로 10초간 유지한 후 손의 힘을 뺀다. 5회 실시.

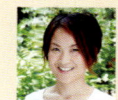

이마이 마오 씨
테크니컬 어드바이저

고등학생 때 요가 철학을 만남. 현재는 신체 밸런스 조정사로서 요가나 오세테오파시 등의 툴을 조합하여 한사람 한사람의 신체를 종합적으로 향상시키는 프로서 활약중.

허벅지 뒤쪽 근육을 유연하게
다리 뒤쪽 뒤틀림 해소

엉덩이 바로 아랫부분부터 발목까지 허벅지 전체를 늘려준다. 골반을 지탱 해주는 근육이나 고관절을 움직이는 근육도 탄력 있게 된다. 무릎은 익숙해질 때까지 가볍게 굽혀도 좋다.

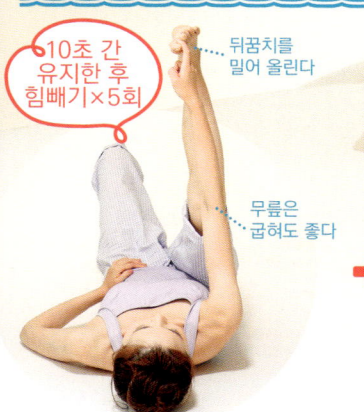

10초 간 유지한 후 힘빼기×5회

뒤꿈치를 밀어 올린다

무릎은 굽혀도 좋다

위를 보고 누워 오른쪽 다리를 올리고 엄지 손가락을 오른손 검지 손가락과 중지손가락으로 잡은 후 뒤꿈치를 천정을 향해 밀어올리듯이 다리를 뻗는다. 10초 간 유지한 후 다리를 풀어준다. 각각 5회씩 실시.

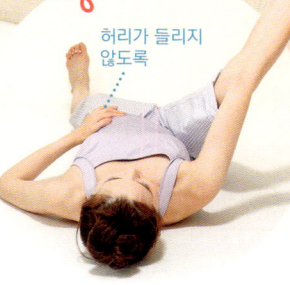

10초 간 유지한 후 힘빼기×5회

허리가 들리지 않도록

다음으로 오른쪽 다리를 바깥쪽으로 벌리고 10초간 유지한 후 풀어준다. 무릎은 굽혀도 좋지만 골반이 위로 뜨지 않도록 한다. 반대쪽 다리도 실시.

스윙 스트레칭
뒤틀림 해소 효과를 높이는 요령

호흡은 멈추지 않고 천천히 길게

근육을 늘린 후 자세를 유지하고 있는 동안은 천천히 깊은 호흡을 하면서 시간을 센다. 몸을 움직이고 있을 때도 호흡을 멈추거나 얕게 하지 않도록 의식.

힘을 준 채로 10초 유지한 후 힘빼기

어떤 근육을 늘리고 있는지를 확실히 의식하면서, 그 부분에 힘을 주어 10초간 유지한 후 힘을 뺀다. 혈류가 한꺼번에 촉진되어 효과가 보다 좋아진다.

개선하고 싶은 곳을 중심으로 실시

결림이나 부기 등 스스로 신경 쓰이는 부위를 중심으로 실시하면 자연스럽게 개선효과가 나타난다. 단 좌우 어느 한쪽만 하는 것은 좋지 않다. 균형 있게 빠짐없이 실시하자.

틈 날 때 충분히 릴렉스한다

스트레칭으로 늘려준 후에는 몸의 힘을 빼고 충분히 쉬어준다. 근육을 긴장시킨 후에 힘을 빼고 근육이 풀려가는 것을 의식하는 여유를 갖자.

지속하면 쉽게 뭉치지 않고, 신진대사 UP 쉽게 붓지 않는 신체로

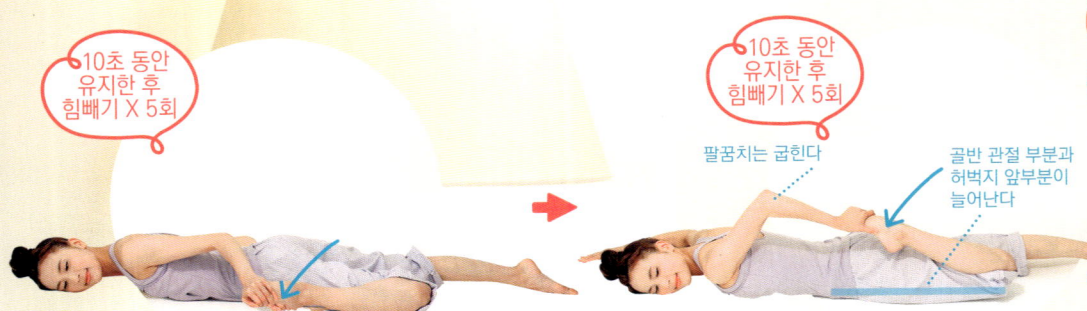

10초 동안 유지한 후 힘빼기 X 5회

10초 동안 유지한 후 힘빼기 X 5회

팔꿈치는 굽힌다

골반 관절 부분과 허벅지 앞부분이 늘어난다

다리 앞부분의 밸런스를 조정
종아리의 뒤틀림 해소

골반 관절 부분부터 허벅지 안쪽과 앞쪽 부분을 늘려줌으로써 고관절의 움직임을 부드럽게. 굽히는 쪽의 팔꿈치는 굽히고 무릎은 바깥쪽을 향해 밀어낸다.

엎드린 자세로 왼쪽 다리의 무릎을 굽힌다. 왼손으로 발끝을 잡고 엉덩이 옆쪽의 바닥으로 밀어붙여 10초간 유지한 후 손의 힘을 뺀다. 왼쪽과 오른쪽 다리를 각각 5회씩 실시.

왼쪽 다리의 무릎을 굽히고 왼손으로 발등을 잡은 후 엉덩이 쪽으로 강하게 누른다. 10초간 유지한 후 손의 힘을 뺀다. 각각 5회씩 실시.

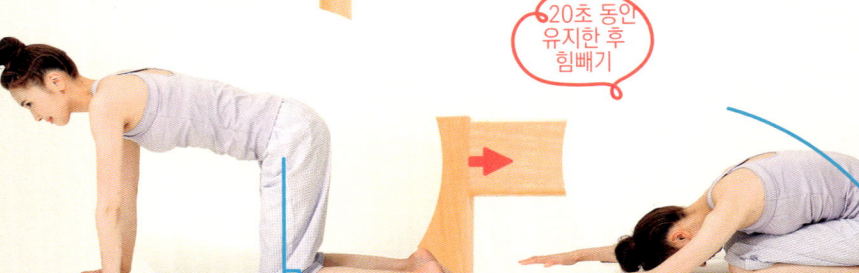

20초 동안 유지한 후 힘빼기

허리 주위를 유연하게
허리의 뒤틀림 해소

허리 주위의 근육을 풀어준다. 자세가 안정되지 않는 사람은 허벅지와 장딴지 사이에 베개를 끼우고 해도 좋다. 천천히 호흡하면서 전신의 힘을 빼고 릴렉스.

팔과 다리를 어깨 넓이로 벌리고 엎드린다.

그 자세로 숨을 내쉬면서 엉덩이를 뒤꿈치 위로 내린 후 상체를 앞으로 엎드려 양손을 뻗어준다. 20초간 유지한 후 원위치하여 힘을 뺀다.

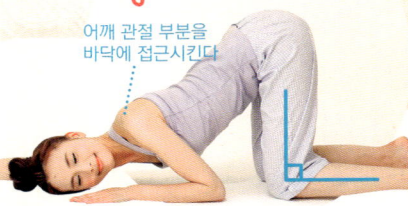

20초 동안 유지한 후 힘빼기

어깨 관절 부분을 바닥에 접근시킨다

수축된 배가 풀린다
복부의 뒤틀림 해소

손을 뻗은 쪽의 겨드랑이 아래를 바닥에 접근시키면서 복부와 등, 엉덩이 근육을 의식한다. 수축된 복부의 앞쪽이 쭉 펴짐으로써 시원한 느낌을 주는 효과가 있다.

팔과 다리를 어깨 넓이로 벌리고 엎드린다.

오른 손을 앞으로 뻗고 왼쪽 팔꿈치부터 아래쪽 부분을 바닥에 붙인다. 얼굴은 왼쪽을 본다. 왼손에 힘을 넣고 오른손은 앞으로, 엉덩이는 뒤로 당기듯이 늘려준 채로 10초간 유지한 후 손과 엉덩이의 힘을 뺀다. 반대쪽도 동일한 방법으로 실시.

「뒤틀림을 풀어주는 데는 이 스트레칭을 먼저 2주간 계속하는 것이 좋다」(이마이 씨). 처음에는 늘려주기 힘들게 느껴더라도 「지속적으로 하다 보면 전신의 혈액이나 림프의 흐름이 개선되고, 근육 밸런스가 잡히며 뒤틀림이 해소된다. 쉽게 붓지 않게 되며 또 신진대사도 촉진되어 쉽게 살을 뺄 수 있고 쉽게 살이 찌지 않는 효과도 있다」(이마이 씨).

침대에서 하는 스트레칭이 좋은 점은, 그대로 잠들 수 있다는 것. 마지막으로 위를 보고 누운 자세로 손바닥을 위로 향하고 다리는 허리 넓이보다 넓게 벌리고 릴렉스. 「이 자세로 전신의 힘을 빼고 그대로 잠드는 것이 이상적. 잠들기 전에 이 자세를 1초라도 길게 취하는 것만으로도 좋다. 스윙 스트레칭을 계속하면 신체가 쉽게 뭉치거나 틀어지지 않게 되어, 평소 자세나 문제들을 개선한다」(이마이 씨).

지금 즉시 시도해 보고 내일 아침의 신체변화를 실감하기 바란다. 저녁의 스트레칭의 결정판. 꼭 신체습관으로 만드시길!

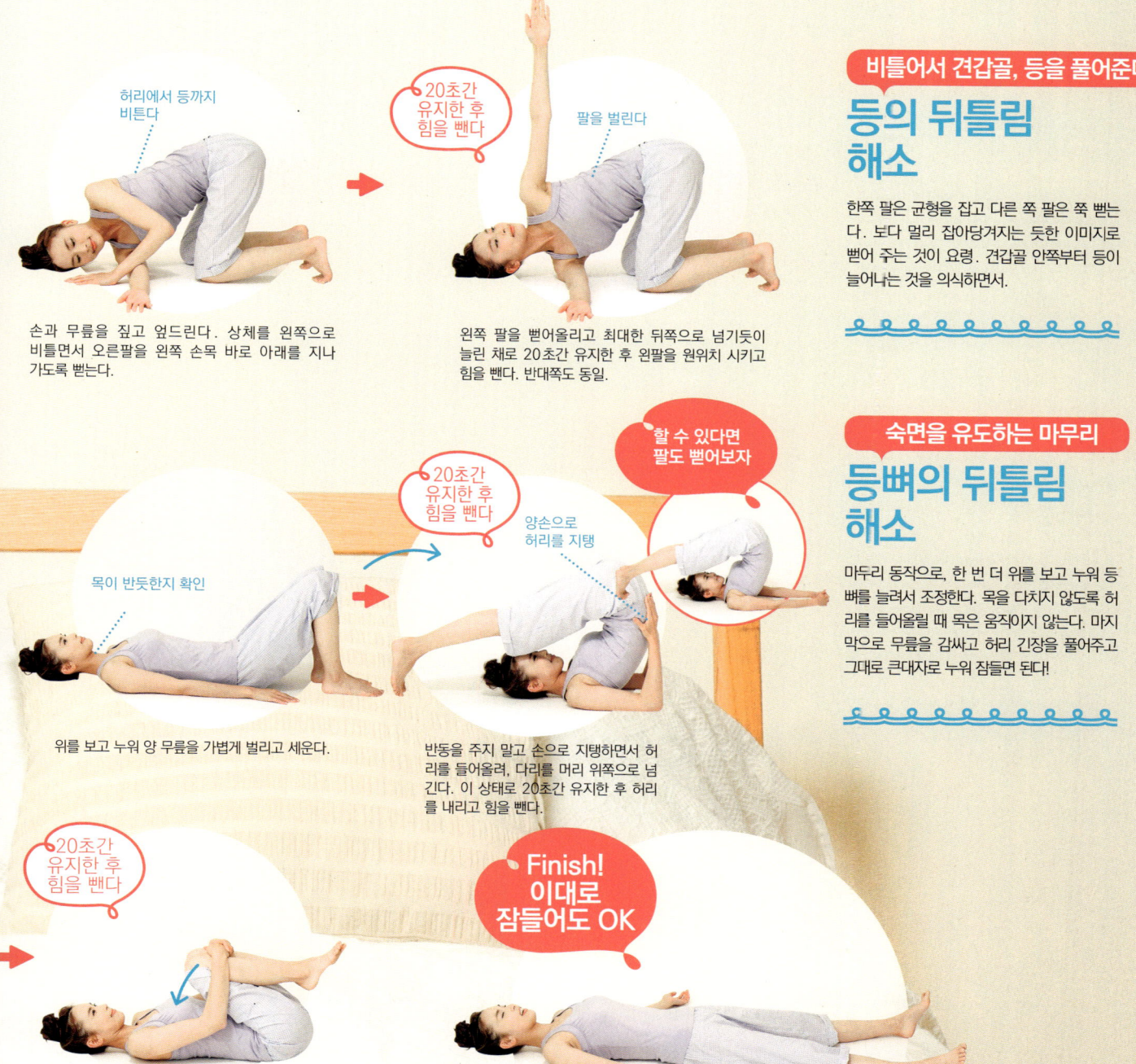

비틀어서 견갑골, 등을 풀어준다
등의 뒤틀림 해소

한쪽 팔은 균형을 잡고 다른 쪽 팔은 쭉 뻗는다. 보다 멀리 잡아당겨지는 듯한 이미지로 뻗어 주는 것이 요령. 견갑골 안쪽부터 등이 늘어나는 것을 의식하면서.

숙면을 유도하는 마무리
등뼈의 뒤틀림 해소

마두리 동작으로, 한 번 더 위를 보고 누워 등뼈를 늘려서 조정한다. 목을 다치지 않도록 허리를 들어올릴 때 목은 움직이지 않는다. 마지막으로 무릎을 감싸고 허리 긴장을 풀어주고 그대로 큰대자로 누워 잠들면 된다!

즉시 신체가 유연해진다!
의자를 이용하면 간단히 할 수 있다!

몸이 굳어 있는 사람을 위한
기본 스윙 스트레칭

전신이 딱딱하게 굳어서 스트레칭을 해봐도 좀처럼 효과가 없다. 이렇게 생각하는 사람이라도 의자를 이용한 스트레칭이라면 원하는 부분을 늘려줄 수 있습니다. 간단하게 할 수 있는 기본 "스윙 스트레칭"을 소개합니다.

(의자를 이용하면…)

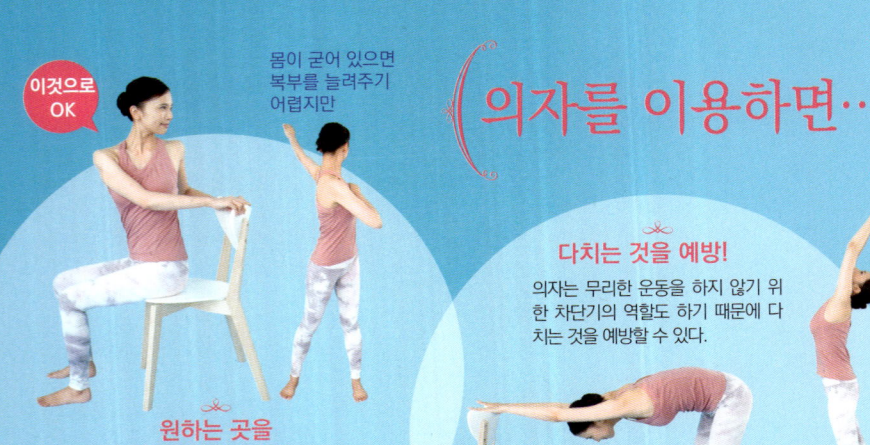

이것으로 OK
몸이 굳어 있으면 복부를 늘려주기 어렵지만

원하는 곳을 늘려줄 수 있다!
의자를 이용함으로써 원하는 부분을 확실히 늘려줄 수 있다. 예를 들어 오른쪽 그림처럼 의자로 골반을 고정시키면 복부를 확실히 늘려줄 수 있다.

다치는 것을 예방!
의자는 무리한 운동을 하지 않기 위한 차단기의 역할도 하기 때문에 다치는 것을 예방할 수 있다.

이것으로 OK
틀리기 쉬운 동작이…

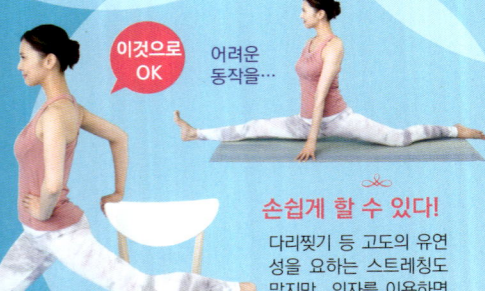

이것으로 OK
어려운 동작을…

손쉽게 할 수 있다!
다리찢기 등 고도의 유연성을 요하는 스트레칭도 많지만, 의자를 이용하면 무리하지 않고 간단히 할 수 있고 똑같은 효과를 얻을 수 있다.

취재·글／구마 카코(편집부) 사진／이나가키 준야 스타일링／시이노 이토코
헤어메이크／요다 요코 모델／TOMOMI 디자인／비웍스

골반~고관절 주위의 스트레칭

의자로 고관절을 서포트하며
필요한 부분만을 펴준다

상반신과 하반신의 연결부분의 역할을 하는 고관절.
전후좌우 빠짐없이 늘려주며 풀어주자.

안쪽 허벅지를 늘려줌으로써 부기를 해소
다리벌리기 스트레칭

대요근   **장골근**

발을 앞으로 뻗을 때 작용하는 아랫배의 심층근인 대요근과 장골근. 이 부분이 딱딱하면 자세 악화나 요통 등의 문제를 일으킬 수 있다. 의자를 이용하여 고관절의 연결부위를 쭉쭉 펴주자.

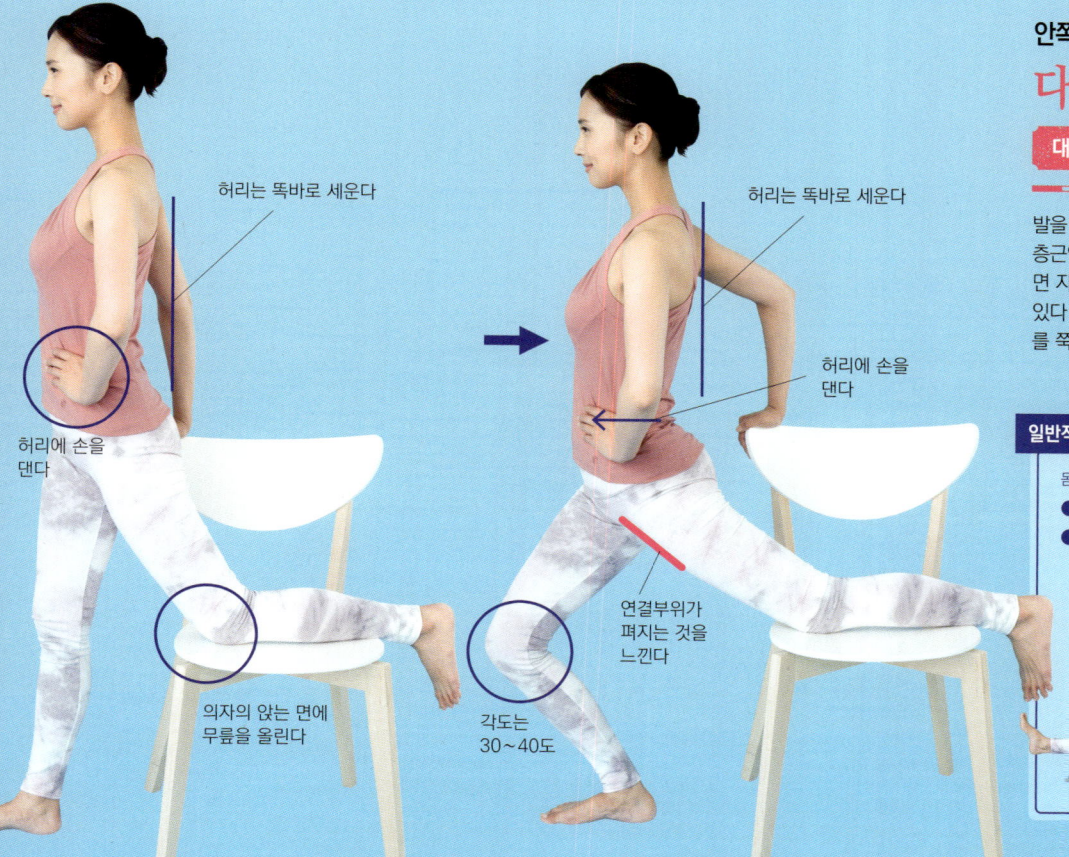

- 허리는 똑바로 세운다
- 허리에 손을 댄다
- 의자의 앉는 면에 무릎을 올린다
- 각도는 30~40도
- 연결부위가 펴지는 것을 느낀다

일반적인 스트레칭은 이 자세

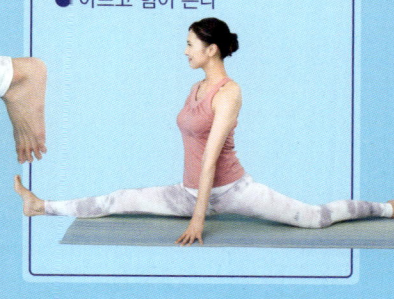

몸이 굳어 있으면...
- 다리가 벌어지지 않는다
- 아프고 힘이 든다

좌우 30초씩

의자에 한쪽 무릎을 올린다
의자에 왼쪽 무릎을 올리고, 오른쪽 다리를 앞으로 내딛는다. 이 때 등 근육은 의식적으로 곧게 펴지도록 한다.

골반을 정면을 향한 채로 허리를 앞으로 내민다
등을 곧게 세운 채로 허리를 앞으로 내민다. 무릎의 각도는 30~40도가 될 정도로 굽힌다. 다리를 바꾸어 반대쪽도 동일한 방법으로 실시한다.

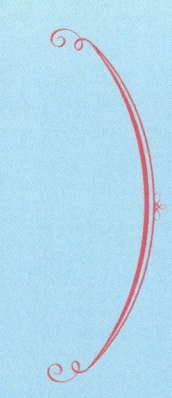

아라카와 유시 준교수
국제무도대학
체육학부

도쿄대학대학원 종합문화연구과 박사과정을 수료한 후, 국립스포츠과학 센터 스포츠과학연구원을 거쳐 현대학 조교로 시작. 2016년 4월부터 현직. 전공은 바이오메카닉스 트레이닝 과학. 저서로 「효과 적인 근육트레이닝, 효과없는 근육트레 이닝」(PHP연구소) 외.

시범 동작을 보면서 스트레칭을 하는데도 몸 자체가 너무 굳어있어서 동일한 자세를 취할 수 없고 또 효과도 실감하지 못하는 경험을 한 적이 있을 것이다.
「스트레칭이란 근육을 펴주는 것을 목적으로 한 운동을 말한다. 중요한 것은 완성된 형태에 구애받지 말고 늘려주고 싶은 부분을 확실히 펴주는 것」이라고 근육트레이닝이나 스트레칭 전문가인 국제무도대학의 아라카와 유시(荒川裕志) 준 교수는 말한다.

그래서 늘려주고 싶은 부분을 확실히 펴주기 위해서 의자를 이용한다고 한다. 의자를 이용하면 골반 등 신체 일부가 고정되어 타겟이 되는 근육을 늘려주기 쉬워진다. 또 몸이 안정되기 때문에 다치는 일도 적다.
「약간 아프면서 기분 좋은 정도를 기준으로 늘려주는 것이 정답. 목욕 후 등 몸이 따뜻한 상태에서 실시하면 근육이 보다 잘 풀어진다」 (아라카와 준 교수)

몸이 굳어있는 사람에게 흔히 있을 수 있는 잘못

1. 아플 때까지 트레이닝한다
2. 무리해서 늘려주려고 한다
3. 아무 것도 느끼지 못하는 상태로 자세를 유지한다

엉덩이~허벅지를 시원하게
힙 스트레칭

대전근

다리를 뒤로 뺄 때 작동하는 것이 엉덩이 부분을 감싸고 있는 대전근. 다리를 바깥쪽으로 비틀면 잘 펴진다. 스트레칭을 함으로써 다리의 운동범위가 넓어지기 때문에 몸을 쉽게 움직일 수 있게 된다.

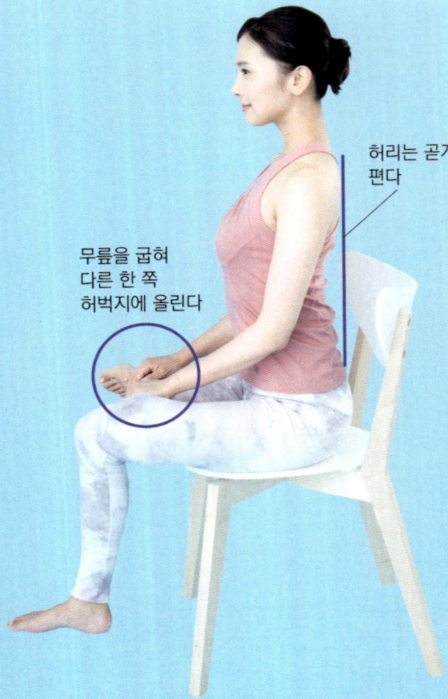

일반적인 스트레칭은 이 자세

몸이 굳어 있으면........
- 다리를 올리지 못한다
- 엉덩이 부분을 펴지 못한다

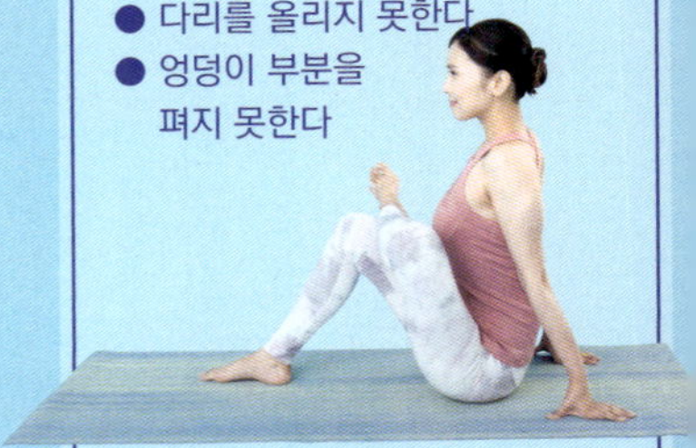

허리는 곧게 편다

무릎을 굽혀 다른 한 쪽 허벅지에 올린다

시선은 앞을 본다

허리는 곧게 편 채로 상반신을 앞으로 기울인다

좌우 30초씩

엉덩이 부분이 늘어나는 것을 느끼게 된다.

의자에 앉아서 왼쪽 발목을 오른쪽 허벅지에 올린다.
의자에 앉아서 왼쪽 발목을 오른쪽 허벅지에 올린다. 상체가 넘어지지 않도록 허리를 곧게 편다

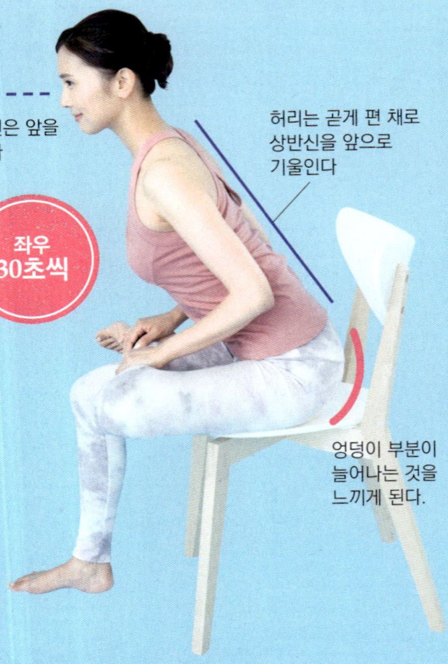

허리를 편 상태로 상체를 앞으로 기울인다
가슴을 펴고 허리를 곧게 편 채로 고관절부터 접는 듯한 기분으로 상체를 앞으로 기울인다. 다리를 바꿔서 반대쪽도 동일한 방법으로 실시.

허벅지 뒤쪽과 장딴지의 부기를 해소
앞구부리기 스트레칭

햄스트링 **가자미근** **비복근**

햄스트링이라고 불리는 허벅지의 근육은 다리를 뒤로 뻗거나 무릎을 굽힐 때 사용된다. 스트레칭으로 풀어줌으로써 골반이 조정되어 자세가 개선된다.

일반적인 스트레칭은 이 자세

몸이 굳어 있으면...
- 무릎이 굽혀진다
- 상체가 앞으로 굽혀지지 않는다

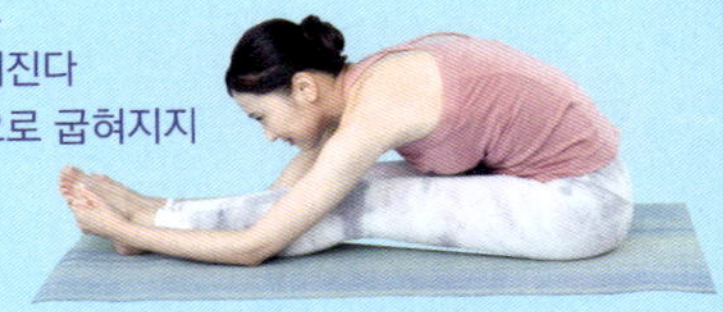

의자에 오른쪽 다리의 뒤꿈치를 올리고 선다
다리는 어깨넓이로 벌리고 서서, 오른쪽 뒤꿈치를 의자의 앉는 부분에 올린다. 양쪽 다리 모두 굽히지 않고 곧게 편다.

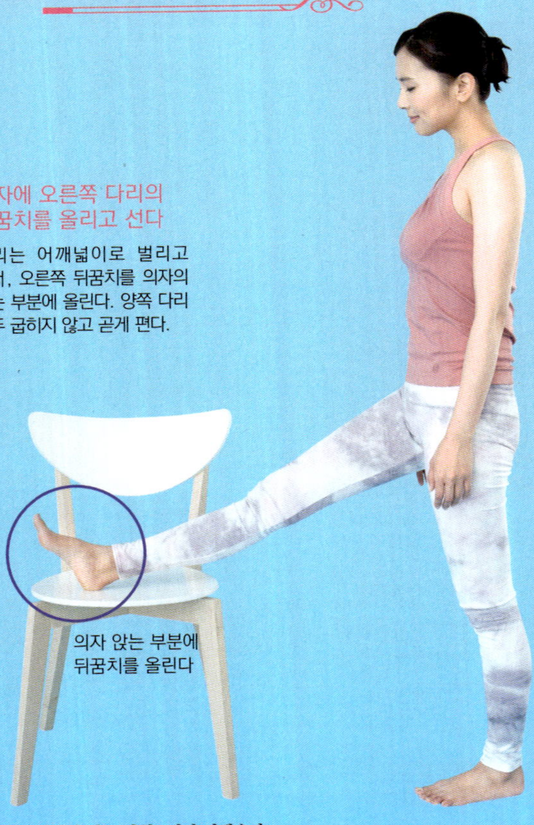

의자 앉는 부분에 뒤꿈치를 올린다

무릎의 윗 부분에 양손을 대고 몸을 앞으로 기울인다
오른쪽 무릎의 약간 위쪽에 양손을 대고 몸을 앞으로 기울이면서 양손에 체중을 싣는다. 허벅지의 뒷부분이 늘어난다는 느낌으로 다리를 바꾸어 반대쪽도 실시

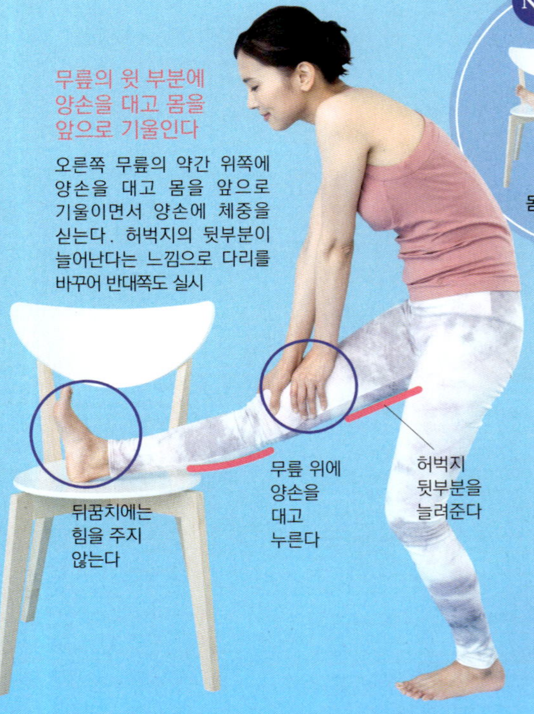

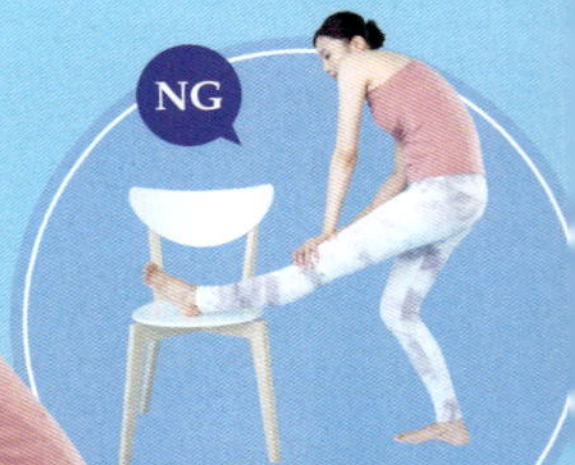

뒤꿈치에는 힘을 주지 않는다

무릎 위에 양손을 대고 누른다

허벅지 뒷부분을 늘려준다

NG

몸을 옆으로 기울이지 않는다

좌우 30초씩

어깨~등의 스트레칭

의자를 이용하여 골반을 고정하고 상반신을 효과적으로 펴준다

나긋나긋한 신체를 만들기 위해서는 몸을 지탱하고 있는 코어 근육의 유연성이 필요.
의자를 이용하여 골반을 고정시키면 몸이 굳어 있는 사람도 코어 근육을 늘려줄 수 있다.

어깨결림에 효과가 있는
어깨 주위 스트레칭

`대원근` `소흉근`

어깨주위에서 견갑골까지는 가느다란 근육이 무수히 이어져있다. 이것을 스트레칭 함으로써 어깨 결림이나 자세를 개선. 팔 주변의 뭉침도 해소된다.

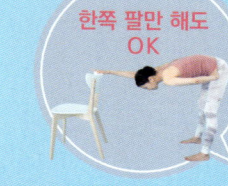
한쪽 팔만 해도 OK

일반적인 스트레칭은 이 자세
몸이 굳어 있으면……
● 팔 쪽에만 신경을 써서 어깨가 펴지지 않는다.
● 허리부터 굽혀져 버린다.

양손을 의자의 등받이에 모은다

어깨 주위에 힘을 주지 않는다

30초간 유지

골반의 위치는 움직이지 않는다

무릎은 굽혀도 OK

의자 뒤쪽에 서서 등받이 부분에 손을 걸친다.
등받이가 있는 의자의 뒤쪽에, 어깨 넓이 정도로 다리를 벌리고 선다. 양손으로 의자 등받이에 손을 걸친다

등에서 머리 전체를 어깨 밑쪽까지 기울여준다.
손을 댄 채로 어깨를 아래로 내리는 듯한 기분으로 등부터 밑으로 기울인다. 무릎을 굽혀도 좋다. 허리가 들리지 않도록 주의

옆구리에 효과적
비틀기 스트레칭

`내복사근` `외복사근`

옆구리에서 등뼈 주위까지를 펴주는 스트레칭. 운동이 부족한 사람은 특히 굳어지기 쉬운 부분인데 의자에 앉아 골반을 고정한 후 비틀어 줌으로써 완전히 펴줄 수 있다.

일반적인 스트레칭은 이 자세
몸이 굳어 있으면……
● 복부 주변을 비틀어 주지 못한다

NG
팔만 비틀어주는 듯한 자세가 된다

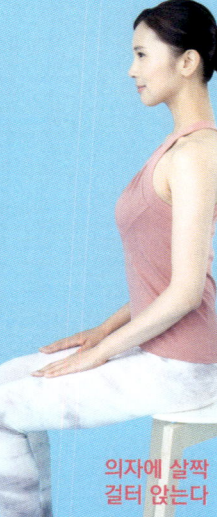

OK

허리는 곧게 편다

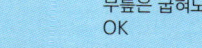
좌우 30초씩

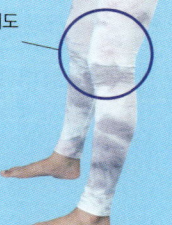

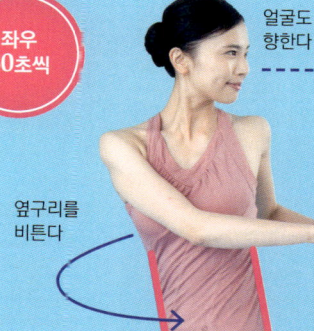

얼굴도 뒤를 향한다

옆구리를 비튼다

양손으로 의자 등받이를 잡는다

의자에 살짝 걸터 앉는다
등받이가 있는 의자에 살짝 걸터앉는다. 다리는 어깨 넓이만큼 벌리고 허리는 곧게 편다.

왼쪽부터 양손으로 등받이를 잡고 최대한 허리를 비틀어준다
엉덩이가 의자 앉는 부분에서 떨어지지않도록 손으로 등받이를 잡는다. 등받이를 잡아당기는 손의 힘을 이용하여 허리 주변을 최대한 비튼다. 반대쪽도 동일하게 실시한다.

옆구리에 있는 복사근들을 늘려주는 스트레칭. 의자에 앉아서 골반을 고정시킨 상태에서 몸을 옆으로 눕힘으로써 옆구리를 힘껏 펴주기 쉬워진다.

옆구리 처지는 데 효과적
옆구리 구부리기 스트레칭

`내복사근` `외복사근`

일반적인 스트레칭은 이 자세
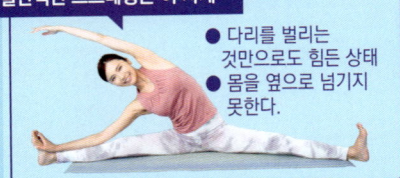
- 다리를 벌리는 것만으로도 힘든 상태
- 몸을 옆으로 넘기지 못한다.

「등이 구부정한 사람은 가슴이나 옆구리에 있는 소흉근이나 대원근이 잘 늘어나지 않기 때문에 의자를 이용하여 스트레칭 하는 것이 좋다」(아라카와 교수). 79페이지의 어깨 주위 스트레칭이 바로 그것이다.

또 몸이 굳어있는 사람은 복부, 등 등의 체간부를 쉽게 펴지 못하는 사람이 많다. 「의자에 앉아서 골반을 고정시킴으로써 상반신의 근육을 보다 쉽게 늘려줄 수 있다」(아라 카와 교수). 의자에 앉아서 상체를 전후좌우로 굽히거나 비트는 동작을 추가적으로 해 보자.

똑바로 옆으로 눕힌다

좌우 30초씩

허리는 곧게 세운다

여기를 펴준다

골반은 고정

엉덩이는 의자에서 들리지 않도록

의자에 앉아서 귀에 손을 댄다
의자에 앉아서 다리를 어깨 넓이만큼 벌리고 발은 완전히 바닥에 붙인다. 양손을 귀 근처에 대고 허리를 곧게 편다.

그대로 몸을 옆으로 눕힌다
엉덩이가 의자에서 들리지 않도록 하면서 상반신을 오른쪽으로 굽힌다. 갈비뼈에서 허리뼈 부위를 최대한 위아래로 잡아당기는 듯한 이미지로 실시한다. 반대쪽도 동일하게 실시.

굽은 등의 교정에도 효과적!
등 스트레칭

`척추기립근`

등을 휘게 하는 동작과 관련이 있는 척추기립근을 스트레칭 하기 위해서는 등 스트레칭이 효과적. 평소에 자세가 좋지 않아서 등이 구부정한 사람의 자세 교정에도 좋다.

일반적인 스트레칭은 이 자세
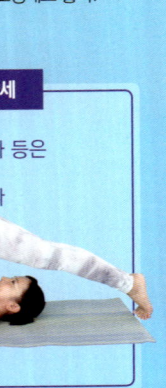
- 다리에 힘이 들어가 등은 펴지지 않는다
- 허리에 무리가 간다

머리 뒤에서 깍지를 낀다

허리는 곧게 편다

NG 팔만 동그랗게 굽혀져 있다

배꼽을 들여다 보는 자세로

고관절 부분부터 동그랗게 굽혀준다는 느낌으로 등을 굽힌다

30초간 유지

의자에 앉아서 머리 뒤로 깍지를 낀다
의자에 앉아서 다리는 어깨 넓이로 벌리고 양손을 머리 뒤로 하여 깍지를 낀다. 등은 곧게 편다.

등을 동그랗게 굽힌다
허리에 힘을 완전히 뺀다는 느낌으로 배꼽을 들여다보는 자세로 등을 동그랗게 굽힌다. 완전히 굽혀지면 호흡을 멈추고 30초간 유지

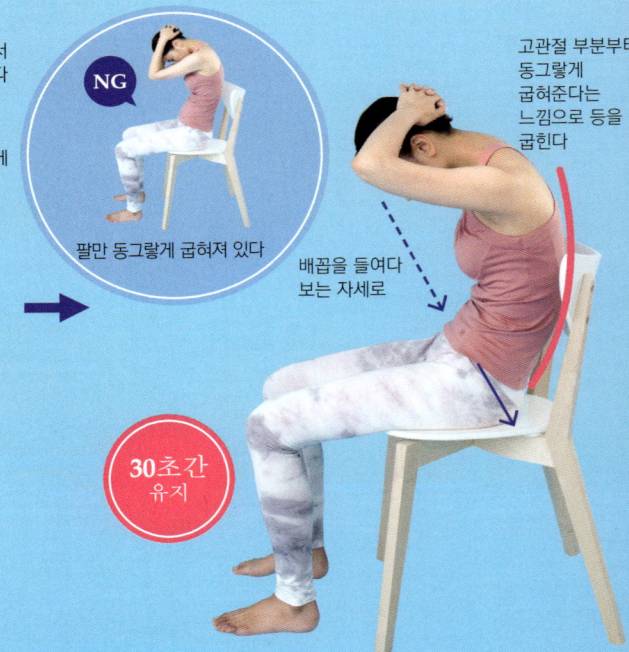

Part 3

피부를 젊게 만드는
아침과 저녁의 미용법

언제까지나 팽팽한 젊은 피부를 유지하기 위해서
수분은 필수입니다.
세안이나 마사지로 얼굴의 혈액순환을 촉진하고 촉촉함을 유지함으로써
생생하고 팽팽한 피부가 됩니다.
또한, 피부를 지켜주는 조직을 강화하는 식습관도 소개.
체내로부터 피부의 노화를 예방하도록 노력합시다.

P82 아침과 저녁의 스팀 세안

P86 얼굴이 작아지는 90초 마사지법

P92 아침의 프로틴, 저녁의 콜라겐

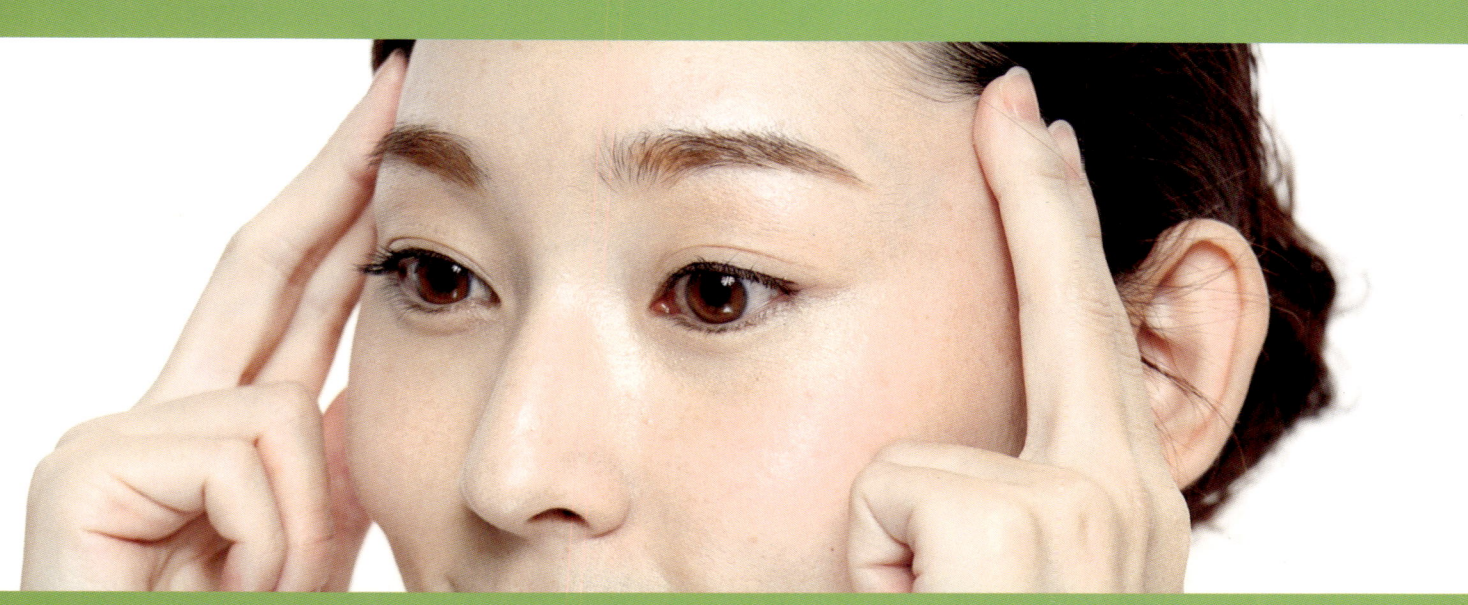

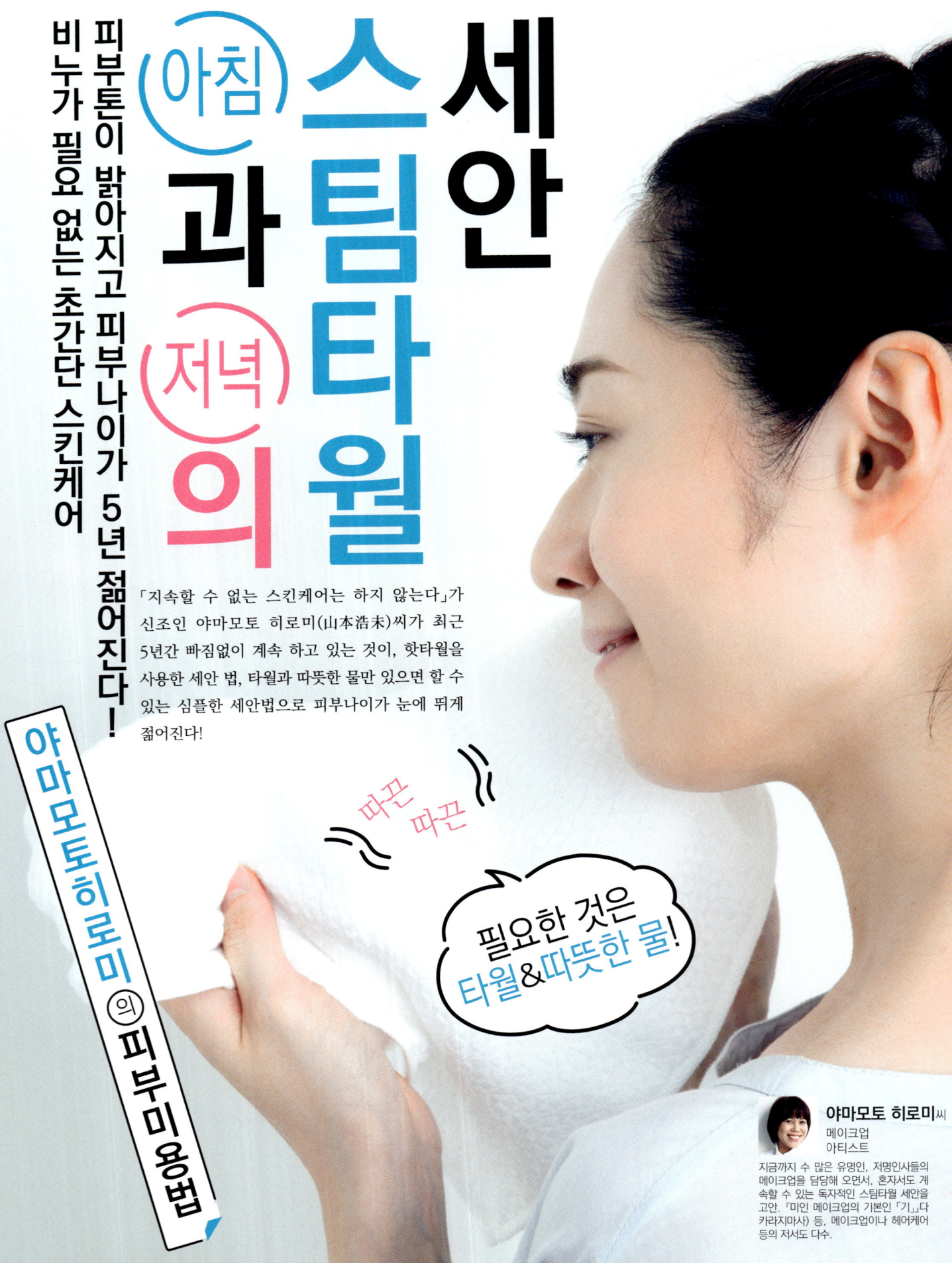

아침 세안과 저녁의 스팀타월

피부톤이 밝아지고 피부나이가 5년 젊어진다!
비누가 필요없는 초간단 스킨케어

야마모토 히로미의 피부미용법

「지속할 수 없는 스킨케어는 하지 않는다」가 신조인 야마모토 히로미(山本浩未)씨가 최근 5년간 빠짐없이 계속 하고 있는 것이, 핫타월을 사용한 세안 법, 타월과 따뜻한 물만 있으면 할 수 있는 심플한 세안법으로 피부나이가 눈에 뛰게 젊어진다!

따끈 따끈

필요한 것은 타월&따뜻한 물!

야마모토 히로미씨
메이크업 아티스트

지금까지 수 많은 유명인, 저명인사들의 메이크업을 담당해 오면서, 혼자서도 계속할 수 있는 독자적인 스팀타월 세안을 고안. 『미인 메이크업의 기본인 「기」다카라지마사』 등, 메이크업이나 헤어케어 등의 저서도 다수.

> 저는 이 방법을 2년 반 동안 계속해 왔고, 건강한 피부 상태를 유지할 수 있었습니다

야마모토 류
스팀타월 세안으로 푸석푸석한 피부가 매끈해지는 이유

1. 온열효과로 혈류 UP! 피부대사를 촉진

따뜻한 물에 적신 스팀타월을 얼굴에 대면 피부가 따뜻해져서 혈액순환이 촉진된다. 그 결과, 오래된 각질이 부드럽게 떨어져 나가기 때문에 피부 톤이 한층 더 밝아지게 된다.

2. 각질층의 수분을 보충하여, 탄력있는 탱탱한 피부로

아침 저녁으로 하루 2회, 수증기가 피부에 수분을 보충하는 케어를 계속함으로써, 피부는 탱탱하고 부드러워진다. 그결과 피부에는 수분에 의한 탄력이 생긴다. 보기에도 촉감이 매끄럽고 촉촉한 피부를 만들 수 있다.

3. 피부상태가 정돈되어, 화장 흡수도 부드러워진다

스팀타월 세안으로 화장의 침투가 좋아지기 때문에 평소 사용하던 화장품의 효과도 Up. 스팀타월로 림프의 흐름도 촉진되기 때문에 부기도 해소되며 얼굴 전체가 탄력 있는 인상을 갖게 된다.

스팀(온수) 타월 사용법

동그랗게 말아 놓은 타월에 따뜻한 물을 부어 간단히 만들 수 있다. 타월을 폈을 때 적당한 온도가 되도록, 물의 온도는 45~50℃. 살짝 뜨거운 정도가 가장 좋다.

이럴 때 추천
- 눈의 피로
- 목·어깨결림
- 팩 위에 사용하면 두배의 보온 효과
- 리프레쉬 & 릴렉스

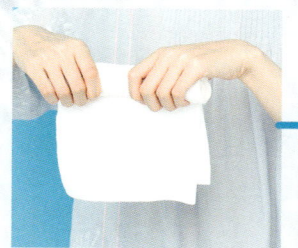
타월을 한 번 접은 후 동그랗게 만다
타월을 한 번 접은 후 끝에서부터 동그랗게 말아 원통 모양으로 만든다. 따뜻한 물을 원통 중심에 붓기 때문에 바깥쪽은 뜨겁지 않다.

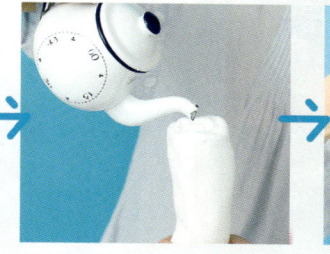
따뜻한 물을 롤 중심에 붓는다
45~50℃의 물을 원통 중심에 붓는다. 물의 무게가 느껴지면 반대쪽에서도 물을 붓는다. 바깥쪽은 젖지 않게 하고 중심 부분만 물로 적시자.

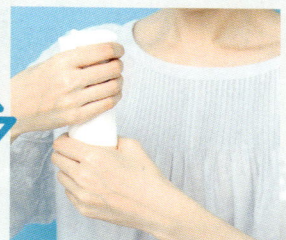
가볍게 손바닥으로 짜면서 타월 전체에 스며들게 한다
타월을 바깥쪽에서부터 손바닥으로 쥐어짜듯이 하여 전체에 물이 스며들도록 바깥쪽부터 부드럽게 쥐어준다. 너무 꽉 짜지 않도록 한다.

탄력 있는 피부를 유지하고 있는 메이크업 아티스트 야마모토 히로미(山本浩未)씨. 야마모토 씨가 이 스팀타월 세안을 시작한 것은 2년 반 전.「피부 상태가 쉽게 거칠어지고 불안정해졌다. 여러 가지 스킨케어를 시도하다 보니 따뜻하게 하면 피부상태가 좋아진다는 것을 알게 되었다」고 한다.「매일 아침 이 세안을 하게 되었는데, 이후부터 피부상태가 좋아졌습니다」(야마모토 씨).

방법은 아주 간단. 45~50도의 따뜻한 물로 만든 스팀타월로 얼굴을 2회 따뜻하게 해 준 후에 코, 입 주위는 부드럽게 닦아주고, 마지막으로 귀와 목의 혈류와 림프를 흘려보내듯이 닦아줌으로써 마치 목욕을 하고 바로 나온 것 같은 촉촉한 피부가 된다.「피부의 푸석함도 해소되고 각질층에 수분이 유지됨으로써 화장품이 잘 먹고 또 그 효과도 좋아져서 탱탱한 피부가 되었습니다」(야마모토 씨). 실제로 독자 모니터가 스킨케어는 일체 바꾸지 않고 스팀타월 세안을 1주일간 지속한 결과 피부나이가 5세나 젊어졌다.

그리고 저녁에는 마찬가지로 타월을 사용하여 클렌징한다. 크림이나 오일 등의 클렌징제가 얼굴에 잘 스며들게 한 후 스팀타월로 부드럽게 닦아내자.

투명감 높은 건강한 피부를 간단히 손에 넣을 수 있는 세안법. 꼭 시도해 보시기를 추천한다.

1주일간 실시

1주일동안 피부 톤이 밝아지고 피부가 3년 젊어졌다!

K·K씨(33세)

지금까지 피부 트러블 등으로 고민한 적은 없었지만, 피부나이가 실제나이보다 많다는 것에 충격을 받았습니다. 하지만 아침과 저녁에 스팀타월 세안을 한 것만으로 피부의 수분량이 많아졌다는 것에 놀랐습니다.

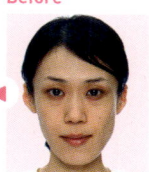

피부나이 38세 ◀ 41세

피부나이 -5년! 피부가 탱탱해지기 시작했다

H·I씨(47세)

피부나이가 56세라는 데 일단 충격을 받았습니다(웃음). 스팀타월 세안의 좋은 점은, 간단해서 지속할 수 있다는 점. 자각하지 못했던 피부의 푸석푸석함이 사라지고 감촉이 좋아졌습니다.

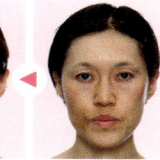

피부나이 51세 ◀ 56세

스팀타월 세안 시 주의사항

- 아침 저녁으로 1회씩
- 타월은 청결한 것을 사용
- 타월은 피부에 자극이 없는 새 것을 사용
  (1개월에 한 번씩 새것으로 교체)

스팀타월 세안은 따뜻한 물과 수건만 있으면 할 수 있는 간단한 세안법이지만, 독자 모니터링을 한 결과 1주일만에 그 효과를 실감하고 있다.

사용하는 타월은 피부에 자극이 적은 면 제품을 추천

주의해야 할 포인트는 2가지. 하나는 「피부에 대는 타월은 온기가 기분 좋을 정도로 약간 뜨거운 물을 사용할 것」(야마모토 씨)

또 하나는 타월로 닦을 때는 가볍고 부드럽게 닦아낼 것. 깨끗하게 닦아낼 생각으로 세게 문지르는 것은 좋지 않다. 이 두가지 포인트를 잘 지키면서 매일 2회 스팀타월 세안을 계속함으로써 「피부에 한층 더 투명감이 생깁니다」(야마모토 씨).

아침과 저녁 2회의 스팀타월 세안을 함으로써 각질층에 수분이 보충되어 피부 전체가

(아침)의 스팀타월 세안

2분! 스팀타월

아침에 일어나서 곧바로 실시하는 것이 최고의 타이밍. 아침 기상 후 혈액순환이 둔화된 얼굴 주위를 따뜻한 타월로 2회 따뜻하게 해줌으로써 혈류가 촉진 된다.

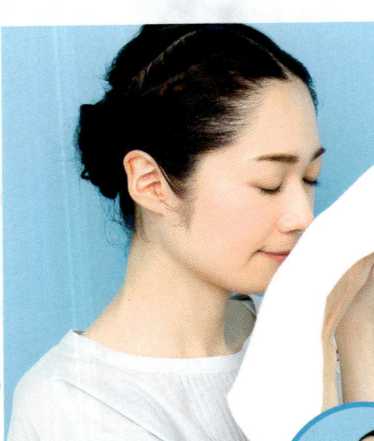

① 따뜻한 타월로 얼굴 전체를 2회

타월을 펴서 양손으로 얼굴 전체를 완전히 덮는다. 이것을 1회 40초, 피부 속까지 따뜻해지도록 2회 반복한다

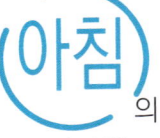
완전히 감싼다!

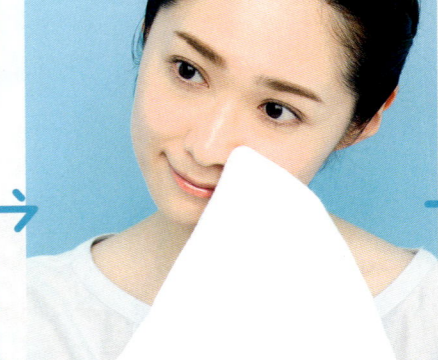

② 같은 타월로 입, 눈, 코 주위를 닦아준다

타월을 손가락에 가볍게 감아 준 후 눈이나 코 주위 등, 피지가 쌓이기 쉬운 부분을 닦아낸다. 세게 문지르지 않는다.

(저녁)의 스팀타월 세안

클렌징 겸용!

5분! 스팀 클렌징

클렌징도 따뜻한 타월로 닦아주면 모공이나 피부 사이에 끼어 있는 화장 찌꺼기를 깨끗하게 제거하며 동시에 스팀 세안도 가능하다!

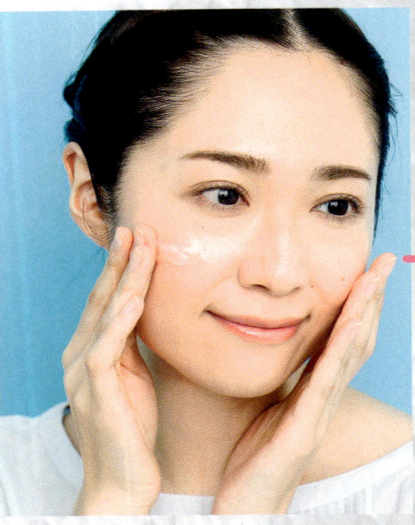

① 클렌징제를 골고루 펴서 발라 준다

클렌징제를 피부에 발라 얼굴에 남아 있는 화장품 찌꺼기를 잘 녹여준다. 가능하면 크림이나 오일을 추천. 피부를 문질러야 하는 클렌징제는 가능한 피한다.

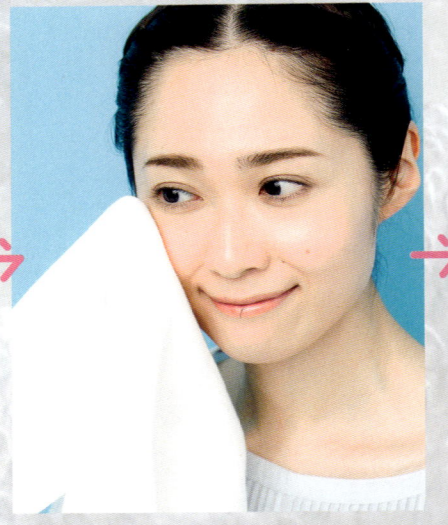

② 클렌징제를 바른 상태에서 타월로 얼굴 전체를 닦아낸다

타월을 얼굴 전체에 대고 얼굴을 따뜻하게 한 상태로 클렌징제를 닦아낸다. 타월이 더러워지면 가볍게 헹군다. 이것을 2회 반복.

팽팽해진다. 피부가 쉽게 거칠어지지 않으며 잔주름 등도 눈에 띄게 없어진다.
또 따뜻한 타월은 세안 이외에도 활용할 수 있다. 「스팀타월 세안 전에 팩을 해두면 스킨케어 시간이 짧아지기 때문에 중요한 일정이 있는 날 아침에는 빠짐없이 하고 있습니다」(야마모토 씨). 얼굴이 심하게 부은 날이나 다크서클이 신경 쓰일 때, 눈 주위나 얼굴을 따뜻하게 해 주면 기분이 상쾌해진다. 어깨나 목의 결림에는 결린 부분을 부드럽게 마사지해 주는 것만으로도 결린 부분이 완화된다.
간단하고 비용도 들지 않는 스팀타월 세안을 아침&저녁의 습관으로 만들어 보기를 추천한다.

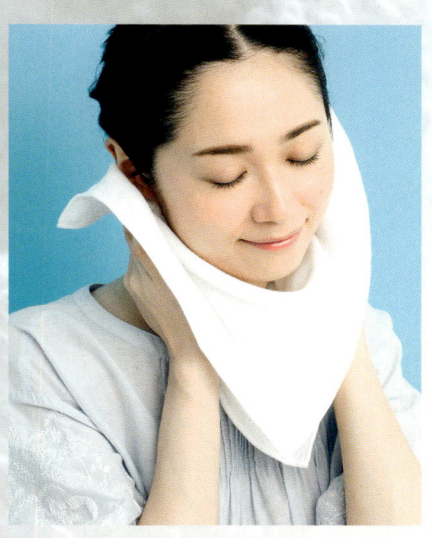

3 타월을 삼각으로 접어 귀 주위를 닦는다

타월을 삼각으로 한 번 접은 후 양 끝에 엄지손가락을 대고 세운 후에 귀 앞뒤와 그 주위를 원을 그리듯이 약간 세게 닦거나 문질러 준다. 10회 정도.

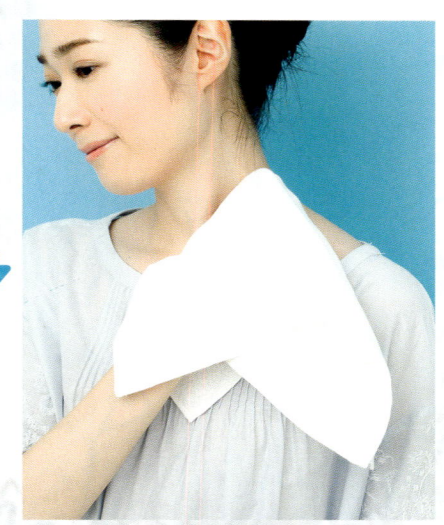

4 귀 아래에서 목까지 약간 세게 닦아준다

스팀타월을 손바닥으로 들고 좌우 귀 아래 부분부터 목 주위까지 위에서 아래 방향으로 약간 세게 닦아준다.

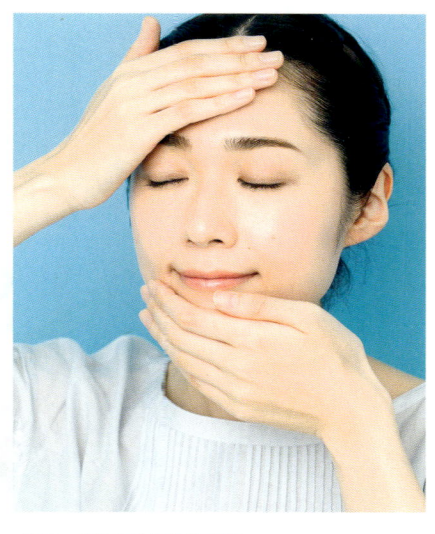

5 피부가 안정되면 일상적인 스킨케어를 한다

스팀타월을 놓고 양손 손바닥으로 피부를 문질러 준 후 수분이 조금 남아 따뜻한 상태에서 스킨케어를 한다.

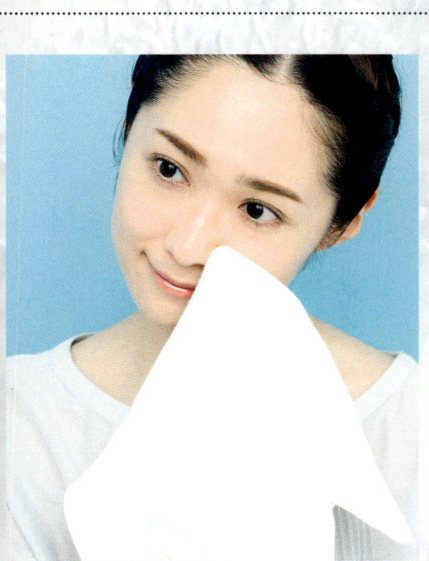

3 입, 눈, 코 등의 세세한 부분을 닦는다

콧방울이나 눈 주위나 입술 끝, 머리카락이 난 부분과의 경계선 등은 손가락 끝을 사용하여 타월로 깨끗이 닦아낸다.

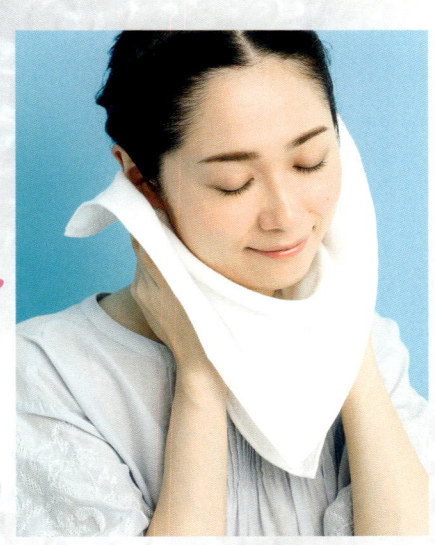

4 타월을 삼각으로 접어 귀 주변과 목을 닦는다

아침과 마찬가지로 타월을 삼각으로 한 번 접어 양쪽 귀를 자극하면서 목까지 위에서 아래로 닦아준다.

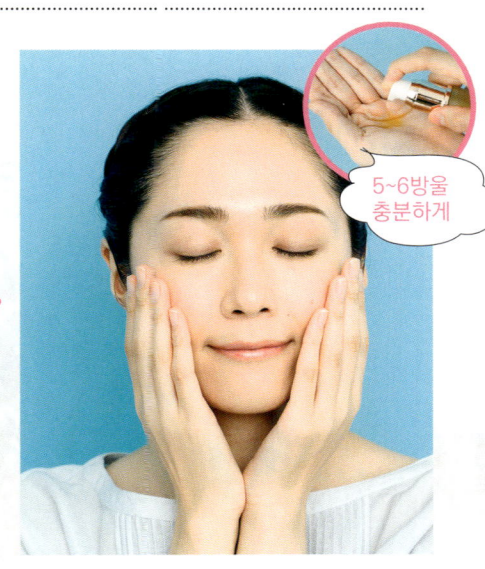

5~6방울 충분하게

5 오일을 피부 전체에 발라준다

피부가 촉촉하고 따뜻한 상태에서 오일을 손바닥으로 얼굴 전체에 발라준다. 그 상태로 목욕을 하면 오일 마스크 효과도 있다.

얼굴 라인이 망가져 얼굴이 크고 살쪄 보이는 고민은, 아주 간단한 터치로 피부 표면을 문지르는 것만으로 즉시 해결!
피부에 부담을 주지 않기 때문에 피부가 처질 염려도 없고, 시간이나 장소와 상관없이 간단마사지법으로 갸름한 얼굴이 될 수 있습니다.

프랑스에서도 인기

간단한 얼굴 다이어트!
문지르기! 90초

모델인 도노가키 씨도
90초로 얼굴다이어트!

Before

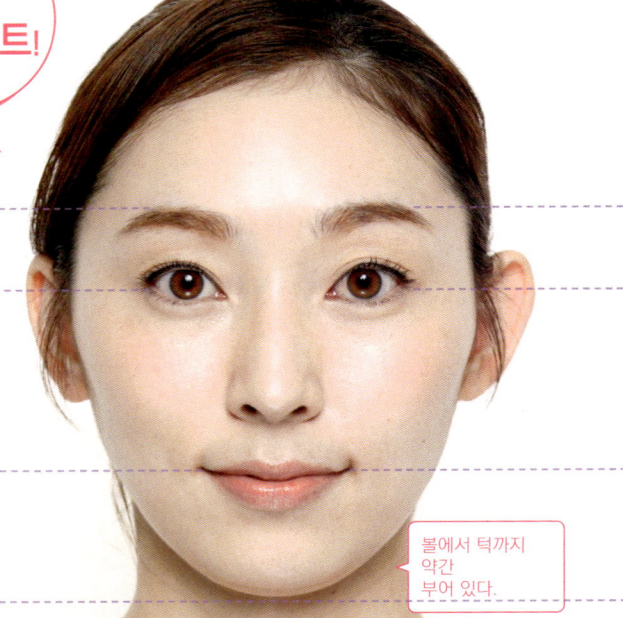

눈썹 높이

눈, 눈꼬리의 높이

입꼬리의 위치

볼에서 턱까지 약간 부어 있다.

얼굴 라인

어깨 높이

문질러주기만 하면 얼굴이 작아진다

문질러주는 자극으로 남아있는 「간질액」이 쉽게 흐를 수 있게 된다

세포 주변에 있는 노폐물 등을 포함한 「간질액은 80%가 정맥, 나머지 20%는 림프관으로 회수된다. 이들은 아주 약한 압력으로 쉽게 흐르게 된다고 한다. 림프관을 만드는 내피세포는 콜라겐으로 만들어진 실(糸)로 진피층과 연결되어 있는데 피부를 문지르면 이 실이 당겨져서 틈이 생기고 이 틈으로 간질액이 흘러 들어간다.

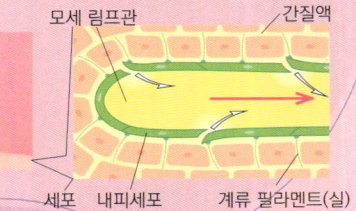

모세 림프관　간질액

세포　내피세포　계류 필라멘트(실)

귀나 목, 쇄골을 향해 문질러주면 부기가 해소 얼굴 다이어트!

굵은 정맥과 림프는 귀 앞쪽에서 목, 쇄골 아래로 연결된다. 얼굴은 중심에서 이마 쪽의 머리카락이나 있는 경계부위, 귀 방향으로 문지르고, 얼굴 라인은 턱 끝에서 귀 방향으로 문지르는 「얼굴 다이어트 마사지법」으로 「간질액」이 효과적으로 흘러가 짧은 시간에 얼굴이 긴장상태가 된다.

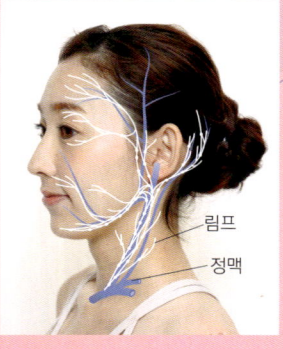

림프
정맥

문지르는 힘의 기준은 「20g」!

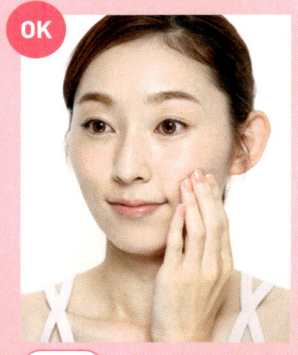 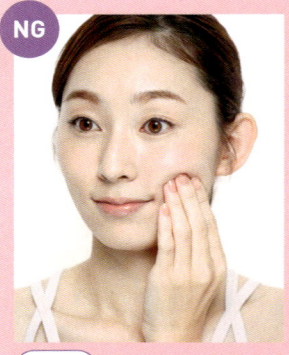 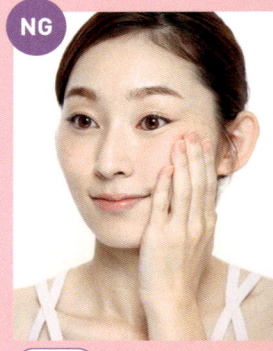

OK — **20g** 문지른다
피부를 움직이지 않도록, 손가락 끝으로 가볍게 문지르는 것이 기본. 처음에는 거울을 보면서 해 보도록 하자.

NG — **40g** 패인다
손가락 끝을 피부 위에 올렸을 때 피부가 패이면 압력이 너무 세다는 증거. 가볍게 올려놓기만 하면 충분하다.

NG — **60g** 주름이 잡힌다
주름이 잡힐 정도로 피부가 움직이면 문지르는 힘이 너무 세다. 주름이 잡히지 않도록 하는 것이 철칙.

취재·글/아야키 히로미 사진/스즈키 히로시 스타일링/시이노 이토코 헤어&메이크/요다 요코
모델/도노가키 카나 일러스트/미유미 모토세 디자인/비웍스

소프트 터치로 「처짐」도 「부기」도 해결!
얼굴이 작아지는 마사지법

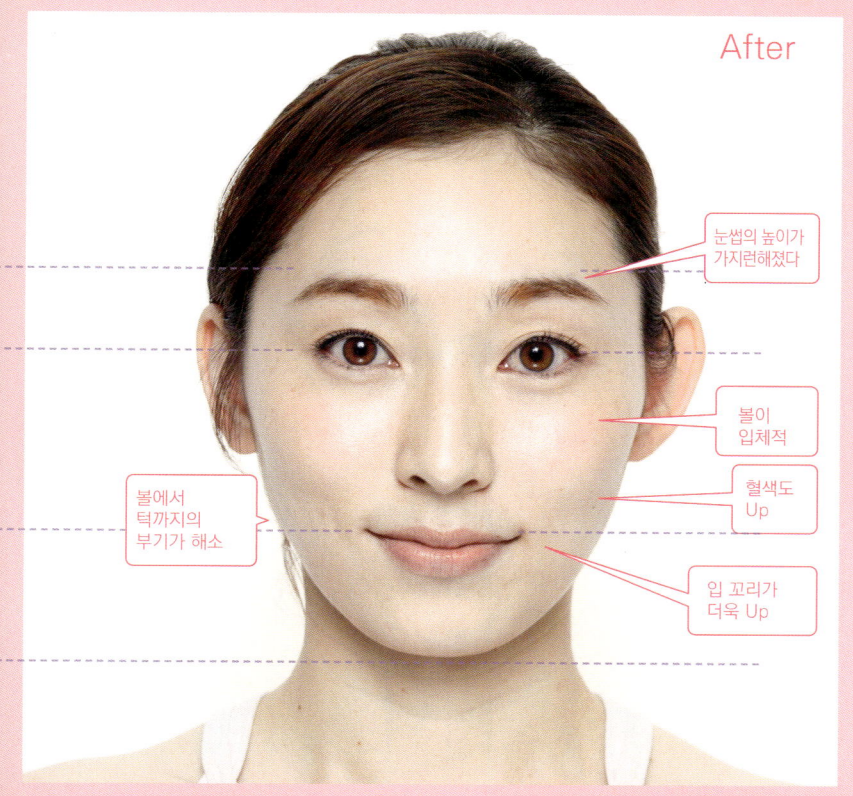

After

- 눈썹의 높이가 가지런해졌다
- 볼이 입체적
- 혈색도 Up
- 볼에서 턱까지의 부기가 해소
- 입 꼬리가 더욱 Up

ISOBE-BEAUTE 이소베 부티

90초! 얼굴다이어트·마사지 프로그램

이소베(磯部)식 「문지르는 90초 얼굴다이어트 마사지법」은, 기본과 부위별로 2부로 구성

기본 「90초! 얼굴 마사지법」

얼굴라인이 팽팽해져 얼굴이 작아진다

얼굴의 부기가 해소되고 눈 주위나 볼을 리프트업 해주는 7단계를 88페이지부터 소개. 아침 저녁 2회를 기본으로 몇 번을 하더라도 좋다. 1회당 90초 정도 소요.

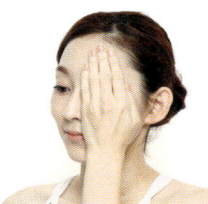

부위별 「부기 제거 얼굴 마사지」

1회 20초부터 법령선도 엷어진다

법령선도 엷어진다. 법령선이나 미간, 이마의 주름 등의 고민을 개선해 주는 부위별 마사지법을 90페이지에서 소개. 기본 마사지법에 응용해 보자.

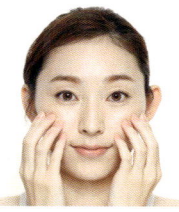

▶ 위의 마사지를 하기 전에 91페이지의 풀어주기 마사지로 림프절의 막힘을 뚫어주면 효과가 올라간다.

얼굴을 작게 하고 싶어서 자기도 모르게 힘을 주게 되는 마사지. 하지만 "얼굴이 커 보이는" 원인인 「부기」를 해소하기 위해서는 문지르는 정도의 약한 힘으로 마사지하는 것이 효과적이라는 것이 밝혀졌다.

「부기의 정체는 세포 사이를 채우고 있는 수분인 "간질액"의 증가. 간질액은 세포에 필요한 영양소나 산소를 운반하며, 노폐물을 회수하여 정맥으로 내보내지만 흡수되지 않은 채로 남아 있게 되면 붓게 된다」고, 생리학을 전공한 료토쿠지대학 의학교육센터의 마스다 아쓰코(增田敦子) 교수는 말한다.

따라서 간질액의 흐름을 촉진함으로써 효과적으로 얼굴을 팽팽하게 하면 순식간에 얼굴이 작아지는 마사지법을 소개. 아주 약한 터치로 얼굴을 문질러주는 것만으로 즉시 큰 효과를 볼 수 있다고 프랑스의 미용잡지에서도 주목을 받았던 방법이다.

이 방법을 개발한 아사부 사라크리니코스 대표인 이소베 토시히로(磯辺敏弘) 씨는 「간질액은 20g 정도의 약한 압력이 가해지면 자연스럽게 흘러가게 된다. 부드럽게 만져주는 것이 좋다」고 말한다. 조리용 저울 등으로 실험해 보면 「20g」은 상상했던 것 이상으로 작은 힘이라는 것을 알 수 있다.

또한, 정맥에 회수되지 않은 간질액의 일부는 림프관으로 들어가 림프액으로 배출되는데 「림프관 표면의 입구도 피부표면을 가볍게 만져주는 정도의 자극으로 열리게 된다」(마스다 교수).

간질액을 통하여 접근하는 「얼굴 다이어트 마사지법」은, 즉시 부기가 해소되는 것은 물론 「혈류나 신진대사도 좋아지기 때문에 각질이나 피부의 처짐이 개선되는 사람도 많다」(이소베 씨). 그러면 다음 페이지에서 기본 얼굴 마사지법부터 시작해 보도록 하자.

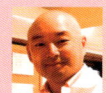

아사부 사라크르니코스 대표
이소베 토시히로씨
(도쿄 미나토구)

와세다대학 졸업 베이징 중의학대학 중국전통 의학, 기공, 추나학(推拿学)을 공부. 졸업 후에도 카이로프랙틱 오스테오파시, 정체(整体) 등의 치료기술을 연구. 이번에 소개한 얼굴 다이어트 마사지 법인 「이소베 보테」를 개발. 저서로 「만지고 문지르 기만 하면 되는! 피부미용 얼굴 다이어트 마사지법」(고단샤).

kokokara-happy.com

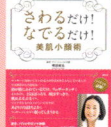

기본인 「90초! 가볍게 터치 얼굴 다이어트 마사지법」

얼굴 라인이 팽팽해지는
90초 얼굴을 작게!

아침에는 부기 해소, 저녁에는 피부의 피로 해소에 효과적. 지속적인 마사지로 혈액순환이 좋아지고 탄력도 UP! 힘의 강도에 주의해서 릴렉스하며 시도해 보자.

피부가 눌려서 패이거나 주름이 잡히지 않을 정도의 부드러운 힘으로 마사지 하는 것 외에는 어려운 테크닉이 전혀 없다!「기본 동작은 얼굴은 아래에서 위로, 후두부는 쇄골을 향해 가볍게 문지르는 것 뿐. 부기가 빠지는 것은 물론 리프트업 효과도 얻을 수 있다」(이소베 씨).

마사지는「아침 세안 후나 저녁 입욕 시 등, 본인계게 좋은 타이밍이면 언제라도 OK. 피부에 아무 것도 바르지 않은 상태에서 마사지 하는 것이 포인트. 화장수 등을 발라 손가락이 미끌어지기 쉬운 상태가 되면 나도 모르게 힘을 주게 되므로 주의」(이소베 씨). 시간이 없을 때는 ⑥과 ⑦ 두 단계만을 해도 좋다.

기본인 얼굴 다이어트 마사지법의 포인트

- 얼굴에 아무것도 바르지 않는다
- 피부가 밀리지 않을 정도로 아주 약한 힘으로 마사지(손가락 바닥을 사용)
- ①부터 순서대로 실시. 시간이 없을 때는 ⑥과 ⑦만으로도 OK.

기본 90초! 1 이마가 부드러워 지고 주름이 옅어지는
이마 문지르기

10회

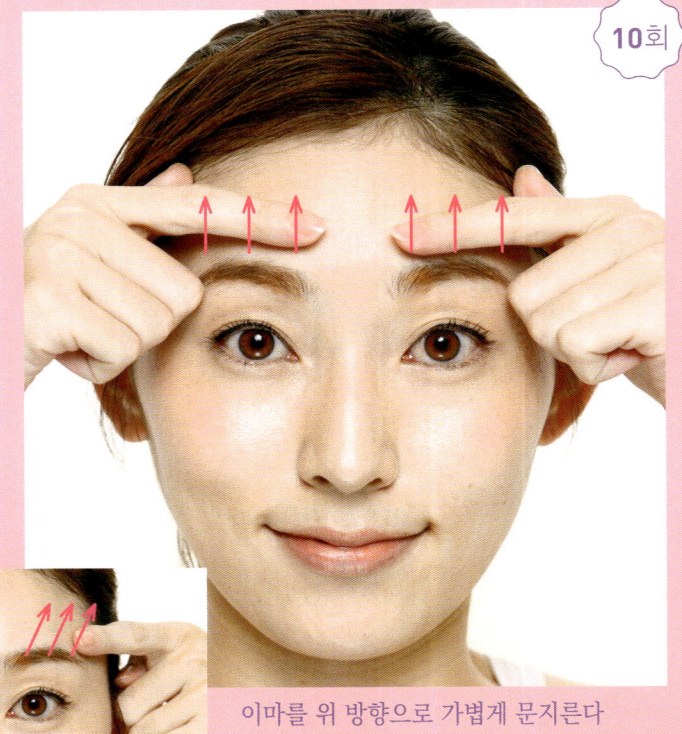

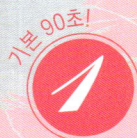

얼굴 바깥쪽을 향해서 비스듬히 위쪽으로 10회씩 문질러주면 더 좋다.

이마를 위 방향으로 가볍게 문지른다

먼저 양손의 엄지손가락 바닥을 좌우의 눈썹 시작부분의 위쪽에 둔다. 거기에서 머리카락이 나 있는 쪽으로 한방향으로 가볍게 10회 문지른다. 계속해서 눈썹 가운데 부분의 바로 위에서 머리카락이 나 있는 쪽으로, 눈썹 꼬리 바로 위에서 머리카락이 나 있는 곳으로 이동하면서 마찬가지로 실시한다.

기본 90초! 2 눈 주위의 각질이 제거되는
관자놀이 문지르기

눈꼬리에서 관자놀이로 가볍게 문지른다

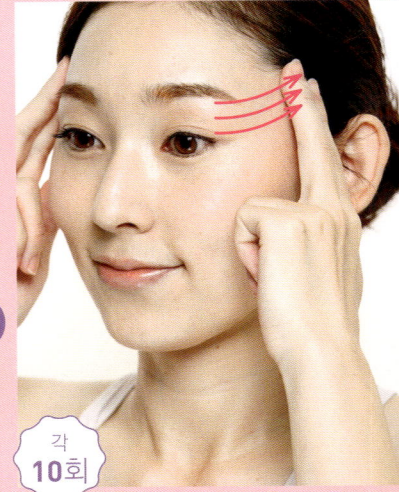

먼저 양손의 양지와 중지 바닥을 좌우 눈꼬리에 둔다. 거기에서 비스듬히 위쪽으로 관자놀이를 10회 문지른다. 다음으로 눈꼬리 위로 손가락 하나 들어갈 정도의 위치에서, 마지막으로 눈꼬리 아래쪽으로 손가락 하나 들어갈 정도의 위치에서 동일하게 실시한다.

각 10회

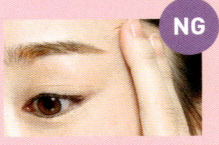

NG

눈꼬리가 위로 치켜들리는 것은 힘이 너무 많이 들어갔다는 표시. 이렇게 되지 않도록 주의!

기본 90초! 3 눈이 커지는
눈썹 위로 문지르기

피부의 여유분만 눈썹 위를 약하게 올려준다

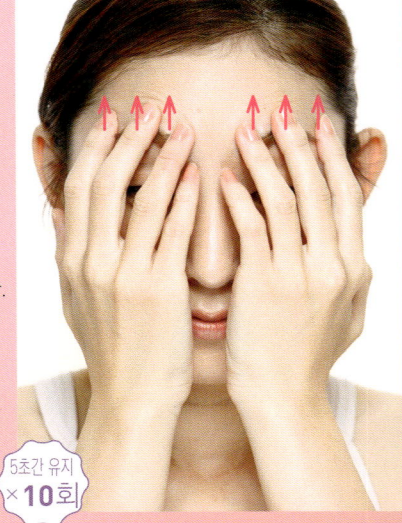

양손의 엄지, 중지, 약지 바닥을 좌우의 눈썹 위에 둔다. 피부의 여분만큼 가볍게 밀어올린 상태 에서 5초간 유지. 이것을 10회 반복한다. 이마에 주름이 잡히지 않도록 주의한다.

옆에서 보면…

밀어올리는 것은 극히 조금만. 5초간 유지하는 것이 포인트.

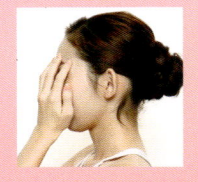

5초간 유지 × 10회

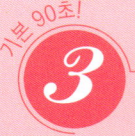

4. 눈꺼풀 문지르기
기본 90초! 다크서클, 눈 아래의 처짐이 해소

5초간 유지 ×10회

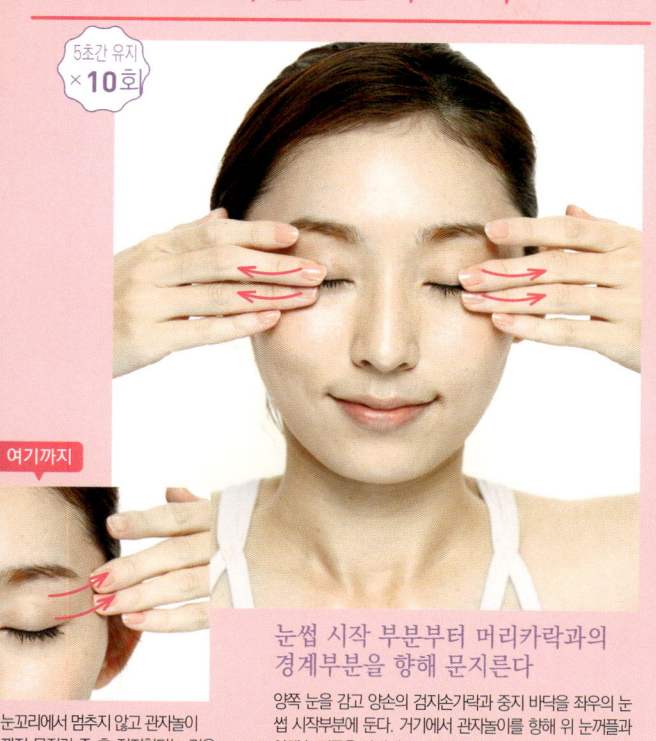

눈썹 시작 부분부터 머리카락과의 경계부분을 향해 문지른다

양쪽 눈을 감고 양손의 검지손가락과 중지 바닥을 좌우의 눈썹 시작부분에 둔다. 거기에서 관자놀이를 향해 위 눈꺼풀과 아래 눈꺼풀을 가볍게 문지른다. 관자놀이에 손가락이 오면 5초간 정지. 10회 실시.

여기까지 — 눈꼬리에서 멈추지 않고 관자놀이까지 문질러 준 후 정지한다는 것을 잊지 않도록!

5. 법령선 크로스 문지르기
기본 90초! 볼이 올라가서 팽팽해지는

턱에서 반대쪽 눈썹 위까지 문지른다

왼쪽 검지의 손가락 바닥을 오른쪽 턱 위에 둔다. 여기에서 입꼬리, 콧방울, 왼쪽 눈썹의 시작부분까지 문지른 후 일단 멈춘 후 거기에서 눈썹을 따라 가볍게 흘려보내는 듯한 기분으로 손가락을 뗀다. 반대쪽도 동일한 방법으로. 각 5회 실시

여기에서 스타트

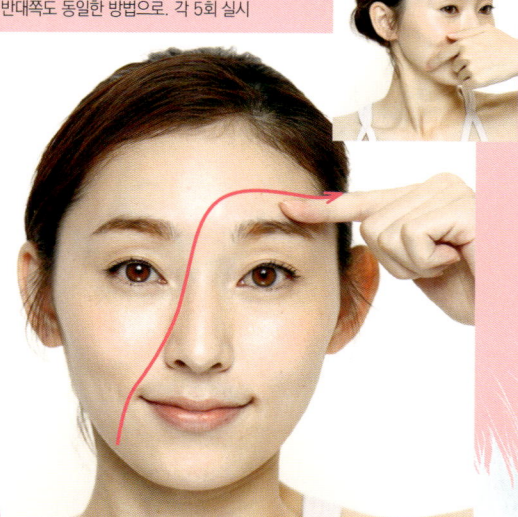

5회 ×좌우

6. 손바닥으로 얼굴 반쪽 문지르기
기본 90초! 전체를 동시에 당겨올려 각질을 제거

단시간 코스 1

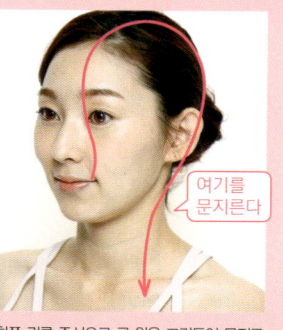 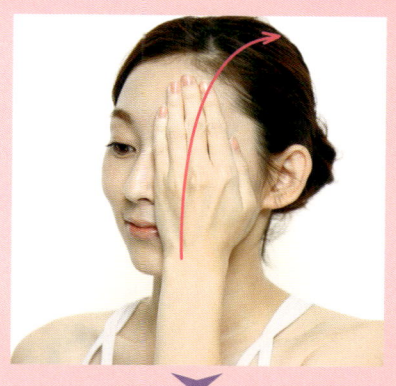

여기를 문지른다

한쪽 귀를 중심으로 큰 원을 그리듯이 문지르고, 마지막으로 쇄골로 흘려보낸다

얼굴에서 후두부, 쇄골까지 문지른다

왼손 손바닥을 오른쪽 볼에 가볍게 대고, 볼→이마→머리위→후두부→목→쇄골 순으로 10회 문지른다. 반대쪽도 동일하게 실시. 아침에 시간이 없을 때는 이 마사지만 해도 한결 좋아진다!

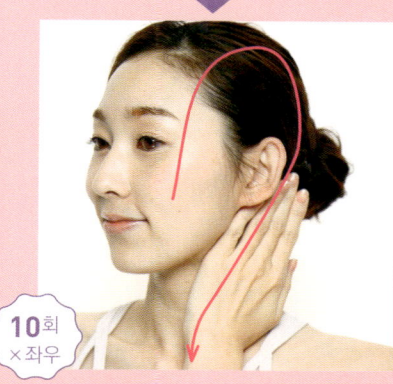

10회 ×좌우

7. 턱라인 문지르기
기본 90초! 턱의 처짐을 해소하여 턱선 UP

단시간 코스 2

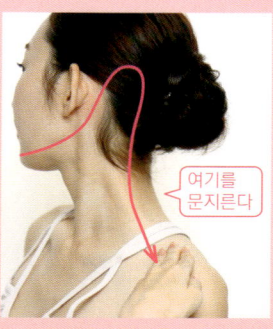 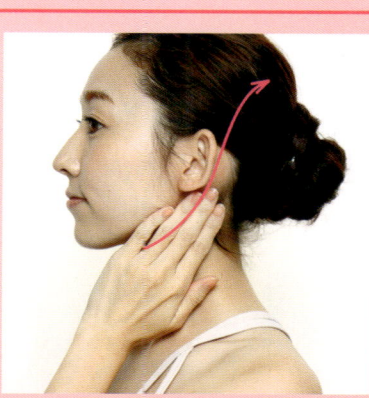

여기를 문지른다

턱라인을 위쪽을 향해 문지르고 귀 뒤쪽에서 목 뒤쪽으로 내려가며 문지른다

턱에서 귀 뒷쪽 어깨까지 문지른다

왼손의 뿌리부분을 왼쪽 턱에 대고, 턱라인에 따라 귀 뒤쪽까지 위쪽으로 문지른다. 거기에서 목 뒤쪽의 어깨 부분까지 직선으로 아래쪽으로 문지른다. 반대쪽도 동일한 방법으로. 각 10회×좌우10회.

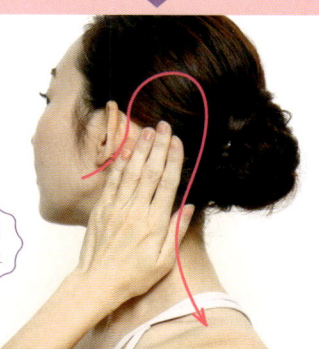

10회 ×좌우

부위 별 「부기 제거 얼굴 마사지」

법령선, 이마의 주름 제거
나이들어 보이는 얼굴 해결!

나이들어 보이는 가장 큰 요인인 주름도 문지르는 것만으로 개선. 근육이 풀리고 피부에 탄력이 생김으로써 신경 쓰이는 주름을 감출 수 있다.

나이와 함께 법령선의 팔자주름이나 미간, 이마 등에 잡히기 시작한 주름. 「건조하거나 나이가 들어감에 따라 피부 탄력이 저하됨으로써 「접힌 듯한 깊은 주름」이 생기기 쉬워진다. 그러나 피부를 부드럽게 문질러 근육을 풀어주고, 피부에 유연성이 생기게 하면 주름은 점차 옅어지게 된다」 (이소베 씨).
게다가 문질러주는 마사지법은 혈액순환도 촉진. 혈액순환이 좋아지면 진피에 산소나 영양분이 골고루 흡수되기 쉬워지며 대사도 UP. 그 결과 팽팽함이나 투명감이 생겨난다. 신경 쓰이는 부위별로 집중 케어를 하여 지금 있는 주름을 개선하면서, 기본 마사지법도 매일 지속적으로 실시하여 보다 젊은 피부를 유지하자.

부위 별 1 근육이 풀려 법령선의 주름이 펴지는
「법령선」 문지르기

전체 코스를 순서대로 실시하는 것이 좋으나 틈틈이 어느 것 하나만을 실시해도 효과가 있다.

1. 세 손가락 바닥을 이용하여 가볍게 위쪽으로 눌러준다

양손의 엄지손가락, 중지, 약지 바닥을 좌우의 볼뼈와 눈 사이에 둔다. 거기에서 가볍게 미는 듯이 누르고 5초간 유지. 다음으로 볼뼈 위, 마지막으로 볼뼈 아래쪽도 동일하게. 이것을 3세트 실시한다.

여기를 눌러준다

눈과 볼뼈 사이 A → 볼뼈 B → 볼뼈 C의 순서로 눌러준다. 아주 약간만 피부를 들어올려준다는 느낌으로 실시하는 것이 요령

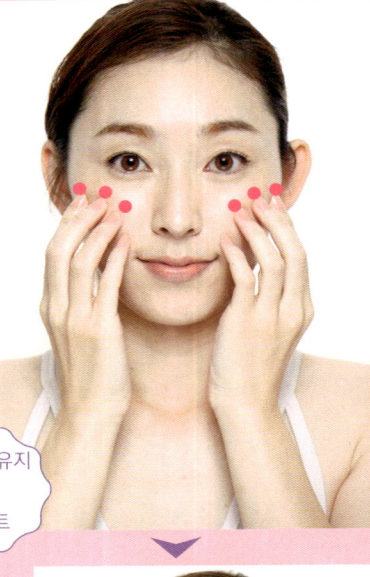

5초간 유지 × 3세트

3. 귀 뒤쪽 뼈에 손을 대고 곧바로 위로 밀어올린 후 유지

먼저 뒤 뒤쪽의 뼈에 손바닥 중심을 댄다. 거기에서 머리 꼭대기 쪽을 향해 곧바로 가볍게 밀어올린 후 머리 꼭대기 부분에서 5초 간 유지. 이것을 3회 반복한다.

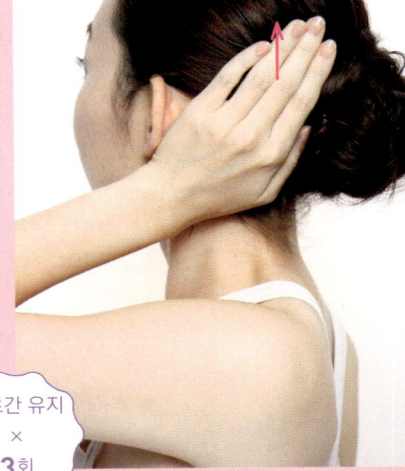

5초간 유지 × 3회

2. 입꼬리를 올린 후 관자놀이를 올린다

입꼬리에서 손가락 하나 정도 비스듬히 위쪽에 손가락을 대고 비스듬한 방향으로 가볍게 문질러 올려준다. 이것을 5회 실시한 후 관자놀이에 손가락 바닥을 대고 바로 위로 5회 문질러서 올려준다. 피부를 잡아당기지 않도록 주의한다.

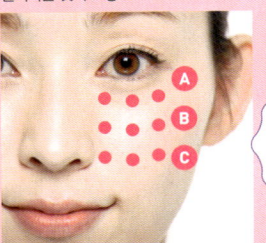
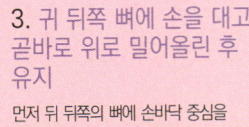

5회

4. 법령선을 혀로 밀어준 채로 세 손가락의 바닥을 이용해 문지른다

먼저 한쪽 법령선을 안쪽에서 혀로 밀어준다. 그 위에 엄지와 검지, 약지로 바닥을 대고 법령선을 펴주듯이 10회 이상 부드럽게 문질러준다. 반대쪽도 동일한 방법으로 실시.

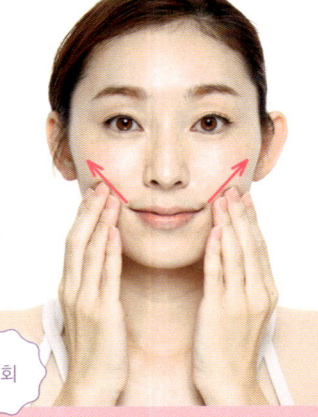
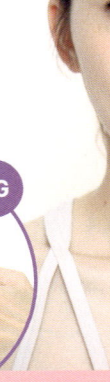

NG

주름이 생길 정도로 세게 문지르면, 반대로 주름이 깊어지게 되기 쉬우므로 주의!

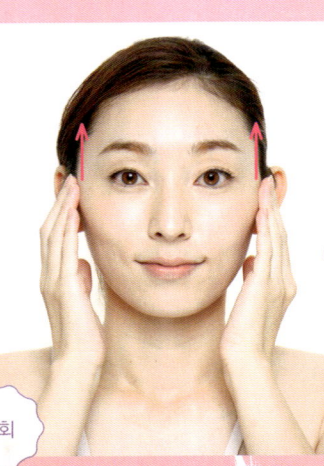

10회 이상

부위별 2
컴퓨터, 스마트폰 사용 중간에 주름 펴주기
「미간 주름」 문지르기

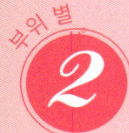

주름이 자리잡는 것을 방지하는 효과는 물론, 스트레스가 쌓인 마음을 부드럽게 풀어주는 효과도 있다.

여기에서 시작

왼손으로 문지를 때는 오른쪽 눈썹 시작부분. 오른손으로 문지를 때는 왼쪽 눈썹 시작부분. 손과 좌우 반대쪽의 눈썹 부위에서 시작. 대각선 위로 부드럽게 문지른다는 것을 의식하면서 실시.

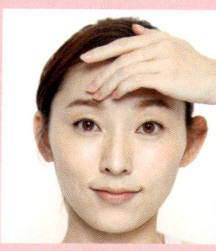

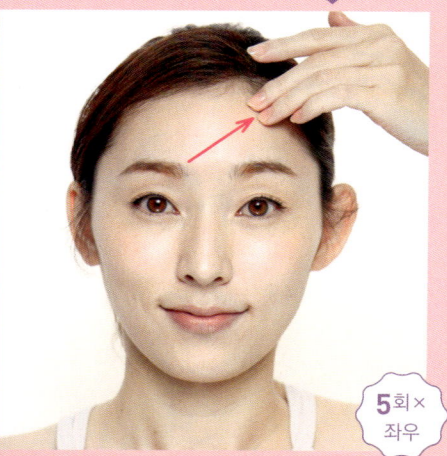

5회 × 좌우

미간에서 비스듬히 늘려 펴준다

눈썹 시작부분부터 미간을 지나 반대쪽 눈썹 윗부분으로 비스듬히 문지르며 올린다. 미간의 주름을 좌우로 늘려서 펴준다는 이미지로 실시하는 것이 요령. 반대쪽도 동일하게 실시. 각 5회.

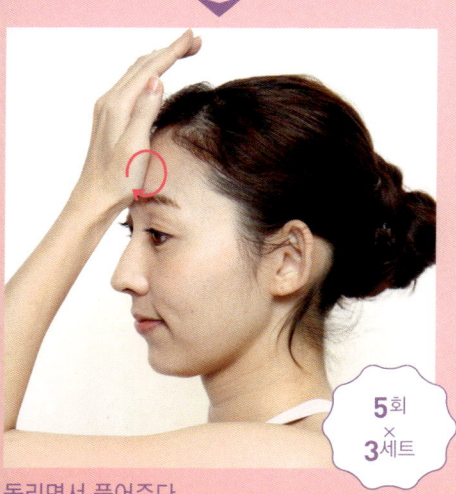

5회 × 3세트

돌리면서 풀어준다

손바닥의 손목 가까운 부분을 미간에 대고, 미간의 뭉침을 풀어주듯이 작은 원을 그리면서 살짝 문질러 돌려준다. 5회 실시한 후 손을 떼며, 이것을 3세트 반복한다.

부위별 3
눈을 뜨기 쉽고, 주름도 옅어지는
「이마 주름」 문지르기

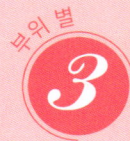

이마 주름을 넓혀주는 듯한 이미지로 실시한다. 주름이 신경 쓰이는 사람은 회수를 1회 늘려도 좋다.

이렇게 옮겨간다

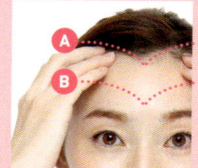

측두부까지 조금씩 옮겨가며

양손의 손가락 하나 정도씩 바깥 쪽으로 이동시키는 듯한 느낌으로 조금씩 띄엄 띄엄 옮겨간다. 머리카락 경계부분 A을 실시한 후 이마의 중앙 B도 실시한다.

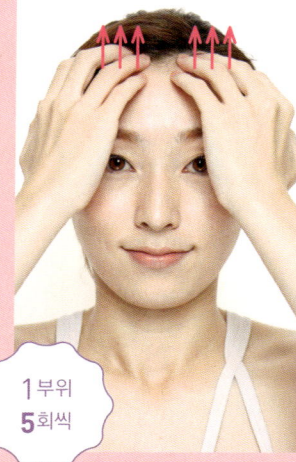

1부위 5회씩

중앙에서 후두부까지 가볍게 누르면서 올린다

양손 엄지, 중지, 약지를 머리카락 경계에 두고, 가볍게 5회 위로 올린다. 양손의 손가락을 조금씩 바깥쪽으로 옮겨가며 측두부까지 동일한 방법으로 실시. 계속해서 이마 한 가운데부터 동일하게 실시

눌러주는 곳은 여기

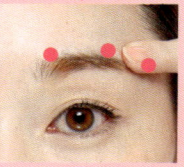

눈썹 시작 → 중간 → 꼬리 부분의 3곳에서 실시함으로써 이마 전체를 케어할 수 있다.

NG

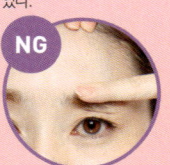

눈썹을 누른 손을 당기지 않도록 주의.

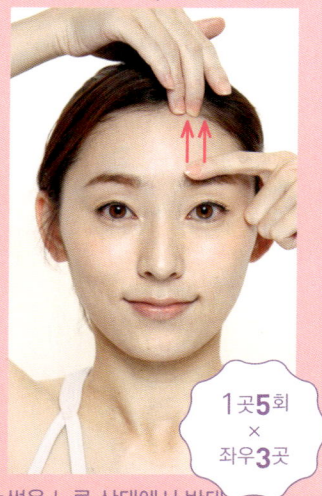

1곳 5회 × 좌우 3곳

눈썹을 누른 상태에서 반대 손가락으로 머리카락 경계까지 위로 문질러올린다.

한쪽 손의 엄지로 같은 쪽 눈썹을 눌러 고정시킨 후, 다른 한쪽 손의 손가락 바닥으로 그 바로 위의 머리카락이 난 부분까지 가볍게 위로 당기듯이 올려준다. 눈썹의 시작부위, 중간부위, 꼬리부위 등 위치별로 동일한 방법으로 실시. 반대쪽도 실시한다. 각 5회.

얼굴을 문지르기 전에 하면 효과가 UP!
풀어주기 마사지

미리 몸을 풀어둠으로써 림프의 흐름이 보다 부드러워진다. 특히 옆을 보고 어깨 돌리기는 중요!

옆보고 어깨돌리기

목에서 어깨, 견갑골을 풀어주는 효과가 크다. 목의 운동영역도 넓어진다.

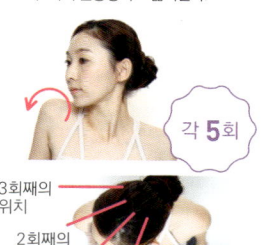

각 5회

목을 천천히 옆으로 돌려서 그 이상 돌아가지 않는 상태에서 멈춘 후 어깨를 뒤로 5회 돌린다(1회째. 그 후 목을 돌아갈 수 있는 부분까지 뒤로 돌린 후 멈추고 마찬가지로 어깨를 돌린다(2회째). 한 번 더 실시하고, 반대쪽도 동일하게.

위아래 어깨 풀기

컴퓨터 작업 등으로 굳어져 있는 어깨를 바깥쪽으로 벌리고 결림을 해소

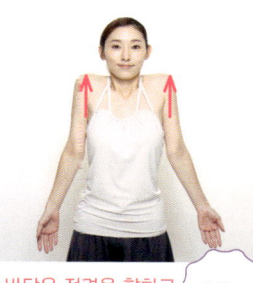

손바닥은 정견을 향하고 어깨를 위아래로

10회

손바닥, 팔의 안쪽을 정면을 향하게 서서 천천히 양 어깨를 올렸다가 단숨에 힘을 빼서 팔을 떨어뜨리는 기분으로 내린다.

쇄골 문지르기

림프절의 출구가 있는 쇄골을 부드럽게 문질러, 림프의 흐름을 촉진

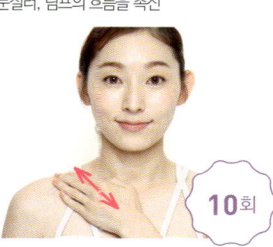

10회

손바닥으로 쇄골을 문지른다

한쪽 손을 반대쪽 쇄골 위에 올리고 손바닥 전체로 부드럽게 굳지르면서 왕복. 좌우 각 10회씩

아침의 프로틴

근육의 감소 억제, 처진 근육 방지 stop

MORNING
아침의 프로틴 부족은 근육량을 줄이는 원인

프로틴 섭취가 근육 합성 스위치를 켠다

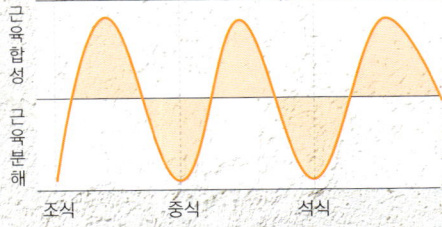

근육은 끊임없이 합성과 분해를 계속하며, 근육량을 유지한다. 프로틴을 섭취하면 근육합성 스위치가 커지며, 공복 시가 되면 분해가 우선된다. (데이터: 기초노화연구:35,3,23-27,2011)

그런데

아침은 프로틴이 부족하기 쉽다

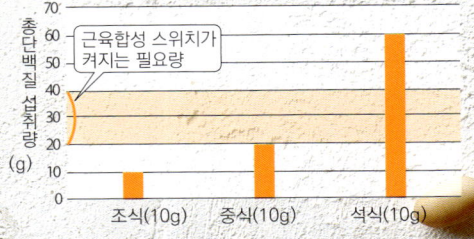

고령자의 하루 총 단백질섭취량을 조사하였다. 조식, 중식은 근단백 합성의 필요량이 부족하기 쉽고 반대로 밤에는 과잉으로 남아돈다는 것을 알 수 있었다. 특히 활동량이 많은 아침과 점심에 의식적으로 섭취하면 좋다.
(데이터: Curr Opin Clin Nutr Metab Care.: 12,1,86-90,2009)

사진은 BMI치가 동일한 20대·80대 남성의 대퇴부를 비교한 것. 근육량은 20대를 정점으로 50대에서 평균 10%, 80대에서 30~40%나 감소한다고 한다. 「근육량의 저하는 내장지방이나 혈중 콜레스테롤을 증가시켜 당뇨병이나 메타볼릭증후군의 위험을 높이는 원인」(후지타 교수).
(사진제공 후지타 교수)

▶ **근육량은 나이를 먹으면서 감소**

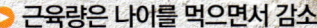
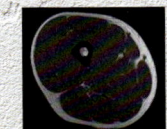 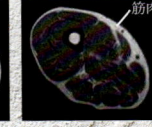
20대 80대

프로틴이 많은 식품
- 유제품
- 새우
- 콩
- 달걀

근육이 쇠약해지면 발생하는 '근육의 늘어짐' 현상, 근육을 강화하려면 운동이 가장 효과적인데, 또 하나의 방법으로 「아침에 프로틴을 충분히 섭취할 것」을 리쓰메이칸대학 스포츠 건강과학부의 후지타 사토시(藤田聡) 교수는 조언한다. 「근육은 24시간 끊임없이 합성과 분해를 반복하고 있다. 그 스위치를 켜는 것이 프로틴, 식사로 프로틴을 섭취하면 근육에서는 근단백질의 합성이 시작되며 시간이 지나면 서서히 분해 작용을 이행한다. 근육의 분해는 다시 프로틴을 섭취할 때까지 계속된다.」고 후지타 교수는 말한다. 장시간 '금식'을 계속한 후의 아침 식사는 충분한 프로틴을 섭취하는 것이 중요하다.

한편 주름 등의 '콜라겐 늘어짐' 현상을 방지하는 데에는 콜라겐이 좋다. 피부의 긴장감이나 탄력은 진피층의 콜라겐이나 에라스틴이 용수철처럼 작용함으로써 유지되고 있는데, 나이 들면서 콜라겐 등의 생산량이 저하되면 진피는 얇아지거나 늘어지게 된다. 하지만 「콜라겐을 섭취하면 진피조직을 재조직하는 세포의 작용이 향상되어」 주름이나 늘어지는 것을 경감시키고, 피부의 탄력성이나 수분량

저녁의 콜라겐
피부의 탄력과 촉촉함을 되찾아주는

또한 피부의 탄력이 약해져 피부가 처질 때는 역시 콜라겐 섭취가 최고. 콜라겐 섭취 타이밍은 아침과 저녁이 가장 효과적이다.

나이 들면서 근육이 약화되어 처지는 현상에는 프로틴 단백질이 좋고, 단백질(콜라겐, 진피구조의 유지나 형성되는 단백질)인데, 이 가시에는 그중의 함유 유효율 높이는 데 도움이 되는 콜라겐이라고 향.

NIGHT
저녁, 잠들어 있을 때 콜라겐의 흡수가 활발해진다.

- 저녁, 콜라겐을 섭취
- 수면에 의해 부교감신경이 우위
- 장의 활동이 활발해진다

↓

콜라겐의 섭취율이 UP!

콜라겐을 효과적으로 섭취하기 위해서는 취침 전이 가장 좋다. 수면 중에는 부교감신경이 우위에 서기 때문에, 장의 소화흡수 활동이 활발해지는 것 외에도, 성장 호르몬 분비가 높아져 피부세포의 대사가 왕성해진다고 알려져 있다.

콜라겐이 많은 식품: 오래주머니, 젤라틴, 닭날개

▶ **진피층이 얇아지는 것이 주름이나 늘어짐의 원인**

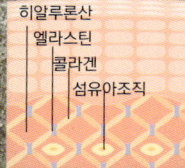

히알루론산 / 엘라스틴 / 콜라겐 / 섬유아조직
표피 / 진피층
젊은 피부 / 나이든 피부

젊고 건강한 피부의 진피층에서는 콜라겐이나 엘라스틴 섬유가 그물코 상태로 펼쳐져 있으며, 그 사이에 있는 히알루론산이 수분을 함유하여 팽팽함이나 촉촉함을 유지하고 있다. 나이를 들면서 콜라겐 섬유 등의 섬유다발이 가늘고 불규칙적이 되어, 히알루론산이 감소하면 피부의 탄력이 저하, 주름 등의 원인이 된다.

▶ **콜라겐을 섭취하면 눈꼬리 주름 감소!**

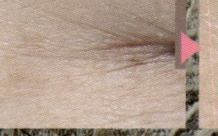

콜라겐 섭취 전 / 콜라겐 섭취 후

성인 여성을 각 40명 이상의 두 집단으로 나누어, 각각 1일 5g의 콜라겐펩타이드 또는 대비성분을 마시게 했다. 8주일 후, 콜라겐펩타이드 군에서는 눈꼬리의 주름이 감소되었다. (출처: 닛피바이오매트릭스 연구소)

주름이나 늘어지는 것을 경감시키고, 피부의 탄력성이나 수분량이 상승하는 것을 임상시험에서 확인했다"고 아라타 젤라틴의 이노우에 나오키(井上直樹) 연구원은 설명한다.

콜라겐을 섭취할 거라면 저녁이 좋다. "수면 중에는 부교감신경이 우위가 되어 장의 움직임이 활발해지기 때문에 콜라겐 섭취 효과가 향상된다"(이노우에 연구원)고 한다.

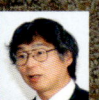
사토 켄지 교수
교토대학 대학원 농학연구과 응용생물과학 전공
전공은 식품과학, 식품기능학. 콜라겐 펩타이드의 기능성에 전문성을 가지고 있다. 콜라겐펩타이드는 창상치료에는 필수성분, 상처가 잘 낫지 않는 사람에게 효과가 기대된다.

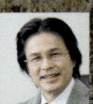
오타니 마사루 씨
도쿄대학 대학원 전교수 메이지대학 대학원 농학연구과 강사
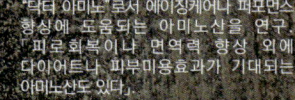
"닥터 이미노" 문서 에이징케어나 퍼포먼스 향상에 도움이 되는 아미노산을 연구. 피로 회복이나 면역력 향상 외에 다이어트나 피부미용효과가 기대되는 아미노산도 있다.

후지타 사토시 교수
리쓰메이칸 대학 스포츠 건강과학부
운동이나 영양섭취에 의한 골격근 단백질의 대사, 연령에 따른 골격근량 감소의 원인을 연구. "근육을 붙이면 대사가 좋아져서 운동 능력의 향상에도 도움이 된다". 젊을 때부터 근육을 키우는 것이 중요.

아침 프로틴이 근육의 합성 스위치를 켠다

식사로 섭취한 프로틴은 소화작용으로 아미노산이나 아미노산이 연결된 펩타이드의 형태로 흡수되며, 근단백질의 합성과 분해를 컨트롤하는 것 외에도 운동할 때 근육의 에너지원이 된다.

그중에서도 중요하다고 알려진 것이 발린, 류신, 이소류신의 3가지 분지사슬아미노산(BCAA)。「특히 류신이 근육합성의 스위치를 켜는 중요한 역할을 맡고 있다는 것이 확인되었다」고 후지타 교수는 설명한다.

아미노산의 기능성에 대하여 전문지식을 가진 도쿄대학대학원 전 교수인 오타니 마사루(大谷勝)씨는 「BCAA는 근육 중에서도 골격근이나 표정근 등의 횡문근에 많이 함유되어 있으며 BCAA가 부족하면 몸이나 얼굴에 탄력이 없어서 처지는 것과 직결 된다」고 한다.

근육량을 유지하는 것은 기초대사의 저하를 방지한다는 의미에서도 중요하다.「근육을 유지하기 위해서는 많은 에너지를 사용한다. 끊임없이 합성과 분해를 반복하는 근단백의 대사에 사용하는 에너지는 특히 지방부터 사용되기 때문에 근육이 많으면 많을수록 지방이 더욱 사용된다. 근육량을 늘리면 근육의 늘어짐을 막는 대책이 되는 것은 물론이고 다이어트 효과도 기대할 수 있다」(후지타 교수).

오타니 씨의 연구에서도 류신 등의 아미노산을 섭취함 으로써 복부 둘레와 체지방이 감소한(아래의 그래프) 것 외에도 대사증후군 예방, 면역력 향상 등 많은 효과가 밝혀졌다고 한다.

아미노산은 근육 이외에도 혈액, 피부나 머리카락, 세포 나 호르몬 등의 재료가 된다.

「활동량이 많아지는 아침이나 점심에는 아미노산을 섭취하면 피로감이 적으며 집중력을 유지할 수 있다. 또 운동 후에 손상된 근육의 복구도 빨라진다」(오타니 씨).

일본의 식생활에서는 아침 식사는 가볍게, 저녁은 충분히 섭취하는 경우가 많은데, 1식 17~20g, 1일 50~60g 정도를 기준으로, 아침에도 프로틴을 섭취할 수 있도록 하자.

프로틴의 효과적인 섭취방법

1. 아침식사 때도 17~20g 섭취
2. 식사로 충분히 보충하지 못했을 때는 보조제를 이용해도 좋다

근육 합성을 위해 필요한 프로틴은, 성인여성의 경우 1식 17~20g 정도가 기준. 이것은 연어로 말하자면 한 조각, 달걀이라면 2~3개, 우유는 500mL에 해당한다.「고기나 유제품의 칼로리가 걱정되는 경우에는 보조제를 섭취하면 좋다」(오타니 씨):

식품에 함유된 단백질량

식품명	단백질량 (g/100g)	류신량 (mg/100g)
콩가루 (전립콩)	36.7	36.7
참다랑어(살코기)	26.4	2000
가다랑어(가을에 잡은 것)	25.0	1800
닭가슴살(껍질 제외)	23.3	1800
멸치 말린 것(살짝 건조)	23.1	1700
가공 치즈	22.7	2300
연어	22.3	1700
참고등어	20.6	1600
쇠고기 안심	20.5	−
연어(양식)	19.6	−
새우(흰다리새우)	19.6	1400
정어리	19.2	1500
낫토	16.5	1300
돼지 삼겹살 (비계 포함)	14.4	1100
삶은 콩 (통조림)	12.9	1100
달걀	12.3	1000
베두부	6.6	560
두유 (무조정)	3.6	290
요구르트, 무지방, 무설탕	3.6	350
우유	3.3	320

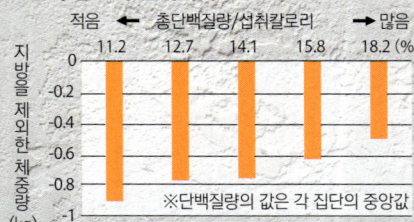

총단백질 섭취량이 적은 사람일수록 근육 감소가 현저하다

미국에서 70대의 남녀 2066명을 대상으로 3년간 실시한 추적 조사. 1일의 체중당 총단백질 섭취량별로 5개 그룹으로 분류하고, 근육량을 측정했더니 단백질량이 많은 사람일수록 근육량의 감소가 적었으며, 적은 사람일수록 근육량 감소가 컸다. (데이터: Am J Clin Nutr. ; 87 , 150-155 , 2008)

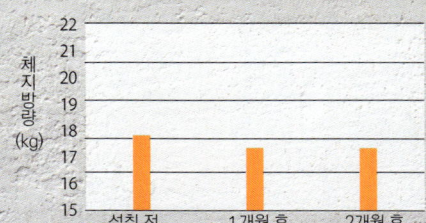

류신을 주성분으로 하는 아미노산으로 복부 둘레나 체지방이 감소, 피부가 촉촉해진다

평균 42세의 여성 18명에게 식사량과 운동량은 그대로 둔 채, 3종류의 아미노산(류신, 글로타민, 알기닌)과 비타민 혼합물 2.5g을 1일 1회 섭취하도록 했다. 2개월 후에는 근육량을 유지한 채로 복부 둘레나 체지방이 감소하고 피부의 점탄성(긴장)이 상승했다. (데이터: 제10회 일본 가령의학회에서 오타니씨가 발표)

식품의 단백질량, 근육합성에 관련된 류신량을 조사하였다. 청어나 닭가슴살, 콩 제품 등에 많이 함유되어 있다는 것을 알 수 있다. 근육 합성에는 필수아미노산을 일정한 밸런스로 섭취할 필요가 있다. 복수의 식품으로부터 프로틴을 섭취하도록 하자.
(데이터: 일본 식품표준성분표 2015판(개정 7판)에서 발췌)

아침의 프로틴 메뉴

섞어서 올려놓기만 하면 되는!

MORNING

필수 아미노산을 확실히 섭취할 수 있는 간단한 아침 메뉴
「식이섬유와 함께 섭취하면 여분의 지방과 결합하여 배출해 줍니다」
(오타니 씨)

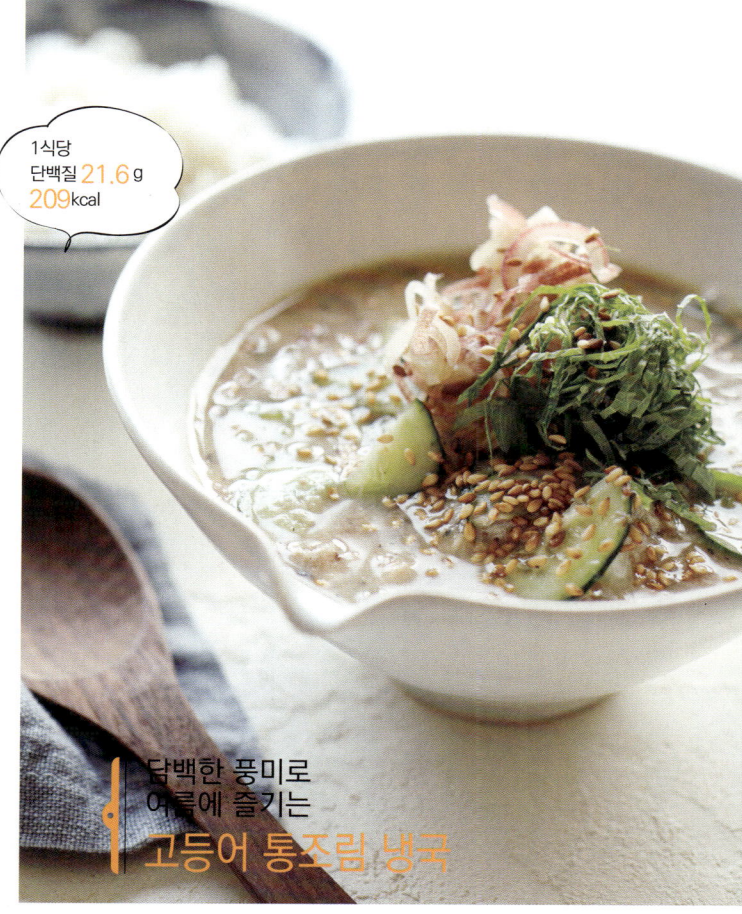

1식당
단백질 21.6 g
209 kcal

담백한 풍미로
여름에 즐기는
고등어 통조림 냉국

만드는 법
1. 오이는 세로로 반을 잘라 얇게 썰어 둔다. 차조기잎은 채썰기, 생강은 세로로 반으로 잘라 얇게 썰어 둔다. 모두 차가운 물로 씻고 물기를 뺀다.
2. 보울에 된장을 넣고, 고등어 통조림의 즙을 함께 넣어 걸쭉하게 한 후, 고등어 살코기와 물을 넣어 섞는다. 냉장고에서 차갑게 해둔다.
3. 2에 양념을 넣어 밥 위에 얹는다

재료 (2인분)
고등어 통조림……1개(190g)
된장……20~30g
 ※염분에 따라 조절
물……250ml 〈양념〉
오이……1/3개
차조기잎……4장
생강……2개
생강(간 것)
……1/2작은술
볶은깨……1/2작은술

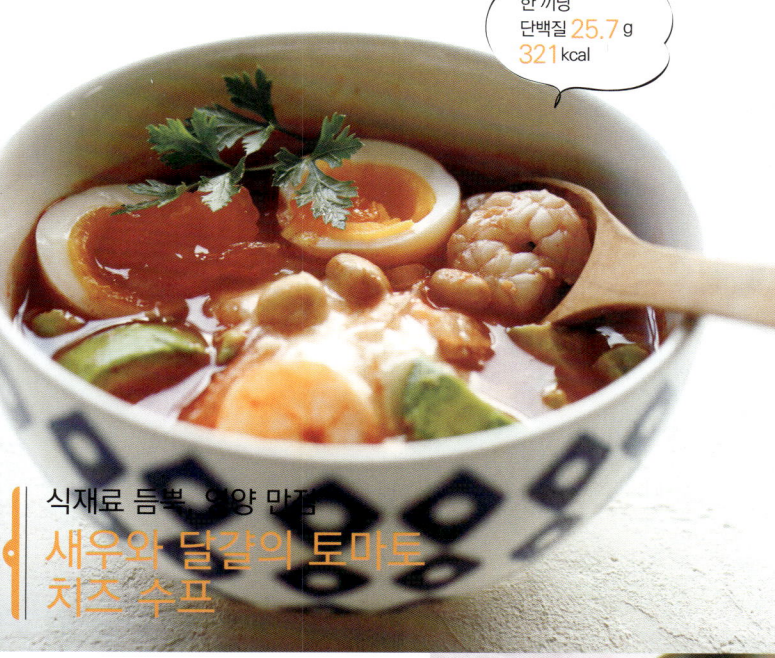

한 끼당
단백질 25.7 g
321 kcal

식재료 듬뿍, 영양 만점
새우와 달걀의 토마토 치즈 수프

재료(2인분)
깐새우……100g
양파……1/4개(50g)
콩 (삶은)……50g
마늘…… 한조각
토마토주스 (식염 불사용)
……200ml
물……200ml
콘소메 과립……1작은술
아보카도……1/2개(50g)
삶은 달걀(반숙)……2개
피자용 치즈……30g
소금……약간
후추……약간
이탈리안 파슬리……적당량

만드는 법
1. 양파는 최대한 얇게 채썰고, 마늘은 다지고, 아보카도는 약간 크게 각썰기를 한다.
2. 냄비에 새우, 양파, 콩, 마늘, 토마토주스, 물, 콘소메를 넣고 끓인다. 끓기 시작하면 중불로 5분 정도 가열한 후 소금으로 간을 조정한다.
3. 아보카도, 달걀을 깨뜨려 넣고, 치즈를 올린다. 불을 끄고 뚜껑을 닫은 후 1분 정도 놔둔다.
4. 그릇에 담아 후추를 뿌리고 이탈리안 파슬리를 올린다.

섞어서 올리기만 하면 되는 시간단축 메뉴
연어두부치즈 토스트

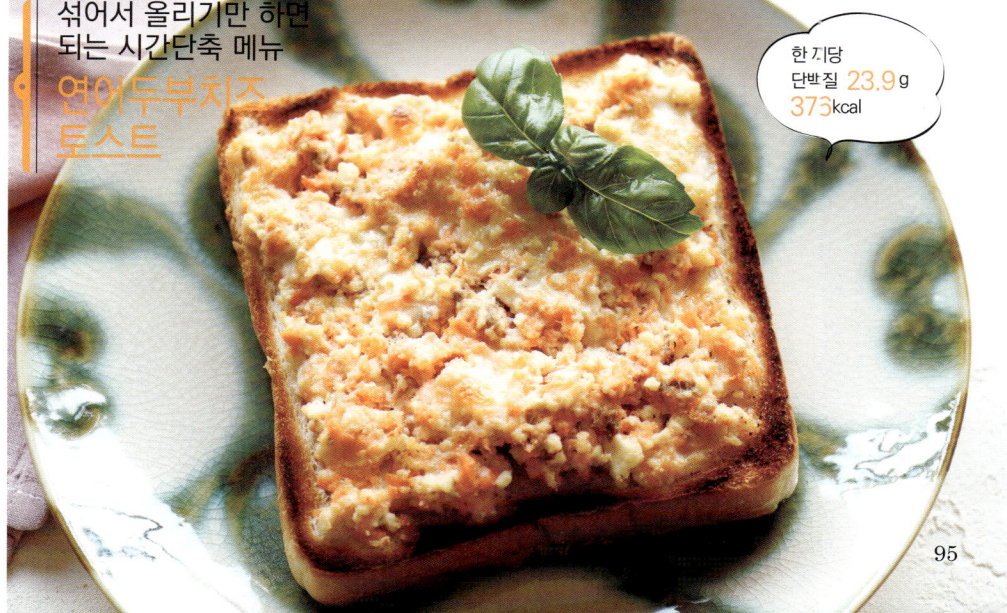

한 끼당
단백질 23.9 g
373 kcal

재료(2인분)
연어……1조각 (약80g)   맛술……1/2작은술
마요네즈……10g   소금·후추……약간
소금……약간 피자용   베두부……100g
치즈……40g   식빵……2장

만드는 법
1. 연어는 소금과 맛술을 뿌리고, 랩으로 싸서 전자렌지에 1분30초 가열한 후 식힌다. 두부를 접시에 올려 랩을 한 후 전자렌지로 1분30초 가열한 후 물을 완전히 뺀다.
2. 1의 연어와 두부를 보울에 손으로 부숴가면서 넣고, 마요네즈, 치즈, 소금과 후추를 넣어 잘 섞는다.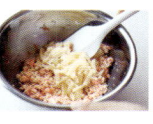
3. 식빵에 2를 절반씩 올리고 토스터기로 노릇하게 잘 굽는다. 바즐(있으면)을 올린다.

긴장 구조를 강화한다
저녁의 콜라겐 섭취가 피부의

미용 성분으로서 인기 있는 콜라겐. 지금까지 주름의 감소나 피부의 수분량 보충 등, 사람에게 효과가 다수 실증되어 있지만, 콜라겐이 피부에 효과가 있다는 것이 밝혀지기 시작한 것은 약 10년 전, 이전에는 콜라겐을 섭취해도 위장에서 아미노산으로 분해되어버리기 때문에, 특별히 피부에 효과가 없을 것으로 생각되었다. 「실증은 모두 아미노산으로 분해되는 것이 아니라, 아미노산이 연결된 펩타이드의 형태로 체내에 흡수된다」고 교토대학 대학원의 사토 켄지(佐藤健司) 교수. 혈중에 들어 있던 콜라겐 펩타이드는 체내를 순환하며 「진피로 콜라겐을 만드는 세포를 증식시키고, 간접적으로 진피를 구성하는 콜라겐이나 히알루론산의 생성을 촉진한다」(사토 교수). 「특히 콜라겐을 섭취하지 않더라도 상처가 있는 부위에서는 콜라겐 펩타이드가 생성된다는 것이 밝혀졌다. 콜라겐 펩타이드가 조직의 재생 및 복구를 촉진하기 때문이라고 알려져 있으며, 식사로 섭취하는 콜라겐도 동일한 작용을 할 것이라고 생각된다」(사토 교수). 실제로 콜라겐을 섭취하면 상처의 복구가 빠르며 뼈가 강해진다는 연구도 있다. 콜라겐을 섭취할 거라면 「콜라겐 합성에 필요한 단백질이나 비타민C도 함께 섭취하면 좋다」(이토우에 연구원).

어떻게 달라? 콜라겐과 젤라틴, 펩타이드의 차이

콜라겐을 섭취하면 소화 과정에서 3줄 나선이 풀려 젤라틴이 된다. 여기서 또 효소로 아미노산이 복수 연결된 펩타이드로 분해되어 체내에 흡수된다. 보조제에는 원래부터 흡수되기 쉬운 콜라겐 펩타이드를 배합한 것이 많다.

콜라겐
아미노산이 약 1000개 연결된 사슬이 3줄 나선상으로 조합되어 섬유를 형성한다. 분자량 30만. 물에는 녹지 않는다.

젤라틴
콜라겐 섬유가 열 등으로 풀려 있는 것. 분자량 수만~수십만. 따뜻한 물에는 녹지만 차가운 물에는 잘 녹지 않는다.

콜라겐 펩타이드
젤라틴을 효소로 분해한 것. 분자량 수백~수천. 물에 잘 녹는다.

★ 체내에 흡수되는 것은 이 형태!

콜라겐의 효과적 섭취방법
1. 저녁 잠들기 전에 섭취
2. 1일 2.5~5g 정도 섭취
3. 식사 또는 보조제로 섭취

임상실험에서는 2.5g~로 효과가 실증되었다. 이것은 젤라틴이라면 1작은 술, 장어 양념구이라면 약 45g에 상당한다. 「콜라겐을 소화하는 효소의 종류나 분비량에는 개인차가 있으며, 펩티드를 쉽게 만들지 못하는 사람도 있다. 펩타이드화된 보조제라면 흡수가 부드럽다」(이노우에 연구원)

▶ 콜라겐은 생선이나 고기의 껍질, 내장, 뼈 등에 다량 함유

식품명	콜라겐량
젤라틴★	95~100
상어지느러미 (물에 불린 것)	9.9
갯장어 (껍질만)	7.7
장어 양념구이	5.5
소힘줄	5.0
닭연골 (가슴)	4.0
갯장어 (껍질 있는 것)	3.6
돼지곱창	3.1
갯장어 (껍질 없는 것)	2.5
연어 (껍질 있는 것)	2.4
닭 모래주머니	2.3
고등어 (껍질 있는 것)	2.2
닭 날개죽지	2.0
마른멸치	1.9
고등어	1.8
돼지 간	1.8
방어 (껍질 있는 것)	1.6
닭 다리살	1.6
닭 날개	1.6
닭뼈 있는 토막고기 (껍질 있는 것)	1.5

콜라겐 함유량이 많은 식재 중 손쉽게 구할 수 있는 것을 조사하였다. 소 힘줄이나 장어, 닭 연골이나 모래주머니 등에 많으며, 부위로는 뼈나 껍질, 힘줄에 풍부하게 함유되어 있었다. (데이터: 영양학회지: 70,2,120-128 ,2012에서 발췌) ★젤라틴만, 닛타젤라틴의 돼지 유래 젤라틴의 경우의 수치

최근연구로 여기까지 밝혀졌습니다

콜라겐 섭취로 기대되는 효과

섬유아세포의 수를 늘리고, 작용을 높인다
진피층에서 콜라겐을 만드는 섬유아세포는, 콜라겐 펩타이드에 자극받아 증식하는 것으로 보인다 (사토 교수). 사진은 쥐의 피부세포에서의 섬유아 세포의 증식을 본 것.

콜라겐 있음 — 섬유아세포
콜라겐 없음 — 섬유아세포
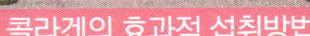
(사진: 사토 교수)

- 욕창 치료를 쉽게 한다
- 지방세포를 작게 한다
- 관절의 통증을 줄인다
- 뼈밀도를 높인다
- 기미를 줄인다
- 혈당치 상승을 억제한다

임상실험이나 동물시험에서, 콜라겐을 섭취함으로써 욕창 환자의 섬유복구가 촉진되었거나 젤라틴이 축소되었다는 연구

혈당치의 상승 억제작용을 확인한 연구도 있다. 또한, 「콜라겐은 뼈의 대사를 촉진하여, 뼈 밀도의 유지를 돕는다」(이노우에 연구원)

간단! 만들어 둘 수 있는
저녁의 콜라겐 메뉴
NIGHT

모래주머니나 날개, 어패류 등 콜라겐을 맛있게 섭취할 수 있는 저녁의 레시피
젤라틴을 사용한 젤리는 만들어 두고 드레싱 등으로 활용해도 좋다

탱탱한 줄레로 시원하게
문어와 가지의 일본풍 젤리 샐러드

한 끼당 콜라겐 1.6 g / 175kcal

재료(2인분)
- 문어(삶은 것)……160g
- 미니 토마토……4개
- 가지……3개
- 풋콩(삶은 것)……100g
- 오크라……2개
- 양하……1개
- 〈일본풍 젤리〉 판 젤라틴 * ……2장(3g) 맛간장(2배 농축)……1~2큰술
- 생강(간 것)……1/2작은 술
- 물……180ml
* 분말 젤라틴도 좋다.

만드는 법
1. 판 젤라틴을 차가운 물(분량 외)로 불려 둔다.
2. 물 절반을 끓이고 물기를 뺀 판 젤라틴, 맛간장, 생강, 나머지 물을 넣고 잘 섞은 후, 보관용기에 넣어 냉장고에서 3시간 이상 차갑게 한다.
3. 문어와 미니 토마토는 한 입 크기로 자른다. 가지는 꼭지를 제거하고, 세로로 절반을 잘라 물에 담근 후, 생선구이 그릴로 껍질이 부드러워질 때까지 양면을 굽고, 차가워지면 1.5cm 넓이로 자른다.
4. 풋콩을 콩깍지에서 꺼내 놓는다. 오크라는 얇고 작게 썰고, 양하는 세로로 절반으로 잘라 얇게 썰어 물에 담근 후 가볍게 짜 둔다.
5. 2의 젤리에 미니 토마토와 풋콩, 양하, 오크라를 넣고 섞는다. 접시에 문어와 가지를 올린 후 줄레를 뿌려서 완성.

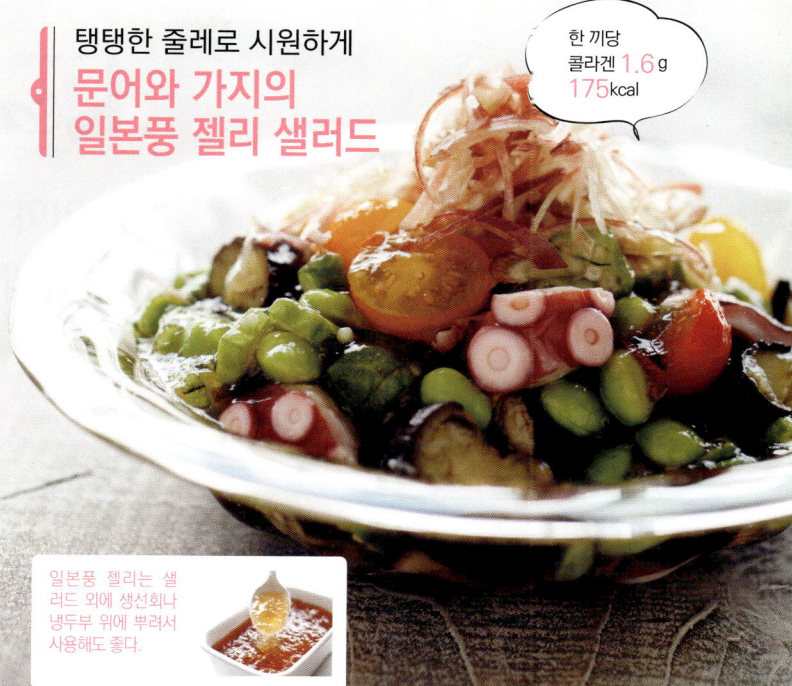

일본풍 젤리는 샐러드 외에 생선회나 냉두부 위에 부려서 사용해도 좋다.

한 끼당 콜라겐 2.1 g / 208kcal

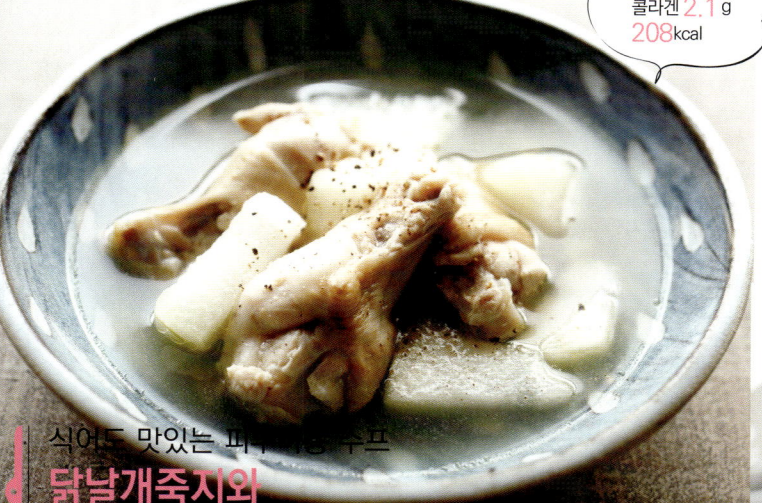

식어도 맛있는 따뜻한 수프
닭날개죽지와 동아 수프

재료 (2인분)
- 닭날개죽지……6개
- 동아(알맹이 무게)……200g
- 마늘……한 쪽
- 치킨 수프(과립)……1~2작은술
- 맛술……1큰술
- 물……400ml
- 소금……약간
- 후추……약간

만드는 법
1. 동아는 껍질을 벗기고 씨를 제거한 후, 한 입 크기로 자른다. 마늘은 껍질을 벗기고, 다져둔다.
2. 냄비에 소금과 후추 이외의 재료를 넣고 중불로 볶은 후 동아가 투명하게 될 때까지 10분 정도 끓인다.
3. 소금과 후추로 맛을 조절한 후 용기에 담는다.

비타민C 풍부!
노란강낭콩의 모래주머니 레몬 마리네 무침

한 끼당 콜라겐 3.5 g / 209kcal

재료 (2인분)
- 모래주머니……300g
- 월계수……1장
- 보라색 양파……1/2개
- 레몬……1/2개
- 노란강낭콩 (취향대로)……160g
- 〈마리네 액〉
- 씨겨자……2작은술
- 레몬즙……1/2~1개분
- 소금후추……조금

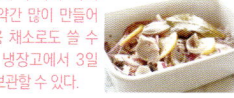

닭 모래 주머니 마리네는 약간 많이 만들어 상비용 채소로도 쓸 수 있다. 냉장고에서 3일 정도 보관할 수 있다.

만드는 법
1. 모래주머니는 중앙의 힘줄에서 자르고, 3~4mm로 얇게 썰어 둔다. 냄비에 물을 끓여, 월계수와 모래주머니를 넣고 5분 정도 삶는다.
2. 보라색 양파는 섬유를 따라 얇게 썰고, 물에 담갔다가 물기를 빼 둔다. 레몬 절반을 얇게 썰고 나서 은행나무 모양으로 썬다.
3. 보울에 마리네 액(마리네이드)의 재료를 넣고, 잘 섞어 둔다.
4. 1이 익으면 소쿠리에 올려 물을 완전히 뺀다. 따뜻한 채로 마리네 액에 넣고 양파, 레몬을 넣은 후 섞는다.
5. 미리 삶아서 먹기 쉬운 크기로 자른 노란 강낭콩(인겐)을 접시에 담고 4를 그 위에 올리면 완성

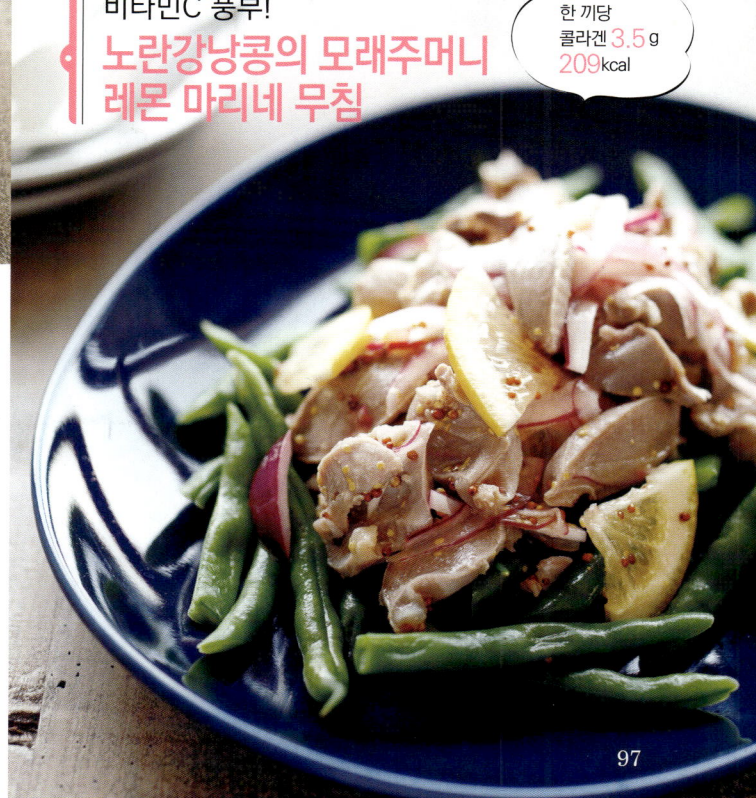

※ 한 끼당 콜라겐량은 각각 젤라틴, 닭날개죽지, 모래주머니만으로 산출

간단! 만들어 둘 수 있는
저녁의 콜라겐 메뉴
NIGHT

모래주머니나 날개, 어패류 등 콜라겐을 맛있게 섭취할 수 있는
저녁의 레시피
젤라틴을 사용한 젤리는 만들어 두고 드레싱 등으로 활용해도 좋다

탱탱한 줄레로 시원하게
문어와 가지의 일본풍 젤리 샐러드

한 끼당 콜라겐 1.6g 175kcal

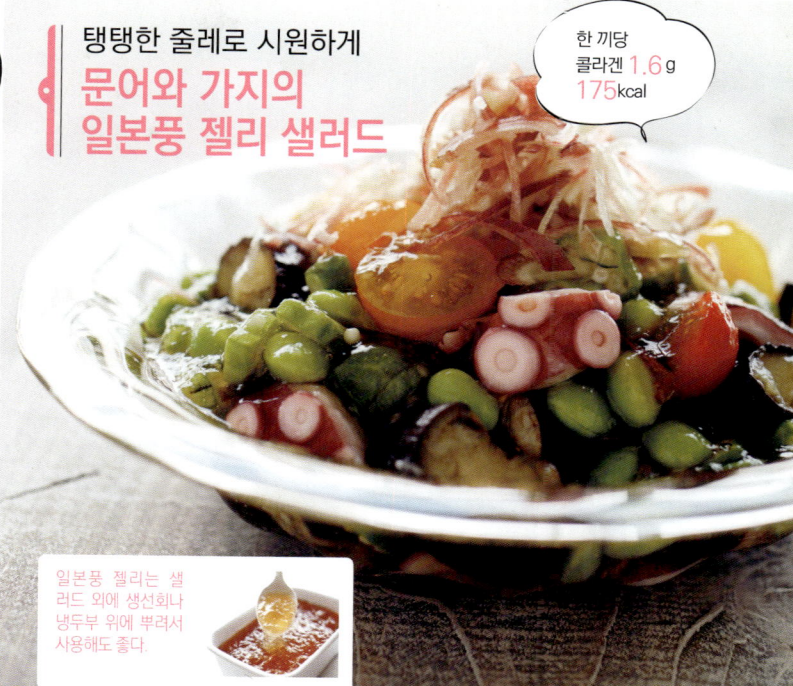

재료(2인분)
- 문어(삶은 것)……160g
- 미니 토마토……4개
- 가지……3개
- 풋콩(삶은 것)……100g
- 오크라……2개
- 양하……1개
- 〈일본풍 젤리〉 판 젤라틴 * ……2장(3g) 맛간장 (2배 농축)……1~2큰술
- 생강(간 것)……1/2작은 술
- 물……180ml

* 분말 젤라틴도 좋다.

만드는 법
1. 판 젤라틴을 차가운 물(분량 외)로 불려 둔다.
2. 물 절반을 끓이고 물기를 뺀 판 젤라틴, 맛간장, 생강, 나머지 물을 넣고 잘 섞은 후, 보관용기에 넣어 냉장고에서 3시간 이상 차갑게 한다.
3. 문어와 미니 토마토는 한 입 크기로 자른다. 가지는 꼭지를 제거하고, 세로로 절반을 잘라 물에 담근 후, 생선구이 그릴로 껍질이 부드러워질 때까지 양면을 굽고, 차가워지면 1.5cm 넓이로 자른다.
4. 풋콩을 콩깍지에서 꺼내 놓는다. 오크라는 얇고 작게 썰고, 양하는 세로로 절반으로 잘라 얇게 썰어 물에 담근 후 가볍게 짜 둔다.
5. 2의 젤리에 미니 토마토와 풋콩, 양하, 오크라를 넣고 섞는다. 접시에 문어와 가지를 올린 후 줄레를 뿌려서 완성.

일본풍 젤리는 샐러드 외에 생선회나 냉두부 위에 뿌려서 사용해도 좋다.

한 끼당 콜라겐 2.1g 208kcal

식어도 맛있는 파이팅 수프
닭날개죽지와 동아 수프

재료 (2인분)
- 닭날개죽지……6개
- 동아(알맹이 무게)……200g
- 마늘……한 쪽
- 치킨 수프(과립)……1~2작은술
- 맛술……1큰술
- 물……400ml
- 소금……약간
- 후추……약간

만드는 법
1. 동아는 껍질을 벗기고 씨를 제거한 후, 한 입 크기로 자른다. 마늘은 껍질을 벗기고, 다져둔다.
2. 냄비에 소금·후추 이외의 재료를 넣고 중불로 볶은 후 동아가 투명하게 될 때까지 10분 정도 끓인다.
3. 소금과 후추로 맛을 조절한 후 용기에 담는다.

비타민C 풍부!
노란강낭콩의 모래주머니 레몬 마리네 무침

한 끼당 콜라겐 3.5g 209kcal

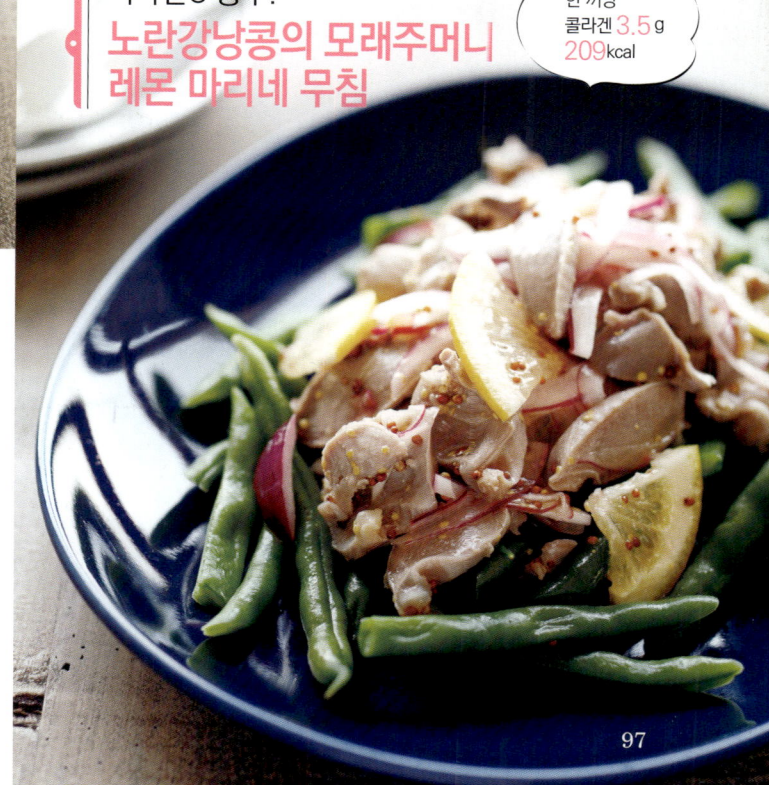

재료 (2인분)
- 모래주머니……300g
- 월계수……1장
- 보라색 양파……1/2개
- 레몬……1/2개
- 노란강낭콩 (취향대로)……160g
- 〈마리네 액〉
- 씨겨자……2작은술
- 레몬즙……1/2~1개분
- 소금후추……조금

만드는 법
1. 모래주머니는 중앙의 힘줄에서 자르고, 3~4mm로 얇게 썰어 둔다. 냄비에 물을 끓여, 월계수와 모래주머니를 넣고 5분 정도 삶는다.
2. 보라색 양파는 섬유를 따라 얇게 썰고, 물에 담갔다가 물기를 빼 둔다. 레몬 절반을 얇게 썰고 나서 은행나무 모양으로 썬다.
3. 보울에 마리네 액(마리네이드)의 재료를 넣고, 잘 섞어 둔다.
4. 1이 익으면 소쿠리에 올려 물을 완전히 뺀다. 따뜻한 채로 마리네 액에 넣고 양파, 레몬을 넣은 후 섞는다.
5. 미리 삶아서 먹기 쉬운 크기로 자른 노란강낭콩(인겐)을 접시에 담고 4를 그 위에 올리면 완성

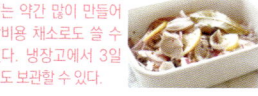

닭 모래 주머니 마리네는 약간 많이 만들어 장비용 채소로도 쓸 수 있다. 냉장고에서 3일 정도 보관할 수 있다.

※ 한 끼당 콜라겐량은 각각 젤라틴, 닭날개죽지, 모래주머니만으로 산출

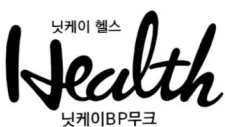

닛케이 헬스
닛케이BP무크

미인이 되는
아침&저녁의 신체습관

초판 1쇄 인쇄 2022년 3월 11일
초판 1쇄 발행 2022년 3월 25일

지은이 닛케이 헬스
옮긴이 IWbook
펴낸이 이승심

펴낸곳 도서출판 상상의 날개
브랜드 IWBOOK
주소 인천 계양구 효성동 623-3
대표전화 032) 543-7005 | 팩스 032) 543-7005
편집부 070) 7756- 7005
출판 등록 2008년 12월 02일
전자우편 iwbook@naver.com
기획 및 책임편집 강산하 | **디자인** 이현영
제작 유성룡
영업 및 마케팅 김준철
교정교열 강산하
ⓒ닛케이BP사 2016

ISBN 978-89-93676-36-5   정가 18,000원

·IWBOOK은 도서출판 상상의 날개 단행본브랜드입니다.
·이 책은 저작권법에 따라 보호받는 저작물이므로 무단 전재와 복제를 금하며, 이 책 내용의 전체 또는 일부를
 이용하려면 반드시 Nikkei Business Publications, Inc와 도서출판 상상의 날개의 서면 동의를 받아야 합니다.
·파본은 구입처에서 교환해드립니다.

건강과 아름다움을 선물합니다.
_iwbook

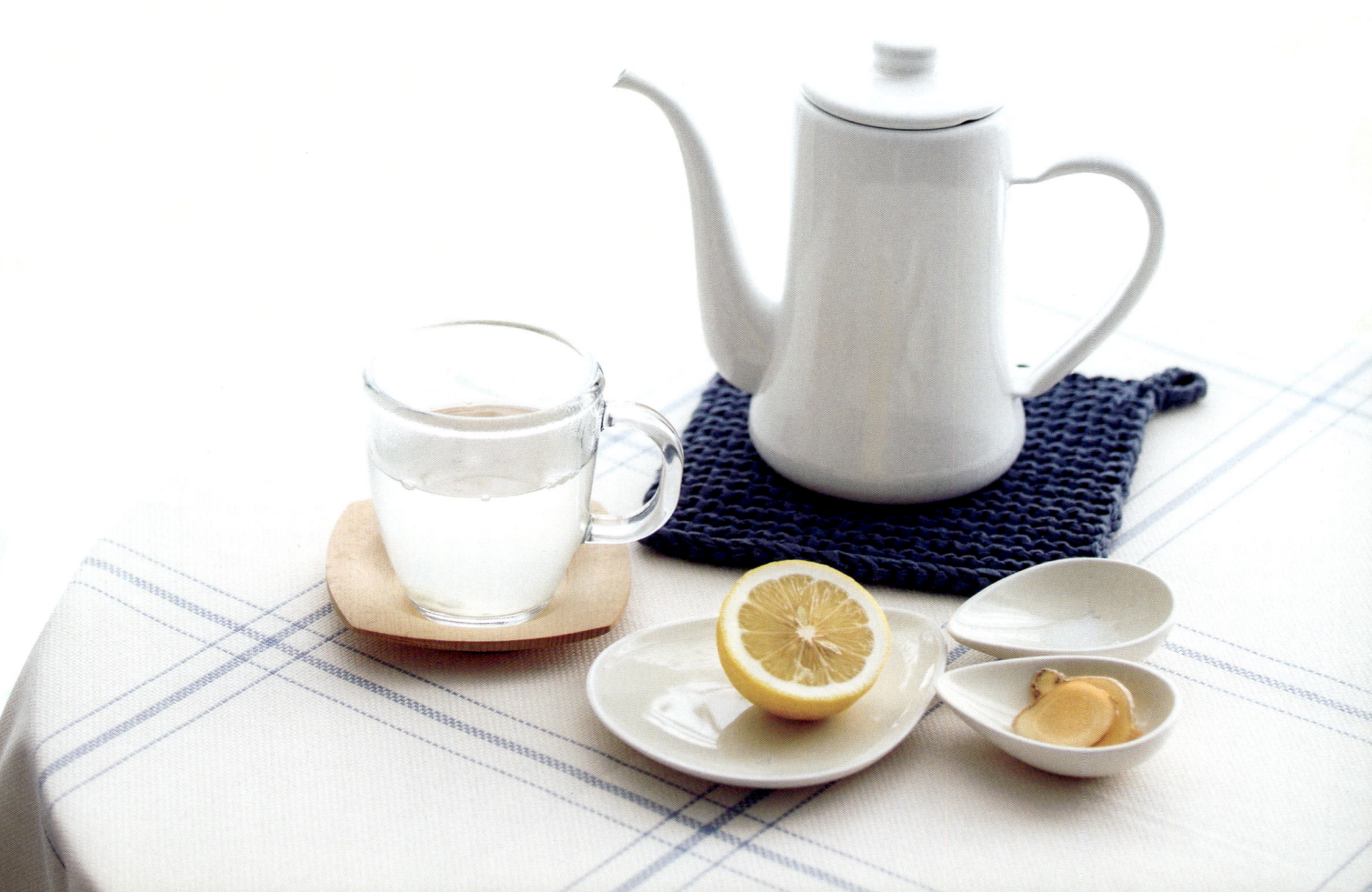